中医疾病诊疗思维与对策

李 涛 等◎主编

辽宁科学技术出版社

沈 阳

图书在版编目（CIP）数据

中医疾病诊疗思维与对策 / 李涛等主编. — 沈阳：
辽宁科学技术出版社，2022.6
ISBN 978-7-5591-2540-8

Ⅰ．①中… Ⅱ．①李… Ⅲ．①中医诊断学②中医治疗
学 Ⅳ．①R24

中国版本图书馆CIP数据核字（2022）第084998号

———————————————————————————

出版发行：辽宁科学技术出版社
　　　　　（地址：沈阳市和平区十一纬路25号 邮编：110003）
印 刷 者：辽宁鼎籍数码科技有限公司
经 销 者：各地新华书店
幅面尺寸：185 mm × 260 mm
印　　张：15.25
字　　数：357千字
出版时间：2022年6月第1版
印刷时间：2022年6月第1次印刷
责任编辑：郑红
封面设计：李娜
责任校对：王玉宝

———————————————————————————

书　　号：ISBN 978-7-5591-2540-8
定　　价：110.00元

联系电话：024-23284526
邮购热线：024-23284502
http://www.lnkj.com.cn

前　言

中医学作为医学范畴的传统学科，具有医学的一些共性特征。然而，受我国传统文化等因素的影响，中医学又有着一些不同于其他医学体系的特点和优势。纵观世界各民族医学史，除中国的中医学外大都夭折而没能传承下来，关键在于其大多数都只停留在经验层面，而未能探索出规律继而上升为理论来指导实践。中医学是唯一有其基础理论的民族传统医学，这一基础理论指导着其后的中医实践，不仅在几千年的临床应用中卓有成效，形成了"简、便、验、廉"等的优势，还造就了无数历代中医药名家及传世之作。作为新时代的中医专业工作者，不仅要继承发扬传统中医学中的宝贵经验，还应掌握现代科技赋予中医学的新内涵，来更好地为患者服务。为此，我们组织编写了本书。

本书首先简单论述了中医基础学说、中医诊断方法及中医辨证体系相关内容，然后分别从病因病机、诊断与鉴别诊断、辨证论治等方面对急症、外感、肺、心、脾胃、肝胆、肾的常见病症做了详细介绍。本书内容全面翔实，重点突出，注重对传统中医诊疗技术的传承与现代临床诊疗手段的有机统一，适用于中医临床工作者及学习者参考使用。

由于本书是集体执笔，编者较多，加之学识有限，时间仓促，书中存在的不足之处，敬请广大读者批评指正。

编　者

目 录

第一章　中医基础学说

第一节　阴阳学说

阴阳学说是中国古代朴素的对立统一理论，它认为阴和阳两个对立统一的方面，贯穿于一切事物之中，是一切事物运动和发展变化的根源及其规律。

阴阳是宇宙中相互关联的事物或现象对立双方属性的概括。凡是运动的、外向的、上升的、温热的，无形的，明亮的、兴奋的都属于阳。相对静止的、内守的、下降的、寒冷的、有形的、晦暗的、抑制的都属于阴。

一方面阴阳双方是通过比较而分阴阳；如 60 ℃的水，同 10 ℃的水相比，当属阳，但同 100 ℃的水相比则属阴。因此，单一事物就无法定阴阳；另一方面，阴阳之中复有阴阳，如昼为阳，夜属阴，而白天的上午属阳中之阳，下午则属阳中之阴，黑夜的前半夜为阴中之阴，后半夜为阴中之阳。但是必须注意任何事物都不能随意分阴阳，不能说寒属阳，热属阴，也不能说女属阳，男属阴，必须按照阴和阳所特有的属性来一分为二才是阴阳。阴阳学说的基本内容概括为以下五个方面。

一、阴阳交感
阴阳交感是指阴阳二气在运动中互相感应而交合的过程，阴阳交感是万物化生的根本条件。在自然界，天之阳气下降，地之阴气上升，阴阳二气交感，形成云、雾、雷、电、雨、露，生命得以诞生，从而化生出万物。在人类，男女媾精，新的生命个体诞生，人类得以繁衍。如果阴阳二气在运动中不能交合感应，新事物和新个体就不会产生。

二、阴阳对立制约
对立即相反，如上与下、动与静、水与火、寒与热等。阴阳相反导致阴阳相互制约。如温热可以驱散寒气，冰冷可以降低高温，水可以灭火，火可以使水沸腾化气等，温热与火属阳，寒冷与水属阴，这就是阴阳对立相互制约。阴阳双方制约的结果，使事物取得了动态平衡。

三、阴阳互根互用
阴阳互根是指一切事物或现象中相互对立着的阴阳两个方面，具有相互依存，互为根本的关系，即阴和阳任何一方都不能脱离另一方而单独存在。每一方都以相对的另一方的存在为自己存在的前提和条件；如热为阳，寒为阴，没有热也就无所谓寒，没有寒也就无所谓热。阴阳互用是指阴阳双方不断地资生，促进和助长对方；如藏于体内的阴精，不断地化生为阳气，保卫于体表的阳气，使阴精得以固守于内，即阴气在内，是阳气的根本，阳气在外是阴精所化生的。

四、阴阳消长平衡
阴阳消长平衡是指对立互根的双方始终处于一定限度内的，彼此互为盛衰的运动变化之中，致阴消阳长或阳消阴长等，包括以下四种类型。

（一）此长彼消

这是制约较强造成的，如热盛伤阴，寒盛伤阳皆属此类。

（二）此消彼长

这是制约不及所造成的，如阴虚火旺，阳虚阴盛皆属此类。

（三）此长彼亦长

这是阴阳互根互用得当的结果。如补气以生血，补血以养气。

（四）此消彼亦消

这是阴阳互根互用不及所造成的，如气虚引起血虚，血虚必然气虚，阳损及阴，阴损及阳等。

阴阳平衡，指对立互根的阴阳双方，总是在一定限度内、在一定条件下维持着相对的动态平衡。

五、阴阳相互转化

阴阳相互转化指对立互根阴阳双方在一定条件下可以各自向其相反的方面发生转化。即阳可转为阴，阴可转为阳，气血转化，气精转化，寒热转化等，一般都产生于事物发展变化的"物极"阶段，即所谓"物极必反"。阴阳消长是一个量变的过程，而阴阳转化是在量变基础上的质变。

第二节　五行学说

五行学说也属古代哲学范畴，是以木、火、土、金、水五种物质的特性及其"相生"和"相克"规律来认识世界，解释世界和探求宇宙规律的一种世界观和方法论。所谓五行是指木、火、土、金、水五种物质及其运动变化。

一、五行特性

（一）木的特性

"木曰曲直"，"曲"屈也，"直"伸也。曲直即是指树木的枝条具有生长柔和，能曲又能直的特性。因而引申为凡具有生长、升发、条达、舒畅等性质或作用的事物均归属于木。

（二）火的特性

"火曰炎上"，"炎"是焚烧、热烈之义，"上"是上升。"炎上"是指火具有温热上升的特性。因而引申为凡具有温热、向上等特性或作用的事物，均归属于火。

（三）土的特性

"土爰稼穑"，"爰"通"曰"，"稼"即种植谷物，"穑"即收割谷物。"稼穑"泛指人类种植和收获谷物的农事活动。因而引申为凡具有生化、承载、受纳等性质或作用的事物，均归属于土。

（四）金的特性

"金曰从革"，"从"，由也，说明金的来源，"革"即变革，说明金是通过变革而产生的。自然界现成的金属极少，绝大多数金属都是由矿石经过冶炼而产生的。冶炼即变革的过程，故曰"金曰从革"。因而凡具有沉降、肃杀、收敛等性质或作用的事物，都归属于金。

（五）水的特性

"水曰润下"，"润"即潮湿、滋润、濡润，"下"即向下，下行，"润下"是指水滋润下行的特点。故引申为凡具有滋润、下行、寒凉、闭藏等性质或作用的事物皆归属于水。

二、自然界五行结构系统

自然界五行结构系统见表1-1。

表 1-1　自然界五行结构系统

五行	五音	无味	无色	五化	五方	五季	五气
木	角	酸	青	生	东	春	风
火	徵	苦	赤	长	南	夏	暑
土	宫	甘	黄	化	中	长夏*	湿
金	商	辛	白	收	西	秋	燥
水	羽	咸	黑	藏	北	冬	寒

＊长夏指农历六月份。

三、人体五行结构系统

人体五行结构系统见表1-2。

表 1-2　人体五行结构系统

五行	五脏	五腑	五官	形体	情志	五声	变动	五神	五液	五华
木	肝	胆	目	筋	怒	呼	握	魂	泪	爪
火	心	小肠	舌	脉	喜	笑	忧	神	汗	面
土	脾	胃	口	肉	思	歌	哕	意	涎	唇
金	肺	大肠	鼻	皮	悲	哭	咳	魄	涕	毛
水	肾	膀胱	耳	骨	恐	呻	栗	志	唾	发

人体五行结构系统构成了中医脏象学说的理论构架。

四、五行的生克制化规律

（一）五行相生

五行相生是五行之间递相资生、促进的关系，是事物运动变化的正常规律。其次序为木生火、火生土、土生金、金生水、水生木。

（二）五行相克

五行相克是五行之间递相克制、制约关系，是事物运动变化的正常规律。其次序为木克土、土克水、水克火、火克金、金克木。

五行相生关系又称为"母子关系"，任何一行都存在"生我"和"我生"两个方面的关系。"生我者为母"，"我生者为子"。五行相克关系又称为"所胜""所不胜"关系，"克我"者为"所不胜"，"我克者"为"所胜"。

（三）五行制化

五行制化是指五行之间生中有制，制中有生，递相资生制约以维持其整体的相对协调平衡的关系。如木克土，土生金，金克木，说明木克土，而土生金，金反过来再克木，维持相对平衡关系。水克火，水生木，木生火。说明水既克火，又间接生火，以维持相对协调平衡的关系。

五、五行乘侮和母子相及

（一）五行相乘

五行相乘是五行中的某一行对被克者的另一行过度克制，从而致事物与事物之间失去了正常的协调关系，其原因是克我者一行之气过于强盛或我克者一行之气本气虚弱。如生理状态下，木克土；在病理状态下，即出现木乘土，原因有木旺乘土或土虚木乘。

五行相乘规律与五行相克的次序完全一致，但意义不同，前者是病理状态，后者是生理状态。

（二）五行相侮

五行相侮是五行中某一行对原来克我者的一行反向克制，从而使事物间失去了正常的协调关系。其原因是我克者一行之气过于强盛或克我者一行之气本身虚弱。如生理状态下，木克土；在病理状态下，即出现土侮木。五行相侮规律与五行相克规律相反，是一种病理状态。

（三）母子相及

1. 母病及子

母行异常影响到子行，结果母子两行均异常。

2. 子病犯母

子行异常影响到母行，结果母子两行均异常。

第三节　藏象学说

藏象学说是通过对人体的生理、病理现象的观察，研究人体脏腑等的生理功能、病理变化及其相互关系的学说。

一、内脏的分类及其区别

内脏的分类及其区别见表 1-3。

表 1-3　内脏的分类及其区别

类别	内容	生理功能特点	形态特点
五脏	心，肝，脾，肺，肾	藏精化气生神 藏精气而不泻 满而不能实	主要为实体性器官
六腑	胆，胃，大肠，小肠，膀胱，三焦，心包络	传化物而不藏 实而不能满 以通降为用	多为管腔性器官
奇恒之腑	脑，髓，骨，脉，胆，女子胞（精室）	藏精气而不泻 不传化物 除胆外，无表里关系 除胆外，无阴阳五行配属关系	形态中空有腔 相对密闭

二、五脏

（一）心的主要生理功能及病理表现

（1）心主血脉：指心气推动血液在脉中运行，流注全身，发挥营养和滋润作用。心主血脉的前提条件是心行血，指心气维持心脏的正常搏动，推动血液在脉中运行；心生血，是指心火将水谷精微"化赤"生血；心主脉，是指脉道的通畅，血液在脉中的正常运行，形成脉象。心主血脉的生理表现，主要从以下四个方面观察。面色红黄隐隐，红润光泽；舌质淡红；脉象和缓有力，节律均匀，一息四至；虚里搏动（指心尖）和缓有力，节律均匀，其动应手。其病理表现：心气虚，心血虚，血脉空虚可导致心悸不安，面色苍白或萎黄，舌质淡白，脉细弱微，虚里心悸不安；心血淤，心血阻滞，可出现心绞痛症状，面色灰暗，唇青舌紫，脉结、代、促、涩，虚里闷痛。

（2）心藏神：主要是指心具有主宰人体五脏六腑，形体官窍的一切生理活动和人体精神意识思维活动的功能。而精神意识思维活动主要体现在五神，即神、魂、魄、意、志。五志，即喜、怒、忧、思、悲。五神五志又分属五脏，但主宰是心。中医学中有心（属五脏）和脑（属奇恒之腑）等概念，但以心概脑。心主神志的生理表现，主要是精神饱满，反应灵敏。其病理表现如下。①心不藏神：反应迟钝，健忘，神志亢奋，烦躁不安，失眠，谵语多梦。②神志衰弱：神志不合，萎靡不振；神志错乱和癫狂等，后者属现代医学重型精神病范畴。

（二）肺的主要生理功能和病理表现

（1）肺主宣发：指肺气向上升宣，向外布散。其生理作用如下：①通过呼吸运动，排除人体内浊气；②通过人体经脉气血运行，布散由脾转输而来的水谷精微，津液于全身，内至五脏六腑，外达肌腠皮毛；③宣发卫气，调节腠理开合，排泄汗液，并发挥抗邪作用。病理表现为肺失宣发：恶寒发热、自汗或无汗、胸闷、咳喘、鼻塞、流清涕，属现代医学上感范畴。

（2）肺主肃降：指肺气向下通降或使呼吸道保持洁净，其生理作用如下：①通过呼吸运动，吸入自然界清气。②通过经脉气血运行，将肺吸入清气和由脾而来的水谷精微，津液下行布散。③通过咳嗽等反射性保护作用，肃清呼吸道内过多的分泌物，以保持其清洁。其病理表现：肺气上逆，肺失肃降，胸闷，咳喘。

（3）肺主气，司呼吸：肺主气指肺具有主持呼吸之气，一身之气的功能概括。肺司呼吸，指肺具有呼浊吸清，实现机体内外气体交换的功能。其生理作用如下：①吸入自然界的清气，促进人体气的生成，营养全身。②呼出体内浊气。排泄体内废物，调节阴阳平衡。③调节人体气机的升降出入运动。其病理表现：胸闷，咳喘，呼吸不利，呼吸微弱。

（4）肺主通调水道：指肺主宣发肃降功能对体内水液的输布排泄起着疏通和调节作用。水道指人体内水液运行的通道。肺主通调水道其生理作用主要是调节体内水液代谢的平衡。机制主要是肺主宣发使津液向外，向上散布，濡养脏腑、器官、腠理、皮毛，呼浊和排汗，将部分水分和废物排除人体外。肺主肃降，使津液下行布散，濡养人体，使代谢后水液下行布散至膀胱，通过膀胱的气化作用生成尿液。其病理表现：肺通调失职可出现痰饮水肿。

（5）肺朝百脉，助心行血：肺朝百脉指全身血液通过经脉聚会于肺并进行气体交换，再输布于全身。肺气宣发肃降具有协助心脏、助心行血、促进血液运动的作用。其病理表现：肺气虚，血脉瘀滞，肺气宣降失调，胸闷，心悸，咳喘，唇青舌紫。

（6）肺主治节：指肺具有协助心脏对机体各个脏腑组织器官生理活动的治理调节作用，是肺的生理功能的概括。

（三）脾的主要生理功能和病理表现

（1）脾主运化水谷：指脾对饮食物的消化，化为水谷精气，以及对其的吸收、转输和散精作用。其生理机制：①脾协助胃消磨水谷。②脾协助胃和小肠把饮食物化为水谷精微。③吸收水谷精微转输到心肺，经肺气宣发肃降而布散全身经脉、气血运行布散全身。病理表现：主要表现为食欲缺乏，腹胀，便溏，四肢倦怠无力，少气懒言，面色萎黄，舌质淡白。

（2）脾主运化水液：指脾对水液的吸收、转输、布散作用。其生理机制：①脾吸收津液。②将津液转输到肺，通过肺的宣降而布散全身，起濡养作用，转输到肾，膀胱，经膀胱的气化作用而形成尿液。病理表现主要是脾虚失运而致水液停滞，表现内湿。痰饮，水肿，带下，泻泄。

（3）脾主升清：指脾具有将水谷精微等营养物质吸收并上输入心肺头目。化生气血以营养全身的功能。其病理表现：①升清不及可出现眩晕，腹胀，便溏，气虚的表现。②中气下陷，腹部胀坠，内脏下垂，如胃下垂，脱肛，子宫下垂等。

（4）脾主统血：指脾有统摄血液在脉内运行，不使其逸出脉外的作用。其病理表现，脾不统血表现有脾气虚，出血，崩漏，尿血，便血，皮下出血等。

（四）肝的主要生理功能及病理表现

（1）肝主藏血：指肝具有贮藏血液、调节血量、防止出血的生理功能。其病理表现如下：①机体失养：如头目失养，视力模糊，夜盲，目干涩，眩晕。筋脉失养：肢体拘急，麻木，屈伸不利。胞宫失养：月经后期，量少，闭经，色淡，清稀。②血证：肝血虚，肝火旺盛，热迫血行。③肝肾阴虚：肝阳上亢，阳亢生风，眩晕，上重下轻，头胀痛，四肢麻木。④月经过多，崩漏。

（2）肝主疏泄：指肝具有疏通、宣泄、升发、调畅气机等综合生理功能，其病理表现如下：疏泄不及，气郁，气滞，胸胁、乳房、少腹胀痛。疏泄太过，气逆，面红目赤，心烦易怒，头目胀痛。气滞则血瘀，胸胁刺痛，痛经，闭经。气滞则水停，鼓胀水肿。肝失疏泄还可引起肝脾不调、肝胃不和致腹胀、恶心、呕吐、嗳气、返酸。肝胆气郁则口苦、恶心、呕吐、黄疸等。肝气郁结：闷闷不乐，多疑善虑，喜太息。肝气上逆，情志亢奋，急躁易怒，失眠多梦。肝失疏泄可引起气血不和，冲任失调，经带胎产异常，不孕不育。

（五）肾的主要生理功能及病理表现

（1）肾藏精：是指肾具有封藏精气、促进人体生长发育和生殖功能，以及调节机体的代谢和生殖活动的作用。

肾精包括先天之精和后天之精。先天之精指禀受于父母的生殖之精，后天之精即水谷精微和脏腑之精，二者之间的关系是后天之精依赖于先天之精活力资助，才能不断化生，先天之精依赖于后天之精的培育充养。肾精可化生肾气，肾气有助于封藏肾精。肾中精气按其功能类别可划分为肾阴、肾阳。肾阴是指肾中精气对各脏腑组织器官起滋养濡润作用的生理效应。肾阳指肾中精气对各脏腑组织器官起推动温煦作用的生理效应。其病理表现：①肾中精气不足，可导致生长发育障碍，生殖繁衍能力减弱，发生某些遗传性或先天性疾病。②肾阴阳失调，肾阳虚可致虚寒证，肾阴虚可致虚热证。

（2）肾主水液：指肾主持和调节人体的水液代谢平衡。人体代谢水液经三焦下行归肾，肾将含废物成分多的水液下注膀胱。通过肾及膀胱气化作用而排出体外，以维持体内水液代谢的平衡。其病理表现：肾气（阳）虚（肾气不化）可致气化失常，导致水液代谢障碍，津液停滞，尿少，痰饮水肿，癃闭；津液流失（肾气不固），尿频，尿多。

（3）肾主纳气：指肾具有摄纳肺所吸入的清气，以防止呼吸表浅的作用。病理表现：呼吸表浅微弱，呼多吸少，动辄气喘。

三、六腑

（一）胆的生理功能

（1）藏泻精汁助消化。

（2）主决断，指胆在精神意识活动中具有准确判断做出决定的作用。

（二）胃的生理功能

（1）主受纳，腐熟水谷：指胃具有接受容纳饮食物，消化饮食物成为食糜，吸收水谷精微和津液的功能。

（2）主通降，以通降为和：指胃气下行降浊特点而言，主要是指胃受纳水谷并将食糜下传入小肠的作用，同时也概括了胃气协助小肠将食物残渣下传入大肠协助大肠传化糟粕的功能。

（三）小肠的生理功能

（1）主受盛化物：指小肠具有接受由胃下降的食糜并将其进一步消化，化为水谷精微的功能。

（2）主分清别浊：指小肠将食糜进一步分别为水谷精微，津液和食物残渣，剩余水分的功能。

（四）大肠的生理功能

主传化糟粕，具有接受食物残渣，吸收水分，将食物残渣化为粪便，排除大便的功能。

（五）膀胱的主要生理功能

膀胱的主要生理功能是贮藏津液排泄小便。

（六）三焦的概念及生理功能

三焦的概念其一是指脏腑的外围组织，是分布于胸腹腔的大腑，又称孤腑，其主要功能是：①通行元气：元气通过三焦而至五脏六腑，推动和激发各脏腑生理功能活动。②决渎行水：具有疏通水道，通行水液的功能，是水液、津液运行输布的道路。

三焦的概念其二是指人体上中下三个部位及其相应脏腑功能的概括。上焦指横膈以上，即心、肺、心包络、头面部、上肢。中焦指横膈以下脐以上，包括脾、胃、肝脏等。下焦指脐以下，包括肝、肾、大小肠、膀胱、精室、子女胞、下肢。其中肝按功能特点可划归下焦，按部位分类划归中焦。三焦的主要生理功能："上焦如雾"，指上焦心肺布散全身津液，营养周身的作用，如同雾露弥散一样。"中焦如沤"，是指中焦脾胃消化饮食物，吸收水谷精微，津液的作用，如同酿酒一样。"下焦如渎"，是指胃、大肠、小肠，膀胱传导糟粕，排泄废物作用，如同沟渠必需疏通流畅。

四、脏与脏之间的关系

（一）心和肺

心和肺主要表现在气血互根互用。肺主气司呼吸，生成宗气，主宣降，肺朝百脉，助心行血，促进心主血脉的生理功能。心行血，肺脏得养，血为清气载体而布散全身，促进肺主宣降的生理功能。

（二）心和脾

心和脾主要表现在血液的化生、运行上的相辅相成。脾运化水谷精微，则心血充盈。心脏化赤生血，则脾得血养。脾主统血，防止血逸脉外，心气维持心脏的正常搏动，推动血行脉中。

（三）心和肝

心和肝主要反映在血液运行，精神活动的相辅相成。心气维持心脏的正常活动；肝主疏泄则气机条畅，促进血液运行，肝主藏血，调节人体部分血量，有助于血液的正常运行。在精神活动方面，心藏神，产生和主宰人的精神活动，调节人体脏腑生理功能，肝主疏泄，调畅人的精神情志活动，肝藏魂，主谋虑。

（四）心和肾

心和肾主要表现在心肾相交。肾阴上济于心，以滋心阴，则心火不亢，心火下降于肾，以温肾阳，则肾水不寒。

（五）肺与脾

肺与脾主要表现在气的生成，津液输布代谢的协同作用。脾为生气之源，脾主运化水谷精微功能旺盛，则水谷精气来源充足。肺为主气之枢，肺在自然界中吸入清气和脾主运化水谷精气，合称宗气。肺的宣降作用推动全身气血正常运行。在代谢方面，脾主运化水液，上输布于肺，经肺的宣降而输布全身，肺主宣降，通调水道，防止内湿痰饮。

（六）肺与肝

肺与肝主要表现在气机升降协调，气血运行的协同作用。肺主肃降，肝主升发，升降相因，则气机协调，肺朝百脉助心行血，促进气血运行，肝主疏泄，气机条畅，促进血液运行，肝主藏血，调节血量，有助于血液的正常运行。

（七）肺与肾

肺与肾主要表现在水液代谢，呼吸运动。脏阴互资的协同作用。肾主水液，升清降浊，肺主宣发肃降，通调水道，维持水液代谢平衡。肺司呼吸，肺主气，肾主纳气，摄纳肺从自然界吸入之清气，防止呼吸表浅，肾阴是一身阴液之根本，肾阴充养肺阴，肺主肃降下输清气，水谷精气，滋养肾阴。

（八）肝与脾

肝与脾主要表现在对饮食物消化。血液的生成运行方面的协同作用："土得木而达"，脾属土，肝属木，肝主疏泄，气机条畅，促进脾纳腐运化，促进脾升胃降，疏泄胆汁，进入小肠，有助消化。"木赖土以培之"，脾胃功能健旺，气血生化有源，促进肝藏血，藏魂。脾主运化水谷精微，气血生成有源，肝主疏泄，气机条畅，促进血液运行，肝主藏血，调节血量。脾主统血，防止血逸脉外。

（九）肝与肾

肝与肾主要表现在肝肾同源。肝藏血，肾藏精，精血同源于水谷精微，且精血互化。

（十）脾与肾

脾与肾主要表现在水液代谢中的协同作用（见前述）和先后天的资生促进作用。肾阳温煦脾阳，脾运化水谷精微充养肾精。

由于六腑是以传化物为其生理特点，故六腑之间的相互关系主要体现于饮食物的消化吸收和排泄过程中的相互联系和密切配合。

五脏与六腑之间的关系，实际上就是阴阳表里的关系，由于脏属阴，腑属阳，脏为里，腑为表，一脏一腑，一阴一阳，一里一表，相互配合，并有经脉相互络属，从而构成脏腑之间的密切联系。

第四节　经络学说

经络是经脉和络脉的总称，是人体运行全身气血，联络脏腑形体官窍，沟通上下内外的通道。经络学说是研究人体经络系统的组织结构，生理功能，病理变化及其与脏腑形体官窍，气血津液等相互关系的学说，是中医理论体系的重要组成部分。

一、经络系统

经脉是人体气血循行的主要通道，经脉包括十二正经，奇经八脉和十二经别。经脉有固定的循行路线，且循行部位一般较深，多纵行分布于人体上下。十二正经包括手、足三阴经和手、足三阳经。奇经包括督脉、任脉、冲脉、带脉、阴跷脉、阳跷脉、阴维脉、阳维脉，十二经别是十二经脉的较大分支，起于四肢，循行于脏腑深部，上出于颈项浅部。

络脉也是经脉的分支，但多无一定的循行路径，纵横交错，网络全身，多布于人体浅表。络脉有别络，浮络和孙络之分，其中别络的主要功能是加强相为表里的两条经脉之间在体表的联系。

经脉外连经筋和皮部，经脉络脉内络属脏腑，联系全身的组织、器官，散布于体表各处，同时深入体内，连属各个脏腑。经络的基本生理功能是运行全身气血，营养脏腑组织，联络脏腑器官，沟通上下内外，感应传导信息，调节功能平衡。

二、十二经脉

（一）经脉的命名与分布

经脉的命名主要是根据阴阳、手足、脏腑三个方面而定的。人体各部位按阴阳分类，脏为阴，腑为阳，内侧为阴，外侧为阳，手经循于上肢，足经循于下肢。阴经属脏，循行于四肢内侧，阳经属腑，循行于四肢外侧。

十二经脉命名及分布规律见表1-4。

表1-4　十二经脉命名及分布规律

			前	中	后
阴经	手		肺	心包	心
	（内侧）		太阴	厥阴	少阴
	足		脾	肝	肾
	手		大肠	三焦	小肠
太阳	阳经	（外侧）	阳明	少阳	
	足		胃	胆	膀胱

（二）走向规律

手之三阴，从胸走手；手之三阳，从手走头；足之三阳，从头走足；足之三阴，从足走腹胸。阴经向上，阳经向下。

（三）交接规律

阴阳经交于四肢末端，阳经交于头面部，阴经交于内脏，即手三阴经与手三阳经交于上肢末端，手三阳经与足三阳经交于头面部，足三阳经与足三阴经交于下肢末端，足三阴经与手三阴经交于内脏。

（四）表里关系

主要与脏腑的表里关系有关，如手太阴肺经，属肺络大肠，手阳明大肠经，属大肠络肺，其特点是四肢内外侧相对的两条经互为表里。如手太阴肺经分布于上肢内侧前部，手阳明大肠经分布于上肢外侧前部。

（五）流注次序

手太阴肺经示指端手阳明大肠经鼻翼旁足阳明胃经足大趾端足太阴脾经心中手少阴心经小指端手太阳小肠经目内眦足太阳膀胱经足小趾端足少阴肾经胸中手厥阴心包经无名指端手少阳三焦经目外眦足少阳胆经足大趾足厥阴肝经肺中手太阴肺经。

三、奇经八脉

奇经八脉是督、任、冲、带、阴跷、阳跷、阴维、阳维脉的总称。其主要功能是可加强十二经脉之间的联系，调节十二经脉气血，参与肝、肾、女子胞、脑、髓等重要脏器生理功能。其中督脉为阳脉之海，总督一身之阳经。任脉为阴脉之海，总督一身之阴经，冲脉为血海，调节十二经脉气血。

第二章　中医诊断方法

第一节　望　　诊

望诊是医师运用视觉观察患者的神色形态、局部表现，舌象、分泌物和排泄物色质的变化来诊察病情的方法。望诊应在充足的光线下进行，以自然光线为佳。

一、全身望诊

全身望诊主要是望患者的精神、面色、形体、姿态等，从而对病性的寒热虚实，病情的轻重缓急，形成总体的认识。

（一）望神

神，广义是指高度概括的人体生命活动的外在表现，狭义是指神志、意识、思维活动。望神即是通过观察人体生命活动的整体表现来判断病情。

1. 得神

多见精力充沛，神志清楚，表情自然，言语正常，反应灵敏，面色明润含蓄，两目灵活明亮，呼吸顺畅，形体壮实，肌肉丰满等。

2. 少神

多见神气不足，精神倦怠，动作迟缓，气短懒言，反应迟钝，面色少华等。

3. 失神

多见神志昏迷，或烦躁狂乱，或精神萎靡；目睛呆滞或晦暗无光，转动迟钝；形体消瘦，或全身浮肿；面色晦暗或鲜明外露；还可见到呼吸微弱，或喘促鼻扇，甚则猝然仆倒，目闭口开，手撒遗尿，或搓空理线，寻衣摸床等。

4. 假神

多见于大病、久病、重病之人，精神萎靡，面色暗晦，声低气弱，懒言少食，病未好转，突然见精神转佳，两颊色红如妆，语声清亮，喋喋多言，思食索食等。也称"回光返照""残灯复明"。

（二）望色

望色是指通过观察皮肤色泽变化以了解病情的方法。能了解脏腑功能状态和气血盛衰、病邪的性质及邪气部位。

1. 常色

正常的面色与皮肤色，包括主色与客色。

（1）主色：终生不变的色泽。

（2）客色：受季节、气候、生活和工作环境、情绪及运动的因素影响所致气色的短暂性改变。

11

2. 病色

病色包括五色善恶与五色变化。五色善恶主要通过色泽变化反映出来，明润光泽而含蓄为善色；晦暗枯槁而显露为恶色。五色变化主要表现有青、赤、黄、白、黑五色，主要反映主病、病位、病邪性质和病机。

（1）青色：主寒证、痛证、惊风、血瘀。

（2）赤色：主热。

（3）黄色：主湿、虚、黄疸。

（4）白色：主虚、寒，失血。

（5）黑色：主肾虚、水饮、瘀血。

（三）望形体

形体指患者的外形和体质。

1. 胖瘦

主要反映阴阳气血的偏盛偏衰的状态。

2. 水肿

面浮肢肿而腹胀为水肿证；腹胀大如裹水，脐突、腹部有青筋是臌胀之证。

3. 瘦瘪

大肉消瘦，肌肤干瘪，形肉已脱，为病情危重之恶病质。小儿发育迟缓，面黄肌瘦，或兼有胸廓畸形，前囟迟闭等，多为疳积之证。

（四）望动态

动态指患者的行、走、坐、卧、立等体态。

1. 动静

阳证、热证、实证者多以动为主；阴证、寒证、虚证者多以静为主。

2. 咳喘

呼吸气粗，咳嗽喘促，难于平卧，坐而仰首者，是肺有痰热，肺气上逆之实证；喘促气短，坐而俯首，动则喘甚，是肺虚或肾不纳气；身肿心悸，气短咳喘，喉中痰鸣，多为肾虚水泛，水气凌心射肺之证。

3. 抽搐

多为动风之象。手足拘挛，面颊牵动，伴有高热烦渴者，为热盛动风。伴有面色萎黄，精神萎靡者为血虚风动；手指震颤蠕动者，多为肝肾阴虚，虚风内动。

4. 偏瘫

猝然昏仆，不省人事，偏侧手足麻木，运动不灵，口眼㖞斜，为中风偏枯。

5. 痿痹

关节肿痛，屈伸不利，沉重麻木或疼痛者多是痹证；四肢痿软无力，行动困难，多是痿证。

二、局部望诊

局部望诊是对患者的某些局部进行细致的观察，而了解病情的方法。

（一）望头面

头部过大过小均为异常，多由先天不足而致；囟门陷下或迟闭，多为先天不足或津伤髓虚；面肿者，或为水湿泛溢，或为风邪热毒；腮肿者，多为风温毒邪，郁阻少阳；口眼㖞斜者，或为风邪中络，或为风痰阻络，或为中风。

（二）望五官

1. 望眼

眼部内应五脏，可反映五脏的情况。其中目眦血络属心，白睛属肺，黑睛属肝，瞳子属肾，眼胞属脾。望眼主要包括望眼神、色泽、形态的变化以了解人体气血盛衰的变化。

2. 望耳

主要反映肾与肝胆情况。

3. 望鼻

主要反映肺与脾胃的情况。

4. 望口唇

主要反映脾胃的情况。

5. 望齿龈

主要反映肾与胃的情况。

（三）望躯体

见瘿瘤者，为肝气郁结，气结痰凝；见瘰疬者，为肺肾阴虚，虚火灼津，或感受风火时毒，瘀滞气血；项强者，为风寒外袭，经气不利，或为热极生风；鸡胸者，多为先天不足，或为后天失养；腹部深陷，多为久病虚弱，或为新病津脱；腹壁青筋暴露者，多属肝郁血瘀。

（四）望皮肤

主要观察皮肤的外形变化及斑疹、痘疮、痈疽、疔疖等情况。

（五）望毛发

主要为色泽、分布及有无脱落等情况。

三、望排出物

望排出物包括望排泄物和分泌物。如痰、涎、涕、唾，呕吐物，大小便等，通过观察性状、色泽、量的多少等辨别疾病的寒热虚实，脏腑的盛衰和邪气的性质。

四、望小儿指纹

望小儿指纹适用于3岁以内的小儿，与成人诊寸口脉具有相同的诊断意义。小儿指纹是手太阴肺经的分支，按部位可分为风、气、命三关。示指第一节为风关，第二节为气关，第三节为命关。正常指纹为红黄隐隐于示指风关之内。其临床意义可概括为纹色辨寒热，即红紫多为热证，青色主惊风或疼痛，淡白多为虚证；淡滞定虚实，即色浅淡者为虚证，色浓滞者为实证；浮沉分表里，即指纹浮显者多表证，指纹深沉者多为里证；三关测轻重，即指纹突破风关，显至气关，甚至显于命关，表明病情渐重，若直达指端称为"透关射甲"，为临床危象。

五、望舌

舌诊对了解疾病本质，指导辨证论治有重要意义。

望舌时应注意光线充足，以自然光线为佳。患者应自然伸舌，不可太过用力。并注意辨别染苔。正常舌象可概括为淡红舌，薄白苔，即舌质淡红明润，胖瘦适中，柔软灵活；舌苔薄白均匀，干湿适中，不黏不腻，揩之不去。

（一）望舌质

1. 舌色

（1）淡白舌：舌色红少白多，色泽浅淡，多为阳气衰弱或气血不足，为血不盈舌，舌失所养而致。主虚证、寒证。

（2）红舌：舌色鲜红或正红，多由热邪炽盛，迫动血行，舌之血脉充盈所致。主热证。

（3）绛舌：舌色红深，甚于红舌。主邪热炽盛，主瘀。

（4）青紫舌：色淡紫无红者为青舌，舌深绛而暗是紫舌，二者常常并见。青舌主阴寒，瘀血；紫舌主气血壅滞，瘀血。

2. 望舌形

（1）老嫩：舌质粗糙，坚敛苍老，主实证或热证，多见于热病极期；浮胖娇嫩，或边有齿痕，主虚证或寒证，多见于疾病后期。

（2）胖瘦：舌体肥大肿胀为胖肿舌，舌体瘦小薄瘪为瘦瘪舌。

（3）芒刺：舌乳头增生、肥大高起，状如草莓星点，为热盛之象。

（4）裂纹：舌面有裂沟，深浅不一，浅如划痕，深如刀割，常见于舌面的前半部及舌尖侧，多因阴液耗伤。

（5）齿印：舌边有齿痕印记称为齿痕舌，多属气虚或脾虚。

（6）舌疮：以舌边或舌尖为多，形如粟粒，或为溃疡，局部红痛，多因心经热毒壅盛而成。

（7）舌下络脉：舌尖上卷，可见舌底两侧络脉，呈青紫色。若粗大迂曲，兼见舌有瘀斑瘀点，多为有瘀血之象。

3. 望舌态

（1）痿软：舌体痿软无力，伸卷不灵，多为病情较重。

（2）强硬：舌体板硬强直，活动不利，言语不清，称舌强。

（3）震颤：舌体震颤抖动，不能自主。常因热极生风或虚风内动所致。

（4）歪斜：舌体伸出时，舌尖向左或向右偏斜，多为风中经络，或风痰阻络而致。

（5）卷缩：舌体卷缩，不能伸出，多为危重之证。

（6）吐弄：舌体伸出，久不回缩为吐舌。舌体反复伸出舐唇，旋即缩回为弄舌，为心脾经有热所致。

（7）麻痹：舌体麻木，转动不灵称舌麻痹。常见于血虚风动或肝风挟痰等证。

（8）舌纵：舌体伸出，难以收回称为舌纵，多属危重凶兆。

（二）望舌苔

1. 苔质

（1）厚薄：透过舌苔能隐约见到舌质者为薄，不见舌质者为厚。苔质的厚薄可反映病邪的浅深和轻重。苔薄者多邪气在表，病轻邪浅；苔厚者多邪入脏腑，病较深重。由薄渐厚，为病势渐增；由厚变薄，为正气渐复。

（2）润燥：反映津液之存亡。苔润表示津液未伤；太过湿润，水滴欲出者为滑苔，主脾虚湿盛或阳虚水泛。苔燥多为津液耗伤，或热盛伤津，或阴液亏虚。舌质淡白，口干不渴，或渴不欲饮，多为阳虚不运，津不上承。

（3）腐腻：主要反映中焦湿浊及胃气的盛衰情况。颗粒粗大，苔厚疏松而厚，易于刮脱者，称为腐苔，多为实热蒸化脾胃湿浊所致；颗粒细小，状如豆腐渣，边缘致密而黏，中厚或糜点如渣，多为湿热或痰热所致；苔厚，刮之不脱者，称为腻苔，多为湿浊内蕴，阳气被遏所致。

2. 苔色

（1）白苔：多主表证、寒证、湿证。

（2）黄苔：多主里证、热证。黄色越深，热邪越重。

（3）灰苔：多主痰湿、里证。

（4）黑苔：主里证，多见于病情较重者。苔黑干焦而舌红，多为实热内炽；苔黑燥裂，舌绛芒刺，为热极津枯；苔薄黑润滑，多为阳虚或寒盛。

3. 苔形

舌苔布满全舌者为全苔，分布于局部者为偏苔，部分剥脱者为剥苔。全苔主痰湿阻滞；偏苔，多属肝胆病症；苔剥多处而不规则称花剥苔，主胃阴不足；小儿苔剥，状如地图者，多见于虫积；舌苔光剥，舌质绛如镜面，为肝肾阴虚或热邪内陷。

第二节　闻　诊

闻诊是通过听声音和嗅气味来诊察疾病的方法。

一、听声音

（一）声音

实证和热证，声音重浊而粗、高亢洪亮、烦躁多言；虚证和寒证，声音轻清、细小低弱，静默懒言。

（二）语言

1. 谵语

神志不清，语无伦次，语意数变，声音高亢。多为热扰心神之实证。

2. 郑声

神志不清，声音细微，语多重复，时断时续。为心气大伤，精神散乱之虚证。

3. 独语

喃喃自语，喋喋不休，逢人则止。属心气不足之虚证，或痰气郁结清窍阻蔽所致。

4. 狂言

精神错乱，语无伦次，不避亲疏。多为痰火扰心。

5. 言謇

舌强语謇，言语不清。多为中风症。

（三）呼吸

1. 呼吸

主要与肺肾病变有关。呼吸声高气粗而促，多为实证和热证；呼吸声低气微而慢，多为虚证和寒证。呼吸急促而气息微弱，为元气大伤的危重征候。

2. 气喘

呼吸急促，甚则鼻翼扇动，张口抬肩，难以平卧，多为肺有实邪或肺肾两虚所致。

3. 哮

呼吸时喉中有哮鸣音。哮证有冷热之别，多时发时止，反复难愈，多为缩痰内状，或外邪所诱发。

4. 上气

气促咳嗽，气逆呕呃。多为痰饮内停，或阴虚火旺，气道壅塞而致。

5. 太息

时发长吁短叹，以呼气为主。多为情志抑郁，肝不疏泄。

（四）咳嗽

有声无痰为咳，有痰无声为嗽，有痰有声为咳嗽。暴咳声哑为肺实；咳声低弱而少气，或久咳喑哑，多为虚证。

（五）呕吐

胃气上逆，有声有物自口而出为呕吐，有声无物为干呕，有物无声为吐。虚证或寒证，呕吐来势徐缓，呕声低微无力；实证或热证，呕吐来势较猛，呕声响亮有力。

（六）呃逆

气逆于上，自咽喉出，其声呃呃，不能自主，俗称"打呃"。虚寒者，呃声低沉而长，气弱无力；实热者，呃声频发，高亢而短，响而有力。

二、嗅气味

（一）口气

酸馊者是胃有宿食；臭秽者，是脾胃有热，或消化不良；腐臭者，可为牙疳或内痈。

（二）汗气

汗有腥膻味为湿热蕴蒸；腋下汗臭者，多为狐臭。

（三）痰涕气味

咳唾浊痰脓血，味腥臭者为肺痈；鼻流浊涕，黄稠有腥臭为肺热鼻渊。

（四）二便气味

大便酸臭为肠有积热；大便溏薄味腥为肠寒；失气奇臭为宿食积滞；小便臭秽黄赤为湿热；小便清长色白为虚寒。

（五）经带气味

白带气味臭秽，多为湿热；带下清稀腥臊多为虚寒。

第三节 问 诊

问诊包括询问一般情况、主诉、既往史、个人生活史、家族史并围绕主诉重点询问现在证候等。

一、问寒热

（1）恶寒发热：恶寒与发热同时出现，多为外感病初期，是表证的特征。

（2）但寒不热：多为里寒证。新病畏寒为寒邪直中；久病畏寒为阳气虚衰。

（3）但热不寒：高热不退，为壮热，多为里热炽盛；按时发热，或按时热盛为潮热，（日晡潮热者，为阳明腑实证；午后潮热，入夜加重，或骨蒸痨热者，为阴虚）。

（4）寒热往来：恶寒与发热交替而发，为正邪交争于半表半里，见于少阳病和疟疾。

二、问汗

主要诊察是否有汗出，汗出部位、时间、性质、多少等。

（1）表证辨汗：表实无汗，多为外感风寒；表证有汗，为表虚证或表热证。

（2）里证辨汗：汗出不已，动则加重者为自汗，多因阳气虚损，卫阳不固；睡时汗出，醒则汗止为盗汗，为阴虚内热；身大热大汗出，为里热炽盛，迫津外泄；汗热味咸，脉细数无力，为亡阴证；汗凉味淡，脉微欲绝者，为亡阳证。

（3）局部辨汗：头汗可因阳热或湿热；半身汗出者，多无汗部位为病侧，可因痰湿或风湿阻滞，或中风偏枯；手足心汗出甚者，多因脾胃湿热，或阴经郁热而致。

三、问疼痛

（1）疼痛的性质：新病疼痛，痛势剧烈，持续不解而拒按者为实证；久病疼痛，痛势较轻，时痛时止而喜按者为虚证。

（2）疼痛的部位：头痛，痛连项背，病在太阳经；痛在前额或连及眉棱骨，病在阳明经；痛在两颞或太阳穴附近，为少阳经病；头痛而重，腹满自汗，为太阴经病；头痛连及脑齿，指甲微青，为少阴经病；痛在巅顶，牵引头角，气逆上冲，甚则作呕，为厥阴经病。胸痛多为心肺之病。常见于热邪壅肺，痰浊阻肺，气滞血瘀，肺阴不足及肺痨、肺痈、胸痹等证。胁痛，多与肝胆病关系密切，可见于肝郁气滞、肝胆湿热、肝胆火盛、瘀血阻络及水饮内停等病症。脘腹痛，其病多在脾胃。可因寒凝、热结、气滞、血瘀、食积、虫积、气虚、血虚、阳虚所致。喜暖为寒，喜凉为热，拒按为实，喜按为虚。腰痛，或为寒湿痹证，或为湿热阻络，或为瘀血阻络，或为肾虚所致。四肢痛，多见于痹证。疼痛游走者，为行痹；剧痛喜暖者，为寒痹；重着而痛者，为湿痹；红肿疼痛者，为热痹。足跟或胫膝酸痛为气血亏虚，经气不利常见。

四、问饮食口味

主要问食欲好坏，食量多少，口渴饮水，口味偏嗜，冷热喜恶，呕吐与否等情况，以判断胃气有无及脏腑虚实寒热。

五、问睡眠

主要有失眠与嗜睡。不易入睡，或睡而易醒不能再睡，或睡而不酣，易于惊醒，甚至彻夜不眠者为失眠，为阳不入阴，神不守舍所致。时时欲睡，眠而不醒，精神不振，头沉困倦者为嗜睡，多见于痰湿内盛、困阻清阳、阳虚阴盛或气血不足。

六、问二便

主要了解二便的次数、便量、性状、颜色、气味以及便时有无疼痛、出血等方面。

七、问小儿及妇女

（一）问小儿

主要应了解出生前后的情况，及预防接种和传染病史和传染病接触史，小儿常见致病因素有易感外邪、易伤饮食、易受惊吓等。

（二）问妇女

应了解月经的初潮、月经周期、行经天数、经量、经色、经质、末次月经，或痛经、带下、妊娠、产育以及有无经闭或绝经年龄等情况。

第四节　切　诊

一、脉诊的部位和方法

脉诊的常用部位是手腕部的寸口脉，并分为寸、关、尺三部。通常以腕后高骨为标记，其内侧为关，关前（腕侧）为寸，关后（肘侧）为尺。其临床意义大致为左手寸候心、关候肝胆，右手寸候肺、关候脾胃，两手尺候肾。

以中指定关位，食指切寸位，环指（无名指）切尺位。诊脉时用轻力切在皮肤上称为浮取或轻取；用力不轻不重称中取；用重力切按筋骨间称为沉取或重取。诊脉时，医师的呼吸要自然均匀，以医师正常的一呼一吸的时间去计算患者的脉搏数。切脉的时间必须在50秒以上。

二、正常脉象

正常脉象：三部有脉，沉取不绝，一息四至（每分钟70～80次），不浮不沉，不大不小，从容和缓，流畅有力。临床所见斜飞脉、反关脉均为脉道位置的变异，不属于病脉。

三、常见病脉及主病

（一）浮脉

1. 脉象

轻取即得，重按反减；举之有余，按之稍弱而不空。

2. 主病

主表证，为卫阳与邪气交争，脉气鼓动于外而致。也见于虚证，多因精血亏损，阴不敛阳或气虚不能内守，脉气浮散于外而致。内伤里虚见浮脉，为虚象严重。

（二）洪脉

1. 脉象

脉形宽大，状如波涛，来盛去衰。

2. 主病

气分热盛。证属实证，乃邪热炽盛，正气抗邪有力，气盛血涌，脉道扩张而致。

（三）大脉

1. 脉象

脉体阔大。但无汹涌之势。

2. 主病

邪盛病进，又主正虚。根据脉之有力与无力，辨别邪正的盛衰。

（四）沉脉

1. 脉象

轻取不应，重按始得。

2. 主病

里证。里实证可见于气滞血瘀、积聚等，为邪气内郁，气血困阻，阳气被遏，不能浮应于外而致，多脉沉而有力按之不衰。里虚证，为气血不足，阳气衰微，不能运行营气于脉外所致，多脉沉无力。

（五）弱脉

1. 脉象

轻取不应，重按应指细软无力。

2. 主病

气血不足，元气耗损。阳气衰微鼓动无力而脉沉。阴血亏虚，脉道空豁而脉细无力。

（六）迟脉

1. 脉象

脉来缓慢，一息脉动不足四至。

2. 主病

寒证。脉迟无力，为阳气衰微的里虚寒证。脉迟有力，为里实寒证。

（七）缓脉

1. 脉象

一息四至，应指徐缓。

2. 主病

湿证、脾虚、亦可见正常人。

（八）结脉

1. 脉象

脉来缓中时止，止无定数。

2. 主病

主阴盛气结，寒痰瘀血，气血虚衰。实证者脉实有力，迟中有止，为实邪郁遏，心阳被抑，脉气阻滞而致。虚证者脉虚无力，迟中有止，为气虚血衰，脉气不相顺接所致。

（九）数脉

1. 脉象

脉来急促，一息五至以上（每分钟 90 次以上）。

2. 主病

热证。若数而有力，多因邪热鼓动，气盛血涌，血行加速而致。数而无力，多因精血亏虚、虚阳外越、致血行加速、脉搏加快。

（十）促脉

1. 脉象

往来急促，数而时止，止无定数。

2. 主病

实证多为阳盛热实或邪实阻滞，见脉促有力。前者因阳热亢盛，迫动血行而脉数，热灼阴津，津血衰少，致急行血气不相接续，故脉有歇止。后者由气滞、血瘀、痰饮、食积等有形之邪阻闭气机，脉气不相接续而致；虚证多为脏气衰败，可见脉促无力。多因阴液亏耗，真元衰惫，气血不相接续而致。

（十一）虚脉

1. 脉象

举之无力，按之空虚，应指软弱。

2. 主病

虚证，多见于气血两虚。因气虚则血行无力，血少则脉道空虚而致。

（十二）细脉

1. 脉象

脉细如线，应指明显，按之不绝。

2. 主病

主气血两虚，诸虚劳损；又主伤寒、痛甚及湿证。虚证因营血亏虚，脉道不充，血运无力而致。实证因暴受寒冷或疼痛，则脉道拘急收缩，细而弦紧。湿邪阻遏脉道，则见脉象细缓。

（十三）代脉

1. 脉象

脉来迟缓力弱，时发歇止，止有定数。

2. 主病

虚证多脉代而无力，良久不能自还，为脏气衰微，脉气不复所致。实证多脉代而有力，多为痹证、痛证、七情内伤、跌打损伤等邪气阻遏脉道，血行涩滞而致。

（十四）实脉

1. 脉象

脉来坚实，三部有力，来去俱盛。

2. 主病

实证。乃邪气亢盛，正气不衰，正邪剧烈交争，气血涌盛，脉道坚满而致。若虚证见实脉则为真气外越之险候。

（十五）滑脉

1. 脉象

往来流利，应指圆滑，如盘走珠。

2. 主病

痰饮、食积、实热。为邪正交争，气血涌盛，脉行通畅所致。脉滑和缓者，可见于青壮年的常脉和妇人的孕脉。

（十六）弦脉

1. 脉象

形直体长，如按琴弦。

2. 主病

肝胆病、诸痛、痰饮、疟疾。弦为肝脉，以上诸因致使肝失疏泄，气机失常，经脉拘急而致；老年人脉象多弦硬，为精血亏虚，脉失濡养而致。此外，春令平脉亦见弦象。

（十七）紧脉

1. 脉象

脉来绷紧有力，屈曲不平，左右弹指，如牵绳转索。

2. 主病

寒证、痛证、宿食。乃邪气内扰，气机阻滞，脉道拘急紧张而致。

（十八）濡脉

1. 脉象

浮而细软。

2. 主病

主诸虚，又主湿。

（十九）涩脉

1. 脉象

脉细行迟，往来艰涩不畅，如轻刀刮竹。

2. 主病

气滞血瘀，伤精血少，痰食内停。

四、按诊

按诊是医师用手直接触摸或按压患者某些部位，以了解局部冷热、润燥、软硬、压痛、肿块或其他异常变化，从而推断疾病部位、性质和病情轻重等情况的一种诊病方法。

（1）按胸胁：主要了解心、肺、肝的病变。

（2）按虚里：虚里位于左乳下心尖冲动处，反映宗气的盛衰。

（3）按脘腹：主要检查有无压痛及包块。腹部疼痛，按之痛减，局部柔软者为虚证；按之痛剧，局部坚硬者为实证。

（4）按肌肤：主要了解寒热、润燥、肿胀等内容。肌肤灼热为热证，清冷为寒证。

（5）按手足：诊手足的冷暖，可判断阳气的盛衰。

（6）按俞穴：通过按压某些特定俞穴以判断脏腑的病变。

第三章 急　症

第一节 高　热

【定义】

内科急症之高热是指由于外感或内伤导致体温骤升（多在39℃以上），以身体灼热，烦渴，脉数为主要临床表现的一种内科急症。如伤寒中的太阳、少阳、阳明高热，温病卫气营血各阶段的高热或内伤杂病过程中出现的由虚热引起的高热。本篇着重介绍前者，后者将在"内伤发热"中介绍。

【病因病机】

高热为内科常见急症，病因不外乎外感六淫、疫毒之邪，临床以实热或本虚标实之高热为多见。

1. 时疫流行

疫毒之气致病力强，具有较强的季节性和传染性。一旦感受疫毒，起病急骤，传变迅速，卫表症状短暂，较快出现高热。

2. 六淫入侵

由于气候突变，人体调摄不当，风、寒、暑、湿、燥、火等邪气乘虚侵袭人体而发热。六淫之中，火热暑湿为致外感发热的主要病邪，风寒燥邪亦能致外感发热，但它们常有一个化热的病机过程。六淫可单独致病，亦可以两种以上病邪兼夹致病，如风寒、风热、湿热、风湿热等。外感发热病因的差异，与季节、时令、气候、地区等因素有关。

外邪入侵，人体正气与之相搏，正邪交争于体内，则引起脏腑气机紊乱，阴阳失调，阳气亢奋，或热、毒充斥于人体，发生阳气偏盛的病理性改变，即所谓"阳胜则热"的病机。病理性质多属热属实。若病情进一步进展可化火伤阴，亦可因壮火食气导致气阴两伤，若热入营血，则会发生神昏、出血等危急变证。

【诊断与鉴别诊断】

一、诊断

（一）发病特点

高热病情变化比较迅速，可产生神昏、动风、出血、脱证等变证。

（二）临床表现

高热急症多见实热或本虚标实之热，表现形式多样。但以身体灼热，烦渴，脉数为主要临床表现。热型有壮热、恶寒发热、潮热、寒热往来等。发热时间，短者数小时，长者数日。

病在表：病在卫分，症见微恶寒而发热，伴口渴，汗出，脉浮且数。邪犯太阳，恶寒重于发热，伴头身痛，脉浮。

病人里：病在气分，邪犯阳明，则壮热不寒，口大渴，脉洪大而数；若热结于腑，痞满燥实，苔黄燥；若夹湿则高热，但口多不渴，苔多白腻或黄腻，脉濡数。入营则高热入夜为甚，兼见谵昏，斑疹隐隐；入血则高热兼见齿衄，鼻衄，吐血、便血，甚至昏迷、抽搐、斑疹显露，脉细数，舌绛少津等。

二、鉴别诊断

内伤发热本篇高热主要指由外感所致高热，具有起病急，病程短，热势重而体多实的特点。而内伤发热多由脏腑阴阳气血失调，郁而化热所致，高热之前多有低热，发病缓，病程长，临床多伴有内伤久病虚性证候，如形体消瘦、面色少华、短气乏力、舌质淡、脉数无力等。

【辨证要点】

（一）辨外感、内伤

外感高热：起病急，病程短，热势重，有外感六淫、疫毒的病史，兼见外感之症，如恶寒、口渴、面赤、舌红苔黄、脉数，多为实热证。

内伤发热：起病较缓，病程较长，热不高而多间歇，多继发于他病之后，兼见内伤之症如形体消瘦，面色少华，短气乏力，倦怠食欲缺乏，舌质淡，脉数无力，多为虚证或虚实夹杂之证。

（二）辨虚实

内伤发热多属虚热，或本虚标实之热，外感病后期，亦可见虚热。其热波动无常，时高时低，缠绵难愈，脉多细数，兼见其他虚象。实热多见于外感中期，热势较高，病情较急，变化较速，脉洪数，热甚伤阴，可见谵语、神昏、动风等兼证。

（三）辨热型

发热恶寒：发热与恶寒同时存在，病证在卫表。

壮热：多见于伤寒阳明病和温病气分阶段；邪毒内陷气营两燔亦可见高热，但常并见发斑、神昏、谵语、动风等兼症。

潮热：多见于阳明腑实证，身热汗出蒸蒸，腹胀满实拒按，热势至夜加重。阴虚内热亦可见潮热，症见潮热颧红、骨蒸盗汗、咳嗽、咯血、舌红少苔、脉细数。

寒热往来：寒时不热，热时不寒，往往一日数次发作。

（四）辨寒热真假

在高热急症中，由于热极或寒极会出现与本病之寒热不相符合的现象，即真热假寒和真寒假热之象。

真热假寒证：有一个发热的过程，且起病急，病情进展快，热势甚高，很快进入手足厥冷的假象，身虽大寒，而反不欲近衣；口渴喜冷饮，胸腹灼热，按之烙手；脉滑数按之鼓指；苔黄燥起刺或黑而干燥。以发热经过、胸腹灼热及舌苔为鉴别的重点。

真寒假热证：一般出现于慢性病或重病的过程中，身虽热，但欲得衣被；口虽渴，但喜热饮；脉虽数但按之乏力或细微欲绝；苔虽黑而滑润。以舌苔、脉象为鉴别的重点。

【急救处理】

一、处理原则

1. 分主次

即分清高热及其兼症的主次。外感高热，无论其热型热势如何，高热均属主症，治以清热为主，根据病邪性质、病变脏腑、影响气血津液的不同，又有清热解毒、清热利湿、通腑泻下、清泻脏腑、养阴益气等治法，以达清除邪热、调和脏腑之目标。内伤高热，则高热不一定是主症，治当审其病因究竟发于劳伤还是饮食。

2．审标本

审清高热的主要病机，细辨高热与其他症状的标本关系。例如高热出血腹痛，主要病机为热毒内陷，损伤脉络，迫血妄行，瘀阻腹内，治当清热凉血为急为本。

3．察传变

观察高热伴发的变证。由外感高热并发神昏、谵语、厥逆、出血、抽搐等，提示邪毒内传，营血耗伤，除治高热，还要加用开窍、固脱、凉血、息风之剂。

二、急救治疗

1．一般措施

卧床休息；流质饮食或半流质饮食，多饮水，补充维生素等。

2．物理降温

冰袋冷敷头部或腹股沟等部位；中药煎汤擦浴，如荆芥水、石膏水擦浴；或用温水、乙醇擦浴，冰水灌肠等方法。在降温过程中要密切观察体温下降情况以及病情变化，以免体温骤降而致虚脱。

3．针刺法

可选用大椎、曲池、合谷、风池等穴，用毫针刺法或十宣放血法降温。

4．刮痧法

中暑高热患者，可在两胁部、夹脊部、肘窝等部位进行刮痧。

5．中药灌肠法

根据病情可给予中药煎汤灌肠通便，也能够降温退热。

6．维持生命体征

密切观察神志、面色、血压、呼吸及脉搏等生命体征。

7．药物治疗

建立静脉通道，选择相应药物予以治疗。

（1）醒脑静注射液（主要成分为麝香、冰片、栀子、郁金等）10～20mL加入等渗葡萄糖注射液500mL中静脉滴注，每日1～2次。

（2）痰热清注射液（主要成分为黄芩、熊胆粉、金银花、连翘等）30mL加入0.9％氯化钠注射液250mL静脉滴注，每日1～2次。

（3）清开灵注射液（主要成分为板蓝根、水牛角、珍珠母、金银花、栀子、黄芩苷、胆酸等）30mL加入等渗葡萄糖注射液250mL静脉滴注，每日1次。

（4）鱼腥草注射液80mL加入5％葡萄糖注射液250mL静脉滴注，每日1次。

（5）双黄连注射液以1ml/kg计算，用5％或10％葡萄糖溶液250～500mL稀释后静脉滴注，每日1次。

（6）穿琥宁注射液400mL加入等渗葡萄糖溶液500mL稀释后静脉滴注，每日1次。

8．其他

可选柴胡注射液2～4mL肌注，每日1～2次。

中成药可选用紫雪丹、牛黄清心丸、柴石退热颗粒等口服。复方退热滴鼻液（由金银花、连翘、青蒿等制成）滴鼻，每次每侧鼻腔3～4滴，30～40分钟/次。

9. 补液

维持水、电解质平衡。

三、辨证论治

[病在卫分]

主症：高热，兼见微恶寒而发热，伴口渴，汗出。脉浮且数。

治法：辛凉宣透。

方药：银翘散加减。方中金银花、连翘清热解毒、辛凉透表为主药；竹叶清热除烦，薄荷、荆芥、豆豉辛凉宣散，透热外出，为辅药；桔梗、牛蒡子、甘草宣肺止咳，利咽散结，因温邪化热最速，容易伤津耗液，故又配芦根甘凉质润，清热生津止渴，均为佐药。合而成方，既可辛凉透表、清热解毒，又可利咽止咳，生津止渴。

[病在气分]

主症：壮热不寒，口大渴。脉洪大而数。

治法：清热解毒。

方药：白虎汤加减。本方以生石膏配知母，清胃泻火；粳米、甘草和胃生津。可加金银花、连翘、黄连、芦根清热解毒。若大便秘结者，加大黄、芒硝通腑泄热。若发斑疹者，加犀角（水牛角代）、玄参、丹皮清热凉血。

[病入营血]

主症：高热入夜为甚，兼见谵昏，斑疹隐隐；入血则高热兼见齿衄，鼻衄，吐血、便血，甚至昏迷、抽搐、斑疹显露。脉细数，舌绛少津等。

治法：清热透营，凉血解毒。

方药：清营汤合犀角地黄汤加减。犀角清解营分热毒为主药；玄参、生地、麦门冬清热养阴，为辅药；佐以金银花、连翘、黄连、竹叶心清热解毒；并以活血散瘀、清热凉血的丹参、赤芍为使，以防血与热结，共奏清营解毒，透热养阴之效。

【转归与预后】

常见高热病情变化比较迅速，由表热证而发展至半表半里证，再向里传变而成里热证。若正气未衰，治疗及时可治愈。若感邪太盛，治疗不力，可产生神昏、谵语、厥逆、抽搐、出血、脱证等变证。

第二节 厥 脱

【定义】

厥脱包括厥证、厥逆和脱证，是内科常见之急症。临床以面色苍白，四肢厥逆，出冷汗，欲呕欲便，脉微欲绝或乱，神情淡漠或烦躁，甚至不省人事，猝然昏倒等为特征。汉代张仲景《伤寒论·辨厥阴病脉证治》论述了厥证之病机及临证特点："凡厥者，阴阳气不相顺接便为厥""厥者，手足逆冷是也。"明代张景岳在《景岳全书·杂病谟·厥逆》中论及厥逆的预后时曰："厥逆之证，危证也。"清代徐灵胎在《临证指南医案·脱》的评语中明确了脱证发病之机在于阳气的骤越，并提出临证诊治之要点："脱之名，惟阳气骤越，阴阳相离，汗出如珠，六脉垂绝，一时急迫之证，方名为脱。"

【病因病机】

厥脱之起因，历代多有论述。概而论之，凡邪毒内侵，陷入营血，剧痛惊恐所伤，失血、失精、中毒、久病等耗气伤阴，损及五脏功能，使气血运行障碍，从而导致阴阳之气不相顺接，气机逆乱，甚则阴阳离决而致厥脱。若素体羸弱，或久病不愈，或大汗、大吐、大下、大失血之后，元气耗竭；或阴损及阳，或阳损及阴，以致阴阳不相维系，终至阴阳离决，是为脱证之主要病机。

1. 邪毒过盛，气虚阴伤

盖外感六淫之邪或疫疠毒邪，由表入里，郁而不解，皆能化火蕴结成毒，毒热过盛，耗气伤阴，邪闭正衰，终致阴阳气不相顺接，发为厥脱，正如《素问·厥论篇》指出："阳气衰于下，则为寒厥；阴气衰于下，则为热厥。"

2. 失血失液，气随血脱

热毒猖獗，入营动血而至呕血、便血等，亦有创伤、产妇伤及脉络，大量失血，以至气随血脱，阳随阴亡；或有暴饮暴食夹有不洁之物，或因药物中毒，或攻下过猛，损伤脾胃，升降失常，清浊不分，暴吐暴泻，阴液大伤，气随阴脱，阳随阴亡。正如清代徐灵胎所言："脱之名，惟阳气骤越，阴阳相离。"

3. 剧痛致厥

剧烈疼痛，可致气机逆乱，阴阳之气不相顺接，而发厥证。

总之，本病证发生，不外热、毒、瘀、虚，虚有气血阴阳之不同，热毒瘀互结，损伤气血阴阳，络脉阻滞，终致阴阳不相维系，阴阳气不相顺接，阴阳离决，发为厥脱。

【诊断与鉴别诊断】

一、诊断

（一）发病特点

急性起病，常有明确之因，可发于各年龄段。

（二）临床表现

厥脱多系各科（包括内科、外科、创伤、妇科、儿科等）疾病的变证，临床表现较为复杂，或急骤发作，或隐匿而突发，典型表现为汗出、四肢厥冷、烦躁不安、尿少等。

早期多见面色苍白，四肢发冷，心悸多汗，短气乏力，尿少，烦躁不安，脉搏细弱，血压下降，神情淡漠；重者可见昏不知人，唇指发绀，四肢厥冷，呼吸短促，脉微欲绝，或不应指，无尿，血压不升。

（三）类型

1. 厥证

分为寒厥、热厥。

2. 脱证

分为阴脱（亡阴）、阳脱（亡阳）、阴阳俱脱。

二、鉴别诊断

1. 中风

中风为病，猝然昏倒，可伴有四肢厥冷，当与本病鉴别。中风多有肝阳上亢等病史，发作与情志激动有关，且伴有口舌歪斜、言语不利、半身不遂等症，故与本病不难鉴别。

2. 痫病

痫病是一种发作性神志异常之病，常突然发病，神志不清，双目凝视，或肢体抽搐；重者猝然昏倒，口吐涎沫，两目上视，牙关紧闭；或口中做猪羊叫声，移时苏醒，醒后无异常，可反复发作，每次相似。厥证无此特点，可资鉴别。

3. 暑厥

暑厥因夏季暑热而发病，暑热之邪闭窍，突然昏倒，身热烦躁，手足厥冷，气喘不语，或四肢抽搐，或有汗，或汗闭，与厥脱相似，但发病季节明显，且无脉细数、脉微欲绝和血压下降，可资鉴别。

【辨证要点】

（一）辨厥之寒热

厥之共同特点为手足厥冷，其不同者：

热厥：发热，烦渴躁妄，胸腹灼热，溺赤便秘，便下腐臭，苔黄舌燥，脉数，属于阳证。

寒厥：无热畏寒，神情淡漠，身冷如冰，尿少或遗溺，下利清谷，面色晦暗，苔白舌淡，脉微欲绝，属于阴证。

（二）辨脱之阴阳

脱分阴脱、阳脱和阴阳俱脱。

阴脱：亡阴，多见于热病之中，以面唇苍白，发热烦躁，心悸多汗，口渴喜饮，尿少色黄，肢厥不温，脉细数或沉微欲绝为特征。

阳脱：亡阳，多为亡阴之后演变而成，其脉症与寒厥相似而更严重。

阴阳俱脱：乃厥脱之重者，多见神志昏迷，目呆口张，瞳仁散大，喉中痰鸣，气少息促，汗出如油，舌卷囊缩，周身俱冷，二便失禁，脉微欲绝。

（三）辨厥脱之轻重

厥脱之轻重，当视其脉象、厥逆程度、气息变化、神志有无异常、尿之有无等而定。一般而论，脉来迟缓而乱者重，滑数有力而不乱者轻；身肢冰凉愈甚、时间愈久者重，反之较轻；气息愈急促并见痰鸣者重，气息平和无痰阻气乱者轻；神志昏迷愈深、愈久者重，无神志异常者轻；无尿者重，少尿、有尿者轻。

【急救处理】

一、处理原则

厥脱病情复杂且多变，临证应高度警惕，严密观察，分秒必争。其处理原则可概为：

1. 细察病因

厥脱乃多种病因所致之内科急症，审明病因，对厥脱之治疗至关重要。若系热毒内陷所致，清热解毒固脱并重；若出血亡阳所致，当益气摄血，回阳救逆同治；若肝阳暴涨或中毒致脱，当平肝、祛秽与救逆兼用。

2. 辨明虚实

一般而论，热厥多属实证；寒厥则多属虚证。具体而言，若厥而气壅息粗，喉间痰鸣，或烦热不宁，抽搐反张，脉多实或滑数者，属实；若厥而气息微弱，自汗淋漓，肤冷肢凉，嗜睡蜷卧，脉沉细而欲绝者，即为脱象，属虚。辨明虚实，方能避免治疗上"虚其虚""实其实"之误。

3. 综合救治

厥脱之证，虽有轻重之别，寒热之分，阴阳之异，厥与脱之差，但均属危重证候，且可迅速逆变，乃至死亡。因此必须采用多种投药办法，积极进行综合救治，将标本、先后，缓急统一起来，力求辨证确切，用药有力，措施及时。

二、急救治疗

1. 一般措施

保持安静，开通静脉通路，补液，氧疗等。

2. 益气养阴固脱

生脉注射液 20～40mL 静脉推注，每 1～2 小时 1 次，直到脱离厥脱状态；或生脉注射液 100mL 加入 10％葡萄糖溶液中稀释静脉滴注，每日 2 次；或选用参麦注射液，用法与生脉注射液同。

3. 益气回阳固脱

参附注射液 20～40mL 静脉推注，每 1～2 小时 1 次，直到脱离厥脱状态。

4. 清热解毒开窍

清开灵注射液 40～120mL 加入 10％葡萄糖溶液中稀释静脉滴注；或醒脑静注射液 20mL 加入 10％葡萄糖溶液中静脉滴注，每日 1 次。

5. 活血解毒通络

血必净注射液 50～100mL 加入 10％葡萄糖溶液中静脉滴注，每日 1～2 次。

三、辨证论治

[热毒内闭，耗伤气阴]（热厥）

主症：发热，烦渴躁妄，胸腹灼热，溺赤便秘，便下腐臭。苔黄舌燥，脉数。

治法：泄热解毒开窍，益气养阴固脱。

方药：用人参白虎汤及承气汤之类化裁而治之，药用生石膏、生大黄、枳实、厚朴、知母、人参等。若痰壅气滞而为厥者，宜豁痰行气用二陈汤、导痰汤加竹沥、姜汁、石菖蒲、郁金等治之。

[气虚阳脱]（寒厥、亡阳）

主症：手足逆冷，无热畏寒，或身冷如冰，神情淡漠，尿少或遗溺，下利清谷，面色晦暗。苔白舌淡，脉微欲绝。

治法：益气回阳固脱，温经散寒救厥。

方药：方用参附汤合四逆汤、当归四逆汤等加减治之，药用人参、制附片、干姜、当归、细辛、桂枝等。病轻浅者当早用独参汤浓煎频服，气固阳自回；阳脱之象显者加制附片，益气回阳；寒盛者当散寒救厥。

［血虚阴脱］

主症：面唇苍白，发热烦躁，心悸多汗，口渴喜饮，尿少色黄，肢厥不温。脉细数或沉微欲绝。

治法：养阴益气固脱。

方药：固阴煎加减，药用人参、熟地、黄精、山茱萸、黄芪、山药、麦门冬、五味子、甘草等治之。

［阴阳俱脱］

主症：神志昏迷，目呆口张，瞳仁散大，喉中痰鸣，气少息促，汗出如油，舌卷囊缩，周身俱冷，二便失禁。脉微欲绝。

治法：回阳救阴。

方药：参附汤合生脉散加减以治之，药用人参、制附片、麦门冬、五味子、干姜、山茱萸等，若见唇面指端发绀者，可加丹参、赤芍、红花、川芎等活血之品。

四、针灸

针灸具有疏通经络、调整气血、平衡阴阳之功效，对厥脱具有救治之用。

（1）主穴：素髎、内关。配穴：少冲、少泽、中冲、涌泉。针后 30 分钟至 1 小时血压稳定者，则加 1～2 个穴位。手法：中度刺激，留针，持续，间断捻针，血压稳定后方可出针。

（2）主穴：足三里、合谷，患者昏迷加涌泉。针刺或电针，电压 10.5～14 伏，频率每分钟 105～120 次，轻者 1 个电针 1 个穴位，重者 2 个电针 2 个穴位。

（3）主穴：人中。配穴：内关、足三里、十宣。强刺激（重病实证休克）。

针灸治疗，一般热厥发热者宜针，体温低或阳脱者宜灸。可灸百会、神阙、关元。

【转归与预后】

本病由多因致脏腑气血功能气机逆乱，阴阳气不顺接，气血阴阳耗损所致。故其转归和预后取决于病因及气机逆乱之强弱，气血耗损之轻重。亦与病程长短、救治及时与否相关。

（1）厥和脱可以互相转化，因此两者之界限较难截然划分。一般而论，厥者多属脱之先兆，脱者多为厥之进一步发展。临证时，虽只见厥而未见脱者，也应在治疗用药上，酌加固脱之品，以防病情的突变。

（2）因厥脱有寒热和阴阳之别，其属性不同于急救用药的性味悬殊极大，因此必须详加辨识，这是避免误治的重要一环。

（3）临床研究表明论治热厥，宜早用通腑解毒和活血化瘀之剂，这种治则，有明显的清除炎性介质、改善微循环及增加血容量的功能，对纠正休克状态有良好的作用。因此，治疗此类厥脱患者，可根据中医辨证，在详细观察和综合处理的基础上，逐步推广这些新的经验，并在实践中不断总结和提高。

第三节 神 昏

【定义】

神昏是以不省人事、神志昏迷为特征的常见内科急症。中医历代文献所述的"昏迷""昏蒙""昏厥"和"谵昏"等，均属神昏的范畴，系温病营血阶段、中风、厥脱、痫病、痰症、消渴、急黄和喘逆疾病等发展到严重阶段而出现的一种危急证候。

【病因病机】

神昏为病，乃心脑受扰而发。心藏神，主神明，神志活动为心所司。脑为元神之府，是清窍之所在，脏腑清阳之气，均会于此而出于五官，不论外感时疫，热毒内攻，或内伤疾病阴阳气血逆乱，浊邪上扰，皆可导致清窍闭塞，神明失守，而发为神昏。

1. 热毒壅盛，内陷营血

外感时邪，蕴结化热，或感疫疠之气，热毒壅盛，内陷营血，心主血属营，心藏神，热毒内陷营血，扰乱心神，神明失守而发为神昏，亦有邪热内扰，阳明腑实，熏蒸心包，而发神昏。

2. 湿热痰浊，蒙蔽清窍

外感湿热之邪，加之素体为脾虚湿盛之体，湿聚为饮，热之煎熬而为痰，痰热互结，上蒙清窍，神为之不用，发为神昏。

3. 瘀阻心窍，神不守舍

温热病邪，邪热内陷，痰浊瘀血交阻，如俞根初在《通俗伤寒论》中所言："热陷包络神昏，非痰迷心窍，即瘀阻心孔。"或瘀热相合，堵塞心窍；或热入血室瘀热结于下焦，均可致神不守舍而神昏。

4. 阴阳亡脱，神无所倚

外感温热毒邪，或汗吐下太过，或毒热内盛，耗气伤津，甚者阴阳亡脱，心神失养，神无所倚，而引发神昏，或久病，脏腑虚损，邪祛正亡元气耗竭，阳气欲脱，神明失养，发为神昏。总之，本病多因热陷心营，湿热痰蒙，腑实燥结，瘀热交阻，上扰清阳，闭塞清窍，阴阳亡脱，神无所倚等均可导致神昏。本病多属闭证和脱证的变证或兼证，凡痰浊、热毒、风阳、瘀血等阻塞清窍，导致阴阳逆乱，神明蒙蔽者，多属闭证；凡气血亏耗，阴阳衰竭，不相维系，清窍失养，神无所倚而神昏者，多属脱证；如属痰浊壅盛，内蒙清窍，又兼气血耗散，神不守舍，以致神昏者，乃内闭外脱的虚实兼见之证，临证应结合其病因病机，详加分析和辨证。

【诊断与鉴别诊断】

一、诊断

神昏之症，结合诱因，诊断不难，然重在明晰病因之别，类型之异，及证候特点。凡温热之邪为病，高热在先，神昏在后，发于冬春多见于风温或春温；发于夏秋多见于暑温、湿温、疫毒痢等；在高温或炎热烈日之下发病者多为中暑；先黄疸渐神昏，当为急黄重症；伴有半身不遂者多为中风等。

二、鉴别诊断

1. 痫病

痫病是一种发作性神志异常之病，常突然发病，神志不清，双目凝视，或肢体抽搐；重者猝然昏倒，口吐涎沫，两目上视，牙关紧闭，或口中做猪羊叫声，移时苏醒，醒后无异常，可反复发作，每次相似。不同神昏，一经发作，不会于自然恢复，更不会反复发作。

2. 厥证

厥证以突然昏倒，不省人事，或伴有四肢逆冷为主要表现的一种病症，可短时间内恢复，醒后无后遗症。亦有发展为神昏者。

3. 脏躁

脏躁多发于青壮女性，在精神刺激下突然发病，临证特点多样，或昏睡，或突然失语、僵直等，常反复发作，患者主动抵抗（如察看瞳神之时，患者拒之）等，与神昏可资鉴别。

【辨证要点】

神昏起病多较急骤，证候较为复杂，变化较速，常易造成误诊误治，故应掌握以下辨证要点。

（一）明闭脱及兼夹

神昏当明闭脱，兼湿兼瘀之别。邪毒内陷心包之神昏，常伴有高热、谵语、烦躁抽搐，或斑疹衄血，舌红绛而脉滑数；痰浊蒙蔽清窍之神昏，多呈似清非清，时清时昏之状态，咳逆喘促，痰涎壅盛，身热而多不高，舌腻而垢浊，脉濡而数；阳明燥结之神昏，以谵语烦躁为主，日晡潮热，腹满而痛，舌黄而燥，脉沉实；瘀热交阻之神昏，证见谵昏如狂，少腹满硬急痛，唇爪青紫，舌绛，脉沉而涩。他如湿热上蒸和肝阳暴涨之神昏，则有黄疸日深，斑疹衄血或卒中偏瘫，肝风内动等特点。若突然大汗，面白，肢体厥冷，脉微欲绝，神志不清者，当为脱证之神昏。

（二）审外感及内伤

神昏之病因，有外感内伤之分，热陷心营、腑实燥结和瘀热交阻之神昏，多属温热病的逆传变证；喘促痰盛和肝阳暴涨之神昏，多属内伤杂病演变发展之急候；湿热上蒸之神昏，既可发于外感，也可见于内伤杂病之变证。不论外感、内伤之神昏，其病必犯心、脑，清窍闭塞或神明失守。

（三）察神昏之类型

神昏可分为：昏而躁扰谵语，昏而发狂，昏而时醒和昏迷不醒4类。细察神昏的不同特点，结合病机分析，躁扰谵语者较轻，昏迷不醒者较重；昏而发狂者多属瘀热，昏而时醒者病势较为缠绵。

（四）审神昏的兼证

神昏是由多种疾病发展演变而成的急危证候，只辨神昏一症较难获得正确救治，故应重视其兼证的鉴别和比较。如神昏兼见偏瘫、黄疸、喘促痰多等候，则不难辨明其分属中风、急黄、喘证之神昏。因此全面地进行辨证乃是治疗神昏必不可少的。

（五）观舌象之变化

温病热入营血，舌质红绛，苔多黄燥；湿热痰蒙，舌苔白腻或黄腻垢浊，舌质或红或淡；阳明腑实，舌苔黄厚干燥，或焦黑起芒刺；瘀热交阻，舌质深绛带紫暗。

【急救处理】

一、处理原则

1. 分主次

即分辨神昏不同证候中，何者为导致神昏的主证，何者为非主证，这对指导选方用药十分重要。感受温热邪毒所致的神昏，高热乃是主证，高热一退，神昏即解；喘促痰蒙之神昏，痰涎壅盛为其主证，痰浊一去，则神昏必去。

2. 审标本

神昏之为病，神昏为标，导致神昏之病因为本。治神昏之要，祛除导致神昏之主要病因，就可达到治其本而缓其标急之危。如腑实燥结之神昏，其主要病机为邪热与胃肠糟粕相结，导致实热上扰于心，以攻下通腑为先，使腑气得通，则神昏必解。

二、急救处理

1. 一般措施

入抢救室，氧疗，开通静脉通路。

2. 开放气道

仰卧头去枕，将头处于仰头举颏位；呼吸道堵塞严重者，当气管插管以机械通气辅助呼吸。

3. 醒脑开窍

醒脑静注射液 20mL 加入 250mL10％葡萄糖注射液静脉滴注。

4. 清热解毒开窍

清开灵注射液 20～120mL 加入 250mL10％葡萄糖注射液静脉滴注；或安宫牛黄丸 1丸，每日 2～3 次，口服或鼻饲。

5. 益气养阴固脱

生脉注射液 20～40mL 静脉推注，1～2 小时 1 次，直到脱离厥脱状态；或生脉注射液100mL 加入 10％葡萄糖注射液稀释静脉滴注，每日 2 次；或选用参麦注射液，用法与生脉注射液同。

6. 益气回阳固脱

参附注射液 20～40mL 静脉推注，1～2 小时/次，直到脱离厥脱状态。

三、辨证论治

［热陷心营］

主症：神昏，常伴有高热、谵语、烦躁抽搐，或斑疹衄血。舌红绛，苔黄燥，脉滑数或细数。

治法：清心开窍，泻热护阴。

方药：清宫汤加减。药用玄参心、莲子心、竹叶卷心、连翘心、水牛角、连心麦门冬等，方中以玄参心、水牛角为主药以清心热，佐以竹叶卷心、连翘心泄心热；以莲子心、麦门冬清心滋液，诸药合用共奏清心开窍之功。病重者加服安宫牛黄丸 1 丸；深昏者，加服至宝丹，每服 1 丸，每日 4～6 次，灌服或鼻饲。

清开灵注射液 30～120mL 用 5％葡萄糖或 0.9％氯化钠注射液 250mL 稀释后静脉滴注，每日分 2～4 次。

醒脑静注射液 20mL，用 5％葡萄糖或 0.9％氯化钠注射液 250mL 稀释后静脉滴注，每日 1～2 次。

血必净注射液 100～150mL，用 5％葡萄糖或 0.9％氯化钠注射液 250mL 稀释后静脉滴注，每日 1 次。

〔湿热痰蒙〕

主症：神昏，多呈似清非清，时清时昏之状态，咳逆喘促，痰涎壅盛，身热而多不高。舌腻而垢浊，脉濡而数。

治法：豁痰开窍，化湿清热。

方药：菖蒲郁金汤加味。药用石菖蒲、郁金、炒栀子、连翘、竹叶、竹沥、姜半夏、茯苓、陈皮、白芥子、苏子、莱菔子等。方中以石菖蒲、郁金理气豁痰解郁；丹皮凉血活血，祛血中之伏火；竹沥清壅滞之痰浊；栀子、连翘、菊花、金银花清热解毒，除肺中积热；牛蒡子能升能降，力解热毒。

若偏于热重者，可送服至宝丹；如湿邪较甚者，可加用苏合香丸；兼动风抽搐者，加服止痉散。

清开灵注射液 30～60mL 用 5％葡萄糖或 0.9％氯化钠注射液 250mL 稀释后静脉滴注，每日分 2～4 次。

醒脑静注射液 20mL，用 5％葡萄糖或 0.9％氯化钠注射液 250mL 稀释后静脉滴注，每日 1～2 次。

〔阳明腑实〕

主症：神昏，以谵语烦躁为主，日晡潮热，腹满而痛。舌黄而燥，脉沉实。

治法：攻积通下。

方药：承气汤类方加减。药用大黄、芒硝、枳实、厚朴等。方中以大黄为主，清热通便，荡涤肠胃；芒硝助大黄泻热通便，软坚润燥，以厚朴、枳实行气散结，消痞除满，助芒硝、大黄涤荡积滞，加速热结之排泄。四药共用，以达通腑泄热之功。

若阳明腑实兼邪闭心包者，改用牛黄承气汤（《温病条辨》）；高热昏狂，烦渴大热等气分证明显者，改用白虎承气汤（《通俗伤寒论》）；若兼见神倦少气，口舌干燥，脉虚者，加甘草、人参、当归、玄参、生地、麦门冬以补气阴；若津枯便燥者，用增液承气汤（《温病条辨》）；若见神昏谵语，狂躁不安者，配用紫雪丹。

〔瘀热阻窍〕

主症：谵昏如狂，少腹满硬急痛，唇爪青紫。舌绛，脉沉而涩。

治法：清热通瘀开窍。

方药：清营汤（《温病条辨》）。药用水牛角、生地、玄参、竹叶心、麦门冬、丹参、黄连、金银花、连翘。方中水牛角咸寒，清营分之热毒，凉血化斑；玄参、生地、麦门冬养阴清热；黄连、竹叶心、连翘、金银花清热解毒，透热于外，防热邪内陷，逆传心包；丹参清热凉血，活血化瘀，防热与血结，引药入心。若痉厥者，加羚羊角、钩藤、菊花清热息风止痉．或配合紫雪丹口服；神昏谵语、舌謇肢厥，邪入心包者，先服安宫牛黄丸清心开窍，继服本方。

清开灵注射液 30～60mL 用 5％葡萄糖或 0.9％氯化钠注射液 250mL 稀释后静脉滴注，

每日分 2～4 次。

醒脑静注射液 20mL，用 5％葡萄糖或 0.9％氯化钠注射液 250mL 稀释后静脉滴注，每日 1～2 次。

血必净注射液 100～150mL，用 5％葡萄糖或 0.9％氯化钠注射液 250mL 稀释后静脉滴注，每日 1 次。

[湿热急黄]

主症：发病迅速，神昏，黄疸急速加重，高热，烦躁不安。舌质红绛，脉弦数或细数。

治法：利湿泄热，凉血开窍。

方药：茵陈蒿汤加减。药用茵陈、栀子、水牛角、大黄、生地、丹皮、玄参、石菖蒲、石斛等，加服神犀丹 3g，每日 3～4 次。

[肝阳暴涨]

参阅"中风"之"阳闭证"进行论治。

[阴阳亡脱]

参阅厥脱证进行辨证论治。

安宫牛黄丸、至宝丹、紫雪散是治疗温热病神昏的常用药物，号称"三宝"。三方均能清热开窍，主要药物水牛角、麝香。其中安宫牛黄丸最凉，长于清热解毒开窍，紫雪散镇痉最强，豁痰开窍之力至宝丹最好，临床各有所用，不可混淆。

四、针灸

昏迷抢救时配穴：手十二井穴、百会、水沟、涌泉、承浆、神阙、关元、四神聪等（以上为基础方）。

（1）亡阴神昏：上述基础方减神阙，着重补涌泉、关元、绝骨；其余诸穴，平补平泻；阴阳俱亡，则用凉泻法针涌泉，加灸神阙。

（2）亡阳神昏：重灸神阙，温针关元，用烧山火针涌泉、足三里，余穴平补平泻。

（3）厥证神昏：基础方减神阙，侧重刺十二井穴出血，针水沟、承浆；气虚而厥，刺十二井穴放血，凉泻法针足三里、丰隆；夹痰者，泻天突、丰隆；伤食者，针足三里及上、下巨虚；阳热明显者，重在十二井穴、百会、涌泉放血；阴寒盛者，平补平泻水沟、承浆、十二井穴，其余各穴均灸或温针。

【转归与预后】

神昏是温热病、中毒、厥证、中风、痰证、瘀证等发展演变的变证，病多危急险恶，因此临证应详审病机，标本同治，采用综合急救措施，方能收到良好的急救效果。温热病所致的神昏，若治疗不当，热毒内陷，易致抽搐、癃闭、喘促等危重病证，常危及生命，如吴鞠通云："心神内闭，内闭外脱者死。"又有因实转虚，伤及阴精者可产生后遗症，如呆证、失语等。急黄导致神昏，多伴有大出血、癃闭等，病死率极高。

第四节　抽　搐

【定义】

抽搐是以四肢突然不自主地抽动，甚则颈项强直、角弓反张为特征的内科急症。多由热盛动风、阴亏阳亢动风、肝风内动或风毒内袭经脉等所致，有"痉证""瘛疭""痉病"之称，俗称"抽风"。

【病因病机】

《素问·至真要大论篇》说："诸暴强直，皆属于风"，"诸风掉眩，皆属于肝。"结合临床脉证特点，内科急症之抽搐，多由风、火、痰所致，病位多与心、肝、肾有关，而以肝为主。肝为风木之脏，肝风内动则抽搐。凡邪热亢盛，引动肝风，风火相煽；或各种原因所致的阴血亏耗，致使水不涵木，引起肝风内动，均可产生抽搐；此外还有肝阳暴涨，以及外伤之后，风毒内袭肝之经脉，营卫不得宣通，亦可动风抽搐。

1. 热盛动风

外感温热病邪，内侵入里，邪热炽盛，引动肝风，风火相煽，窜扰经络，致筋脉挛急；或邪热内结阳明，里热熏蒸，胃津被劫，燥屎内结，津液灼伤，筋脉失养；或邪热内盛，深入营血，窜犯心包，逆乱神明，闭塞经脉而发抽搐。正如《温热经纬·湿热病篇》曰："湿热证，三四日即口噤，四肢牵引拘急，甚者角弓反张，此湿热侵入经络脉隧中""湿热证，发痉，神昏笑妄，脉洪数有力，开泄不效者，湿热蕴结胸膈，宜仿凉膈散。若大便数日不通者，热邪闭结肠胃，宜仿承气微下之。"

2. 风毒内袭

新近创伤，伤口不洁，风毒之邪乘隙内侵，影响肌膜经脉，致营卫被阻，不得宣通，以致筋脉拘急而成本症，又称"金疮痉"，正如《张氏医通·诸风门》称："破伤风……口噤目斜，身体强直，如角弓反张之状。"

3. 风阳上亢

肾阴亏损，阴血亏耗，水不涵木，木失所养，肝风内煽，或火热挟痰，引动肝风，致筋脉拘急。《续名医类案·惊风》："发热抽搐，口噤痰涌，此肝胆经实火之证。"叶天士《临证指南医案·肝风》："温邪深入营络，热止，膝骨痛甚，盖血液伤极，内风欲沸，所谓剧则瘛疭，痉厥至矣。"

4. 虚风内动

久病之体，卒失血后，汗、吐、下太过者，由于津液亏损，液少血枯，血不荣筋，或肝阴不足，不能输津于筋，故筋脉拘急而发抽搐。

总之，抽搐之为病，有外感内伤之分，虚实之异，病因不同，或因风、热、痰邪，伤及心肝，心受热则惊，肝有余则风动，风火相煽，而成抽搐。故前人有："风非火不动，火非风不发，风火相煽而成惊风，故心肝二脏主之。"亦有阴津受损，水不涵木，筋脉失养，虚风内动，而发抽搐，病性为虚实夹杂。

【诊断与鉴别诊断】

一、诊断

（1）病史：发病前有感受外邪或内伤虚损以及他病的病史。

（2）先兆症状：头痛，头晕，颈项不适，烦躁不安，呵欠频频，乏力，或伴恶寒发热。

（3）主症：多先牙关紧闭，继则项背强直，四肢抽搐，甚至角弓反张。

二、鉴别诊断

1. 痫病

痫病是一种发作性神志异常之病，常突然发病，神志不清，双目凝视，或肢体抽搐；重者猝然昏倒，口吐涎沫，两目上视，牙关紧闭，或口中做猪羊叫声，移时苏醒，醒后无异常，可反复发作片刻，反复发作，每次相似。抽搐则多在某些疾病的进程中出现，一般不会自行缓解，温热病之痉，可暂时缓解，多伴有高热、头痛，或与神昏并见。

2. 厥证

厥证以突然昏倒、不省人事、面色苍白、四肢厥冷为主症，甚者一厥不复，但多不伴见四肢抽搐、项背强直等症。

3. 中风

该病好发于40岁以上之人，以突然昏仆、不省人事，或不经昏仆而渐进加重，以半身不遂、口舌歪斜为主要临床症状，昏迷较深者多无苏醒；而抽搐仅为肢体抽动为主症，可资鉴别。

4. 颤

证颤证为慢性疾病，抽搐为多种急危重病的发展过程，颤证仅表现为手肢颤动，无抽动，更无二目天吊、角弓反张等，正如张石顽在《张氏医通·诸风门》中所言："振颤与瘛疭相类，瘛疭则手足牵引而或伸或曲，震颤则振动而不曲。"

总之，抽搐之症，有外感内伤之分，虚实之异，病因不同，其临床症候亦有差别。若见于急性热病的邪热内盛，热极生风的抽搐，常见四肢抽搐并伴有壮热、汗大出、渴欲冷饮、神志昏迷、脉洪数、舌质红、苔黄燥等症；若见于各种急性热病的后期，由于邪热久稽，气阴亏耗，虚风内动之抽搐，则多现手足蠕动，偶有抽搐，并伴有低热、心烦不宁、口干舌燥、精神疲乏、舌绛苔少、脉细数等症；若疫毒入脑或外伤感受风毒侵袭经脉之抽搐，则多现阵发的四肢大抽搐，颈项强直，甚至角弓反张，伴有神昏、喘促、头痛、苔腻、脉弦紧等症；若肝阳上亢，肝风内动之抽搐，则常并见剧烈头痛呕吐、神昏、偏瘫、面红气粗、舌红苔黄、脉弦有力等症。

【辨证要点】

内科急症之抽搐起病急骤，变化迅速，证候复杂，兹将其辨证要点，分为以下3项。

（一）辨虚实

抽搐一症，有虚有实。实者多见四肢阵阵抽搐，或持续之抽搐，常伴有壮热谵语神昏，甚至角弓反张，苔黄燥，脉弦数；虚者，其抽搐呈手足蠕动，热势不甚，神惫或朦胧，舌红少津少苔，脉虚细而数。温病高热，肝阳暴涨，风毒内袭之抽搐，多属实证；气阴亏耗，水不涵木之抽搐，多属虚证。

（二）审病机

邪热内炽，热极生风之抽搐，乃邪热内陷，灼伤营阴，引动肝风，风火相煽而为抽搐，病在心肝；若温病后期，或久病劳伤，或因大汗、亡血等，致使气阴亏耗，而致筋脉失养，则可发为虚风内动；肝阳暴张，上扰清窍，或风毒内袭，直犯经脉，也可引起筋脉拘急而抽搐。辨明不同病机，对指导正确的辨证治疗，十分重要。

（三）察兼证

对抽搐证候，若只辨抽搐，不察兼证，则难以判明其虚实和标本，因此，必细察其兼证，才有可能使辨证准确。邪热内炽，热极动风，必兼一派邪热之兼证；虚风内动，必有其气阴亏耗之兼证；肝阳上亢，肝风内动和风毒内袭经脉之抽搐之兼证已如上述，此乃辨证时应注重之事。

【急救处理】

一、处理原则

1. 标本同治

因抽搐多系其他疾病临床过程中出现的急候，属于标急之症，而导致抽搐发生之疾病，则为病之本。若只治标，不治本，则抽搐难除，如治邪热内盛，热极生风之抽搐，当以清热解毒为本、为急、为先，这样方能热解风自息。若只恃羚羊、钩藤、全蝎、蜈蚣等息风之品，则较难达到热退风定的目的。

2. 辨风、火、痰之兼杂

抽搐可由风起，热变，痰生，因此论治之前，辨明其由何而起，孰多孰少，或相兼何证，十分重要。热变者，必见热盛烦渴、内扰心营之兼证；痰生者，多有痰湿内盛之宿痰，或痰涎壅盛之兼证；风动而起者，病多突然而发，起于暴怒大恐之后，并见痰壅闭窍，及风邪内袭经脉之兼证。

二、急救治疗

1. 一般措施

保持安静，开通静脉通路，补液治疗，氧疗等。

2. 中成药

（1）琥珀惊风片（又名琥珀抱龙丸）：钩藤 90g，朱砂 33g，琥珀、川贝、天竺黄各 30g，防风、僵蚕、天麻、胆南星、白附子、全蝎各 15g，甘草 6g，麝香 1.5g，冰片 0.6g。上药共为片剂，每片合生药 0.4g，每次服 2 片，每日 1～2 次。适用于身热面赤、四肢抽搐、痰壅昏迷者。

（2）牛黄惊风片（又名牛黄抱龙丸）：胆南星 30g，天竺黄、僵蚕各 10g，茯苓、雄黄、牛黄各 1.5g，琥珀 7.5g，全蝎、朱砂各 4.5g，麝香 0.6g。上药共为片剂，每片含生药 0.5g，每次 2 片，每日 1～2 次。适用于身热昏睡、四肢抽搐、牙关紧闭、痰壅喘气者。

（3）牛黄镇惊丸：天麻、钩藤、全蝎、羌活、防风、胆南星、荆芥、细辛、半夏、白术、茯苓、人参、远志、石菖蒲、桔梗、川芎各 30g，甘草、沉香各 180g，天竺黄 90g。以上诸药共研细末，每 6300g 细末中加琥珀 360g，朱砂 145g，麝香、冰片、牛黄各 72.5g，雄黄 60g，作为蜜丸每丸 1.5g，每服 1 丸，每日 2 次。适用于急热抽搐、痰壅神昏、牙关紧闭者。

（4）化风丹：黄连、陈皮各600g，僵蚕、钩藤、沉香各300g，胆南星、枳实各1200g，黄芩2400g，大黄4800g。上药共为蜜丸，每丸1.5g，每服1粒，日服2次。适用于高热抽搐、痰涎壅盛者。

（5）解痉曲膏（外用方）：雄黄、蓖麻仁各1.5g，巴豆仁（不去油）15g，五灵脂9g，银朱4.5g，朱砂、麝香1g。上药混合为粉，以油烟脂调膏，成人每次3～5g，小儿可用1～3g，作为饼状贴于印堂、太阳、百会、囟门等穴位，每次6小时，共贴2～3次，对脑炎之抽搐有一定疗效。局部常可见到灼红、水泡、疼痛，应防溃破。

3．解痉中药注射剂

（1）清开灵注射液：每次30～40mL加等渗葡萄糖注射液100mL，静滴，每日1～2次；病情重者可加大用量到120mL。临床主要用于热毒内生的患者。

（2）醒脑静注射液：每次10～20mL加等渗葡萄糖注射液100mL静滴，每日1～2次。开窍之力尤强，临证要关注神识之变化。

（3）穿琥宁注射液：每次200～400mL加等渗葡萄糖注射液500mL静滴，每日1～2次。解热之力突出，但临证不可量大，一日量不超过800mL为佳。

4．针刺治疗

（1）体针主穴：人中、风池、合谷、十宣、阳陵泉、太冲。配穴：内关、曲泽、风池、后溪、颊车、丰隆、下关。

手法：每次针刺1～3穴，采用泻法强刺激3～5分钟，不留针，视病情轻重，轻者每日2～3次，重者每6小时针1次。口噤不开者，针刺颊车、下关、人中、地仓等穴，用泻法，不留针。

（2）耳针：取神门、脑干、肝、皮质下穴，采用泻法，中强刺激。留针30～60分钟。

5．外治法

（1）开关散：口噤不开，神昏抽搐者，可取药粉少许，喑鼻取嚏。或用乌梅肉频擦牙龈。

（2）鲜地龙50条，捣烂如泥，加食盐少许，涂敷前囟门，适用于婴儿抽搐。

三、辨证论治

［热盛动风］

主症：高热烦躁，汗出口渴，项背强急，手足瘛疭，甚者角弓反张，腹满燥屎内结。舌苔黄燥，甚者焦燥起芒刺，脉弦数有力。

治法：泄热存阴，息风止痉。

方药：增液承气汤加味。药用玄参、麦门冬、生地、大黄、芒硝、僵蚕、钩藤、羚羊角片等。方中玄参、麦门冬、生地滋阴清热，缓解筋膜燥涩，使热去津回；大黄荡涤积热；芒硝软坚润燥，助大黄泻热通便；僵蚕、钩藤、羚羊角凉血息风止痉。若烦躁甚者，加淡竹叶、栀子清心除烦；抽搐频发者，加地龙、全蝎息风活络。

静脉注射剂：清开灵注射液30～60mL，加等渗葡萄糖注射液250mL静脉点滴，每日1～2次。病情重者可加大用量到120mL。临床主要用于热毒内生的患者。

［阴虚动风］

主症：手足蠕动，甚者瘛疭，颧红低热，汗出口干，精神倦怠。舌干红少苔，脉细数无力。

治法：滋补肝肾，育阴息风。

方药：大定风珠。药用白芍、麦门冬、钩藤、阿胶珠、生地、生牡蛎、炙甘草、龟板、鳖甲、鸡子黄、五味子、麻仁。方中鸡子黄、阿胶滋养阴液以息风；生地、麦门冬、白芍滋阴柔肝；龟板、鳖甲、牡蛎滋阴潜阳；火麻仁养阴润燥，五味子收敛气阴，炙甘草益气和中。有痰者，酌加天竺黄、胆南星、川贝母以清化热痰；有低热者，酌加白薇、地骨皮以退虚热。

静脉注射剂：生脉注射液 60～100mL 加等渗液体 250mL，静脉点滴，每日 1 次；参麦注射液 60～100mL 加等渗液体 250mL，静脉点滴，每日 1 次；刺五加注射液 20mL 加等渗液体 250mL，静脉点滴，每日 1 次。

[肝阳上亢]

主症：头痛剧烈，神昏抽搐，面红气粗，恶心呕吐。舌红苔黄，脉弦有力。

治法：滋养肝肾，潜阳息风。

方药：镇肝息风汤。药用牛膝、代赭石、生牡蛎、白芍、生地、钩藤、青蒿、玄参、龟板、生龙骨、天门冬、川楝子。方中重用牛膝引血下行，折其阳亢，并能滋养肝肾；代赭石重镇降逆，并能平肝潜阳；生龙骨、生牡蛎潜阳降逆；龟板、玄参、钩藤、天门冬、白芍滋养阴血，柔肝息风；青蒿、川楝子、生麦芽清泄肝阳之有余，条达肝气之郁滞。若头痛较剧，面赤较甚者，酌加羚羊角片、夏枯草、菊花。脉弦、头昏痛甚者，加服罗布麻叶片，每次 2 片，每日 3 次；抽搐甚者，加全蝎、蜈蚣，研为细末，冲服。

[风毒内袭]

主症：头痛，项背强急，甚者角弓反张，可伴有恶寒发热。舌苔薄白或白腻，脉浮紧。

治法：祛风止痉，燥湿和营。

方药：玉真散。药用天南星、防风、天麻、白芷、羌活、白附子、全蝎、蜈蚣、白僵蚕等。方中白附子、天南星祛风痰，镇痉为主，羌活、防风、白芷、天麻协助主药疏散经络中风邪，导邪外出，全蝎、蜈蚣、白僵蚕息风止痉。如抽搐重者，可配合五虎追风散（蝉蜕、天南星、天麻、全蝎、僵蚕、朱砂）；若邪毒内结，有攻心之势，可用瓜石汤（瓜蒌仁、滑石、苍术、天南星、甘草、生姜、赤芍、陈皮、白芷、黄檗、黄芩、黄连）。

抽搐为病，急而重，临证之时可在辨证论治基础上，酌情加用具有息风止痉之品，现代研究有止痉作用之中药有桂枝、藁本、蝉蜕、升麻、钩藤、秦艽、牛黄、全蝎、蜈蚣、僵蚕、天麻等，以增加疗效。

抽搐是多种原因导致的风动于内的垂危证候，因此治疗抽搐，必须审证求因，标本同治，才能收到良好的效果。实证较多，且与风、火、痰三者夹杂并见，故治疗抽搐常用清热、平肝、涤痰、息风、解毒等法，参合并用。虚证之抽搐，多由气阴亏耗而致，故常选养阴、益气之剂。临证之时必须详审脉证，以免犯虚其虚、实其实之诫。

【转归与预后】

抽搐大多发病急，变化快，病因不同，预后大有区别，如破伤风反复抽搐，难于控制，年老体弱者，预后较差。温热之病所致抽搐，若治疗不当，热毒内陷，可转为神昏、厥脱、喘促等危急重症，危及生命。肝阳上亢抽搐者，合理治疗预后较好，若失治误治，可并发中风危症，预后极差。

抽搐见"口张目瞪,昏昧无知""手足瘈疭、汗出如油如珠""角弓反张、离席一掌",均为预后不良之征。

第五节　喘　促

【定义】

喘促系热毒内陷,久病气竭或外伤气脱等所致,以气息喘促,张口抬肩,昏厥痰壅,唇面青紫等为特征的临床危急重症。病变早期可见呼吸急促深快、呼吸困难、鼻翼翕动、张口抬肩、摇身撷肚、端坐难卧,进一步发展可见面青唇紫、汗多、心慌、烦躁不安、神情萎靡,昏昧、惊厥,以至喘脱而危及生命。由热毒内陷及外伤气脱而发者,发病急骤,病势凶险;由久病气竭而发者,证候复杂多变,较为难治。

【病因病机】

本篇所述急症之喘促,其发病急骤者,常因温病热毒,或痈疽之热毒内窜,逆传心包,阻遏于肺而发;亦可因突然外伤,或产褥之中,气血受损,血败冲心,上搏于肺而成;还可由于亡血亡阴之后,气阴亏竭欲脱而起。病发缓慢之喘促,常由痰、水、火邪之壅盛犯肺而生,常见有痰湿壅肺,火热搏结瘀阻于肺,水气凌心而遏于肺,或气阴两竭导致肺气欲绝。

1. 邪热壅肺

多由温病热盛内攻,阻遏于肺,肺气郁闭,气壅而出,发而为喘,呼吸多频急而促;邪热传入心营,扰乱神明,可见神昏谵语,烦躁不安。

2. 腑结肺痹

多由邪热传入阳明,与肠中燥屎相搏结,则腑气不通,浊气不得下泄而上迫于肺,肺气上逆而喘。

3. 外伤气脱

多为胸部撞击伤、挤压伤导致肺络瘀塞,肺气不畅,气逆而上,发为喘促。

4. 心肾阳虚

多由心阳及肾阳不足,气逆水泛而成;肾阳虚衰,不能化气行水,水饮凌心射肺,肺失宣降,发而为喘;心阳不足,无以行血,血滞为瘀,阻塞于肺,肺失治节,发而为喘,甚者咯粉红色泡沫痰。

5. 气阴两竭

各种危重病证,正气衰竭之时可出现本症。多因劳欲过度,精气内夺,或大病之后,久病失于调养,以致气阴耗竭,肺肾衰败,则气失所主,摄纳无权,气逆于上,肺之呼吸功能严重障碍,发为喘促。

总之,喘促为病,多属虚实兼夹之证,其虚主要在肺、在肾、在心;其实则多表现为瘀血、热毒、痰火、水湿壅滞于肺。其喘促之生,多由肺气闭塞或肺气虚衰,气道不利,阻遏于胸,升降出入失司而致。肺失治节,肺气失畅,必致心血运行失常,百脉为之瘀阻,见唇面青紫等血瘀之证。由于肺气之阻遏,血脉之瘀滞,或邪毒外袭,或混浊内生,或风阳内动,或瘀血上冲,蒙蔽清窍,心神耗散,阴阳逆乱,故可出现神昏、惊厥、痰壅等症。

【诊断与鉴别诊断】

一、诊断

（一）发病特点

喘促发病之前多有其他基础疾病，如严重的肺系、心系、肾系、肝系疾病；本病多发于其他疾病终末阶段。

（二）临床表现

喘促以气息喘促，张口抬肩，唇面青紫，痰壅咳逆，神昏厥逆等症为临床特征。临床主要表现有呼吸急促，呼吸困难，鼻翼翕动，张口抬肩，摇身撷肚，端坐难卧，甚则面青唇紫，汗多，心慌，烦躁不安，神情萎靡，昏昧，惊厥，甚至喘脱而危及生命。

二、鉴别诊断

1. 重症哮病

哮必兼喘，重症哮病可见明显的喘促，口唇、爪甲青紫，当加以鉴别。哮病多有宿根，反复发作，有季节性，发病时喉中有哮鸣音，胸部 X 线检查和血气分析有助于鉴别。

2. 气胸

创伤性气胸、自发性气胸或继发性气胸，均可突然呼吸急促，状如喘促，但多有病史提示，如胸部锐器伤，或慢性肺病史，经 X 线诊断及人工气胸测压，有助于鉴别。

3. 短气

短气的特点是呼吸急促而能接续，虽似喘而不抬肩，亦无痰声，以此为辨。

【辨证要点】

1. 辨邪正虚实

喘促一症，其病证虽以虚实夹杂为多见，但有偏实与偏虚的不同，临证时需辨别清楚。从病因病机而言，外邪致喘，热毒内攻，邪气壅盛者，偏于实证为主；由脏腑虚衰致喘者多属虚；阳气衰微，饮邪上逆而喘者，多为虚实兼夹。从症候表现看，实者呼吸深长有余，声高气粗，胸满，以呼出为快，脉数滑有力；虚者呼吸短促难续，或呼吸时停时续，声低气怯，以深吸气为快，脉微弱或浮大中空。

2. 分病性寒热

若素体阴精不足，阴虚内热者，感受温热邪毒，其证属热。然亦有外寒内热，或饮郁化热等寒热错杂之证，宜四诊合参，细心辨之。属寒者，其痰清稀，或痰白有沫，面色青灰，口不渴或渴喜热饮，静卧少言，舌质淡苔白滑，脉浮紧或弦迟；属热者，有痰黏稠，色黄或黄白相间，咳吐不利，面色赤，口渴引饮，烦躁不安，便秘，舌红苔黄腻或黄燥，脉滑数。

3. 识病情危急

喘促发病急，因热毒内攻，痰饮壅盛，宿疾逆变所致者，邪盛正衰，正气不支，病情进展快，每致昏迷、厥脱等变证。由脏腑虚衰，久病气竭所致，肺肾欲绝，为濒临死亡的征兆。因此，本病病死率高，病情发展迅速，宜采用中西医结合方法积极救治。

【急救处理】

一、处理原则

1. 定治则

由于喘促之发病及脉证，均与一般咳嗽、哮喘有别，因此必须根据其临床症候的不同，选用下列不同的治则。

（1）清热解毒：对邪热壅肺，腑结肺闭之喘促，治宜清热解毒，力挫其势，使其外泄，喘促方能趋平。

（2）祛痰平喘：肺气壅塞，常由痰致，治宜祛痰平喘，因祛痰既可平喘，又能通降肺气。

（3）逐瘀固脱：外伤气脱之喘促，乃系瘀血内滞，闭阻肺气而发，治宜逐瘀固脱，喘促方可得缓。

（4）温阳行水：对心肾阳虚，水泛于肺之喘促，治宜温阳行水，水去则喘促可平。

（5）补益肺肾：对气阴两竭之喘促，治宜补益肺肾，方能定喘防脱。

2. 明标本

喘促一症，不论起病之缓急，证之属虚属实，以及外感或内伤，其喘促均为标急之候。故治喘促，既可先治其标，以缓其急；亦可先治其本，去其致喘之因而缓其急。孰先孰后，当视临床具体病情而定。

二、急救治疗

1. 一般处理

保持呼吸道通畅，吸氧，相关平喘治疗（如氨茶碱静脉滴注）等可参照西医学有关措施进行。

2. 针灸

（1）常用针刺穴位：人中、内关、十宣、涌泉、会阴、足三里、肺俞、合谷等，每次选用1~3个穴位，手法用强刺激泻法，留针半小时或不留针。

（2）艾灸法：出现阴阳离绝之脱证，可用艾灸百会、涌泉、足三里、肺俞。

（3）电针疗法：选用素髎、天突、内关。

3. 喘促针剂

（1）参麦注射液或生脉注射液：每次60~100mL加入250mL0.9%氯化钠注射液静脉滴注，每日1次，适用于各种危急重的喘促。

（2）丹参注射液：每次20mL，加入10%葡萄糖注射液100~150mL静滴，每日1~2次，适用于瘀血喘促之证。

（3）蟾力苏注射液：每次1mL，溶于等渗葡萄糖注射液20~40mL，缓慢注射，每日1~2次，适用于喘促欲脱之证。

（4）醒脑静注射液：每次2~4mL，每日2次，肌内注射；或20mL，加入250mL0.9%氯化钠注射液静脉滴注，每日1次，适用于肺性脑病，热盛神昏患者。

（5）清开灵注射液：成人每次2~4mL，儿童每次1~2mL，每日2次，肌内注射；或静脉滴注，适用于邪热壅肺证。

（6）参附注射液：每次20~100mL，用5%~10%葡萄糖注射液250~500mL稀释后静脉滴注，适用于阳气虚衰之喘促。

（7）灯盏细辛注射液：20mg，用5%葡萄糖注射液250mL稀释后静脉滴注，每日1次，对肺心病急性加重期患者具有降低血液黏滞度，纠正心力衰竭和呼吸衰竭的作用。

4. 中成药

（1）六神丸：每次 10 粒，每日 3～4 次，重症每小时 1 次；适用于喘促欲脱之证。

（2）蟾酥粉：每次 10mg，每日 3～6 次，适用于喘促欲脱之证。

（3）黑锡丹合生脉合剂：黑锡丹（丸剂）6～9g，每日 3～4 次；生脉合剂（浓煎之合剂）每次 20～30mL，每日 3～4 次。适用于上盛下虚之喘促。

（4）独参汤：为人参之浓煎剂，酌量频服（红参粉亦可）。适用于喘促欲脱之证。

三、辨证论治

[邪热壅肺]

主症：喘促气急，鼻翼翕动，高热汗出，口渴烦躁或伴有咳嗽，咯黄稠痰。舌质红，苔黄腻而干，或苔黄而少津，脉数或洪数。

治法：清热解毒，化痰降逆。

方药：清热泻肺汤加减。方中金银花、滑石、连翘、石膏、大青叶清解肺热，杏仁、苏子、郁金降逆平喘，葶苈子、芦根、瓜蒌、贝母清泻痰热。

对邪热壅肺，热邪较盛者，可静脉滴注清开灵注射液。对肺性脑病，热盛神昏患者，可服用安宫牛黄丸、至宝丹、紫雪丹以开窍醒神；亦可用醒脑静注射液静脉滴注。

[腑结肺闭]

主症：暴喘气促，气高息短，潮热，手足汗出，大便燥结难行，腹满胀硬，甚至烦躁谵语。舌苔焦黄起芒刺或焦黑燥裂，脉沉实有力。

治法：通腑祛结，泄热救肺。

方药：泄热救肺汤加减。方中大黄、芒硝、枳实、厚朴通腑泄热，葶苈子、瓜蒌泻肺化痰，杏仁、知母、石膏、连翘、金银花清解肺热。

对腑结肺闭，进食困难者，可用大黄 15～20g，或大承气汤水煎 200mL，保留灌肠。对热盛神昏者，可服安宫牛黄丸、至宝丹、紫雪丹；或静脉滴注清开灵注射液、醒脑静注射液。

[外伤气脱]

主症：外伤后突发喘促，张口抬肩，口唇青紫或吐暗红色泡沫，伴胸闷胸痛。舌质紫暗，脉细涩。

治法：通腑逐瘀，益气救肺。

方药：桃仁承气汤合生脉散加减。桃仁承气汤破血下瘀，驱除瘀血。生脉散益气生津。两方合用共奏通腑逐瘀，益气救肺而平喘之效。

对瘀血阻滞者，可用丹参注射液、红花注射液等活血化瘀中药针剂滴注。喘促欲脱者，可服六神丸、蟾酥粉、独参汤。

[心肾阳虚]

主症：突发喘促，全身发绀，烦躁不安，惊厥抽搐，冷汗淋漓，淡漠不语，嗜睡，昏迷直至死亡。舌质青紫挛缩，脉微细数或欲绝。

治法：温通心肾，行气泻肺。

方药：附桂行水汤加减。药用人参、黄芪益气固本，附子、桂枝温通心肾，川芎、鸡血藤活血行气，白茅根、茯苓、猪苓、泽泻、葶苈子、桑白皮泻肺利水。

急用静脉滴注参附注射液以回阳救逆。

[气阴两竭]

主症：喘促日久，呼多吸少，动则喘息更甚，形瘦神惫，气不得续，汗出，肢冷面青。舌淡，脉沉细。

治法：益气救阴，定喘防脱。

方药：生脉散加减。药用人参、麦门冬、五味子益气生津，龙骨、牡蛎、磁石重镇平喘。

急用静脉滴注参麦注射液或生脉注射液。

四、其他治法

(1) 宣肺祛瘀汤（治急性呼吸窘迫综合征有瘀象方）：杏仁、桂枝、葶苈子、赤芍、桑白皮、丹参、当归、郁金等。

(2) 加味承气汤（治腑实急性呼吸窘迫综合征方）：大黄、芒硝、厚朴、枳实、甘草、白芍、黄芩、葶苈子、桑白皮等。若邪闭心包，用安宫牛黄丸加大黄末；阳明热甚加服白虎汤。

(3) 重剂银翘白虎汤（治暑温呼吸衰竭方）：金银花、连翘、知母、石膏、甘草、犀角、钩藤、生地、葶苈、桑皮、石菖蒲、黄芩、郁金等。

(4) 涤痰开窍汤（治肺性疾病呼吸衰竭方）：胆南星、半夏、茯苓、陈皮、枳实、竹茹、石菖蒲、郁金、丹参、赤芍、金银花、连翘、黄芩等。

(5) 温阳利水活血方（治慢性肺心病喘促方）：附子、桂枝、茯苓、白术、猪苓、扁豆、山药、大腹皮、生姜皮、丹参、赤芍等。

(6) 复方五加皮汤（治慢性充血性心衰之喘促方）：北五加皮、党参、太子参、茯苓、泽泻、车前子、猪苓等。纳呆恶心，加白术、莱菔子、陈皮、山楂；胸胁胀满加瓜蒌、薤白、郁金；有瘀血见证者，加赤芍、桃仁、红花、丹参。

【转归与预后】

喘促的症候之间存在着一定的联系，表现在病情的虚实寒热转化。实喘可转为虚喘，虚喘可因感邪而呈虚实夹杂之候；饮邪上犯，可因水气不化，更损心阳，引起心肾阳衰，元阳欲脱证。

喘促一证，病情险恶，病死率极高，本症的预后，往往与引起喘促的原发病及其病情轻重有关。一般来说，既往身体较为健康，无心肺慢性疾病，病程短者，若得到及时有效的治疗，气急渐而转平，大多数可获痊愈。若慢性宿疾急性加重，脏腑功能虚衰，或久病气竭的基础上，发生喘促，如不能尽快控制病势，可因邪气壅盛，正气不支，出现气不接续，手足逆冷，头汗如珠如油，面赤烦躁，脉微欲绝，或脉浮大无根者，为阴阳离决之候，预后不良。

第四章 外感病证

第一节 感　冒

【定义】

感冒是感受触冒风邪或时行病毒，引起肺卫功能失调，出现鼻塞，流涕，喷嚏，头痛，恶寒，发热，全身不适等主要临床表现的一种外感疾病。感冒又有伤风、冒风、伤寒、冒寒、重伤风等名称。早在《内经》已经认识到感冒主要是外感风邪所致。《素问·骨空论》说："风从外入，令人振寒，汗出，头痛，身重，恶寒。"汉代张仲景《伤寒论》已经论述了寒邪所致感冒的证治，所列桂枝汤、麻黄汤为感冒风寒轻重两类证候的治疗作了示范。隋《诸病源候论·风热候》指出："风热之气，先从皮毛入于肺也。……其状使人恶风寒战，目欲脱，涕唾出，……有青黄脓涕"，已经认识到风热病邪可引起感冒并较准确地描述其临床症候。《诸病源候论》所指的"时气病"之类，应包含有"时行感冒"。至于感冒之病名，则首见于北宋《仁斋直指方，诸风》篇，兹后历代医家沿用此名，并将感冒与伤风互称。元《丹溪心法，伤风》明确指出本病病位在肺，治疗"宜辛温或辛凉之剂散之"。明《万病回春·伤寒附伤风》说："四时感冒风寒者宜解表也"。清代不少医家已认识到本病与感受时行病毒有关，《类证治裁·伤风》就有"时行感冒"之名。《证治汇补·伤风》等对虚人感冒有了进一步认识，提出扶正祛邪的治疗原则。感冒有普通感冒与时行感冒之分，中医感冒与西医学感冒基本相同，普通感冒相当于西医学的普通感冒、上呼吸道感染，时行感冒相当于西医学的流行性感冒，故西医感冒可参考本节辨证论治。

【病因病机】

感冒是由于风邪乘人体御邪能力不足之时，侵袭肺卫皮毛所致。

一、病因

风邪是引起感冒的最重要的病因。当气候突然变化，寒暖失常之时，风邪病毒最易侵袭人体。风邪虽为六淫之首，但在不同季节，往往夹四时不正之气而入侵。春季之温，夏季之暑，秋季之燥，冬季之寒和梅雨时期之湿，固然是自然界正常的气候。但在四时之中，又有气候失常的情况。如春应温而反寒，夏应热而反冷，秋应凉而反热，冬应寒而反温，即所谓"非其时而有其气"，均能侵入人体而致感冒。由此可见，引起感冒的原因，虽然以风邪为主，但并非全由风邪所致，而常有所兼夹。就临床所见，以风寒、风热2种证候最为多见。此外，时令之暑、湿、燥邪亦能杂感而为病，故又有夹暑、夹湿、夹燥等不同的兼证。

若非时之气夹时行疫毒伤人，发为时行感冒，则病情重而多变，往往相互传染，造成广泛流行，且不限于季节性。正如《诸病源候论·时气令不相染易候》说："夫时气病者，此皆因岁时不和，温凉失节，人感乖戾之气而生，病者多相染易。"

二、病机

外邪侵袭人体是否发病，关键在于人体御邪能力的强弱，同时与感邪的轻重有关。《灵枢·百病始生》曰："风雨寒热不得虚，邪不能独伤人。"如果正气不足，御邪能力减退，或将息失宜，过度疲劳之后，腠理疏懈，卫气不固，则极易为外邪所客，内外相互为因而发病。故《证治汇补·伤风》说："有平昔元气虚弱，表疏腠松，略有不慎，即显风症者。此表里两因之虚症也。"又肺有痰热，亦易发为本病。正如《证治汇补·伤风》所说："肺家素有痰热，复受风邪束缚，内火不得疏泄，谓之寒喧。此表里两因之实证也。"这些论述，足以说明感冒除风邪侵袭之外，还与体虚和不同素质有关。由于体质之不同，可引起对感受外邪之差异。如素体阳虚，则易感受风寒；阴虚者易感受风热、燥热；痰湿偏盛者，则易感受外湿等。

风邪入侵的途径为肺系卫表，其病变部位也常局限于肺卫。故《杂病源流犀烛·感冒源流》指出："风邪袭人，不论何处感受，必内归于肺。"肺主呼吸，气道为出入升降的通路，喉为其系，开窍于鼻，外合皮毛，职司卫外，性属娇脏，不耐邪侵。若卫阳被遏，营卫失和，邪正相争，可出现恶寒、发热等表卫之证。外邪犯肺，则气道受阻，肺气失于宣肃，则见咳嗽、鼻塞等肺系之证。而时行感冒，因其感受时邪较重，故全身症状比较明显。另外，体质较强者，一般仅侵袭于肺卫，多以表证为主，图治较易，收效较快；若年老体弱者，抗邪能力较差，外邪也可由表入里，则症状加重，甚则变生他病。

感冒的主要病机分述如下。

1. 风寒束表

风寒外束，卫阳被郁，腠理闭塞，肺气不宣。

2. 风热犯表

风热犯表，热郁肌腠，卫表失和，肺失清肃。

3. 表寒里热

风寒外束，表寒未解，入里化热，卫表失和，肺失宣降。

4. 体虚感邪

体虚之人，卫外不固，感受外邪，常缠绵难愈，或反复不已。其病机为肺卫不和，正气不足。阳气虚者，感邪多从寒化，且易感受风寒之邪；阴血虚者，感邪多从热化、燥化，且易感受燥热之邪。

由于四时六气之不同，人体体质之差异，在临床上有风寒、风热不同证候，在病程中还可见寒与热的转化或错杂。感受时行病毒者，病邪从表入里，传变迅速，病情急且重。

综上所述，可知感冒的病因以感受风邪为主，在不同季节可有夹寒、夹热等变化，常与人体正气强弱有密切关系。其病位主要在于肺卫，一般以实证居多，如虚体感邪，则为本虚标实之证。

【诊断与鉴别诊断】

一、诊断

（一）发病特点

普通感冒四季皆可发生，冬、春两季气候多变则更为常见，常呈散发性。时行感冒发病不限季节，可有广泛的传染流行。素体亏虚者、老年人、小儿更易罹患本病。

（二）临床表现

普通感冒具备典型的肺卫症状，即恶寒、发热、头痛、肢体酸痛等表卫症状，以及喉痒咳嗽、鼻塞、喷嚏、流涕等肺系症状。时行感冒多突然起病，出现恶寒、发热、周身酸痛，疲乏无力，且可以发生传变，入里化热，合并他病。

二、鉴别诊断

1. 鼻渊

鼻渊与感冒，均可见鼻塞流涕，或伴头痛等症。但鼻渊多流浊涕腥臭，感冒一般多流清涕，并无腥味；鼻渊一般无恶寒发热，感冒多见外感表证；鼻渊病程漫长，反复发作，不易断根，感冒一般病程短暂，治疗后症状可较快消失。

2. 风温

风温初起症状，颇与感冒相似，但风温病势急骤，寒战高热，热势甚壮，汗出后亦不易迅速退清，咳嗽胸痛，头痛较剧，甚至出现神志昏迷、惊厥、谵妄等症，如治疗不当，可产生严重后果。而感冒一般发热不高，病势轻，不传变，病程短，预后良好。

【辨证论治】

一、辨证

感冒的病位常局限于肺卫，极少传变，多属实证，一般病程为3～7日，如时行感冒，则多呈流行性，同一地区可同时有许多人发病，症状较重。如感冒反复发作，肺气不足，可出现气短、形寒、出汗等症；体质素虚，复感外邪，多为本虚标实之证。

（一）辨证要点

1. 辨风寒风热

寒热性质不同，治法迥异，所以首先要辨清偏于风寒还是偏于风热。一般说，风寒感冒以恶寒重，发热轻，头痛身疼，鼻塞流清涕为特征；风热感冒以发热重，恶寒轻，头痛，口渴，鼻塞流涕黄稠，咽痛或红肿为特征。其中咽部肿痛与否常为风寒、风热辨证主要依据。亦有初起属风寒感冒，数日后出现咽喉疼痛，流涕由清稀转为黄稠，此为寒邪郁而化热，可参照风热论治。

2. 辨不同兼夹

感冒多见兼夹之证，必须详细辨认。夹湿者多见于梅雨季节，以身热不扬，头胀如裹，骨节疼重，胸闷，口淡或甜等为特征；夹暑者多见于炎夏，以身热有汗，心烦口渴，小便短赤，舌苔黄腻等为特征；夹燥者多见于秋季，以身热头痛，鼻燥咽干，咳嗽无痰或少痰，口渴，舌红等为特征；夹食者多见于进食过多之后，以身热，胸脘胀闷，纳呆，泛恶，泄泻，苔腻等为特征。在临床上辨清不同兼夹之证，在解表宣肺的基础上，分别配合化湿、祛暑、清燥、消滞等治法，才能提高疗效。

3. 辨偏虚偏实

前已述及，感冒一般多属实证，但也不尽然。在辨证中，首先须辨表虚、表实。一般来说，发热、汗出、恶风者属表虚；发热、无汗、恶寒、身痛者属表实。表虚者宜疏风以解表，不宜过用辛散；表实者宜发汗以解表，汗出则身热自退。如虚体感邪，往往反复感冒，当以扶正祛邪为主，除根据感邪之不同而施用不同的解表法外，必须时时顾护正气，随证调补之。

（二）症候

实证

［风寒感冒］

症状：鼻塞声重或鼻痒喷嚏，流涕清稀，喉痒，咳嗽，痰多稀薄，甚则发热恶寒，无汗，头痛，肢体酸痛，舌苔薄白，发热时脉浮数，如恶寒甚则脉见浮紧。如夹湿则身热不扬，头胀如裹，肢体酸痛而重；或见外有风寒表证，内有胸闷，泛恶，纳呆，口淡，苔腻等里证；或见外有风寒表证，内有脘闷，纳呆，苔腻等里证。

病机分析：肺主呼吸，开窍于鼻，气道为呼吸出入的通路，由于外邪袭肺，窍道不利，故出现鼻塞声重、喷嚏、流清涕、喉痒咳嗽等症状；肺与皮毛相合，风寒客于皮毛，寒为阴邪，其气凝闭，卫外之阳被遏，营卫失和，故见发热无汗，头痛骨楚等症。苔白脉浮，乃邪客于表，脉紧为寒盛之象，发热时邪正相争可见浮数之脉。如风寒夹湿邪客于皮毛，湿性黏腻重着，则恶寒而身热不扬，头胀如裹，肢体酸疼而重；如脾胃有湿，复感风寒之邪，内外合邪，可见风寒表证外，又兼有湿困中焦之象；如饮食不节，食滞中焦，复感风寒之邪，可见风寒表证外，又兼胸闷、泛恶、纳呆、苔腻等中焦枢机不利之象。

［风热感冒］

症状：发热，微恶风寒，或有汗出，头痛，鼻塞涕浊，咳痰黄稠，口干欲饮，咽喉焮红疼痛，苔薄黄，脉滑数。如夹暑则见身热汗出不解，心烦口渴，尿赤，苔黄腻。

病机分析：风为阳邪，阳从热化，风热邪气郁于肌表，腠理不密，故见发热恶风，有汗不解；风热上受，肺失清肃，则头痛、鼻塞、涕浊、咳痰黄稠；风热熏蒸于清道，窍道不利，则咽痛渴饮；苔薄黄，脉浮数，均系风热客于皮毛之象。夏令感冒，夹当令之暑邪为患，如暑热熏蒸，则身热甚壮，有汗而热势不解，心烦口渴，小便短赤，苔黄腻，脉濡数；如暑湿偏重，可见头胀如蒙，胸闷，泛恶，纳呆，口淡而黏。

［表寒里热］

症状：发热恶寒，无汗，头痛，肢体酸痛，鼻塞声重，咽喉疼痛，咳嗽，痰黏稠或黄白相间。舌边尖红、苔薄白或薄黄，脉浮数。

病机分析：素体热盛，或肺有痰火，复感风寒之邪，则热蕴于里，寒客于表，形成表寒里热，即所谓"寒包火"之证，故既见发热恶寒，无汗，头痛，骨楚之风寒表证，又见咽痛，痰稠，舌红，苔黄等里热之证。

虚证

［气虚感冒］

症状：恶寒发热，或热势不盛，但觉时时形寒、自汗，头痛，鼻塞，咳嗽，痰白，语声低怯，气短，倦怠。苔白，脉浮无力。

病机分析：素体气虚，往往最易感邪。因气虚则表卫不固，腠理疏松，稍遇气候变化，辄感风寒之邪，所以时时形寒者，乃气虚感邪常见之特征。一般气虚之体，感受风寒之邪偏多，故见恶寒发热，头痛鼻塞，苔白等风寒表证。语音低怯，气短，倦怠，均为肺气亏虚之象。

［阳虚感冒］

症状：阵阵恶寒，甚则蜷缩寒战，或稍兼发热，无汗或自汗，汗出则恶寒更甚，头痛，骨节酸冷疼痛，面色㿠白，语言低微，四肢不温。舌质淡胖，苔白，脉沉细无力。

病机分析：阳气不足之人，最易感受风寒邪气，以老年人较为常见。一般恶寒重，发热轻，如患者阳虚汗出较多，阳气耗散，则恶寒更甚，此乃阳虚感冒之特征。其所以脉不浮而反沉细者，因阳气虚惫，不能温煦血脉，以致鼓动无力。

[血虚感冒]

症状：头痛，身热，微寒，无汗或汗少，面色不华，唇淡，指甲苍白，心悸，头晕。舌淡、苔白，脉细，或浮而无力，或脉结代。

病机分析：素体血虚，或失血之后，或产后血亏，除见普通表证外，并见血虚之证。由于血虚，汗源不足，一般无汗或汗少。血虚感冒，数日不愈，往往心悸，眩晕更甚，甚至出现脉象结代，此乃虚体感邪，耗伤阴血所致。

[阴虚感冒]

症状：发热，微恶风寒，无汗或微汗，或寐中盗汗，头痛，心烦，口干咽燥，手足心热，干咳少痰，或痰中带血丝。舌质红，脉细数。

病机分析：阴虚之体，肺有燥热，感邪之后，常见偏于风热之证，在感冒时其阴虚之象更为明显。此乃发热出汗，易伤阴液之故。如肺阴素虚，肺气失于清肃，咳嗽伤络，可见痰中带血。

虚证感冒，虽以气虚、阳虚、血虚、阴虚进行分类，但临床上还可见气阴两亏、气血不足、阴阳两虚等，只要细审症状，自能辨认不误。

二、治疗

（一）治疗原则

感冒的病位在肺系卫表，治疗上应因势利导，从表而解，故解表是治疗感冒的总原则。不过，在具体应用时，要正确掌握辛温与辛凉，宣肺与肃肺，以及祛邪与扶正等关系。

（二）治法方药

实证

[风寒感冒]

治法：辛温解表，宣肺散寒。

方药：常用葱豉汤、荆防败毒散。前者辛温通阳散寒，可用于轻症；后者乃辛温发汗之剂，其中荆芥、防风、羌活、独活等为驱散风寒之要药，对恶寒无汗、肢体疼痛者，用之最宜，配以前胡、桔梗等旨在宣肺止咳，如鼻塞重者，可加苍耳子。

如受凉冒雨，风寒夹湿邪入侵，而见头胀如裹，肢体酸重，可改用羌活胜湿汤，以散风祛湿。综观全方，以风药为主，使汗出而风湿之邪俱去；盖取风能胜湿之义也。如素体脾运不健，内湿偏胜，复感风寒之邪，可用荆防败毒散加苍术、厚术、半夏、陈皮以运脾燥湿。如饮食不节，食滞中焦，复感风寒之邪，可用荆防败毒散加莱菔子、焦山楂、神曲消食导滞。

[风热感冒]

治法：辛凉解表，祛风清热。

方药：常用银翘散、桑菊饮。两方均为辛凉之剂，前者用金银花、连翘、薄荷之辛凉，配荆芥之辛温，退热作用较强，佐以牛蒡子、桔梗、甘草清肺利咽，对风热感冒咽喉疼痛者，尤为适宜。后者作用较弱，可用于风热感冒之轻症。

如夏令感冒，兼受暑邪，每多夹湿夹热。如属暑热熏蒸，除出现风热本证外，兼见身热，有汗不解，心烦，口渴欲饮，小便短赤，苔黄腻，脉濡数。可以新加香薷饮，配用藿香、佩兰、薏苡仁、六一散，以解表清暑退热，使暑热从汗外泄，湿从小便下行。

[表寒里热]

治法：疏风宣肺，散寒清热。

方药：麻杏石甘汤加羌活、鱼腥草。麻黄配羌活解表散寒，杏仁、石膏、甘草配鱼腥草以宣肺清热。

如外寒较甚，恶寒骨节疼痛，加苏叶、桂枝以祛风散寒；如里热较甚，咽喉焮红疼痛，可加板蓝根、黄芩以清热解毒；如大便秘结，身热不退，苔腻，脉滑实而数，乃表里俱实之证，可改用防风通圣散，以表里双解。

虚证

[气虚感冒]

治法：益气解表，调和营卫。

方药：常用参苏饮、黄芪桂枝五物汤。前者用人参、茯苓等益气扶正，苏叶、葛根等疏风祛邪，前胡、桔梗、半夏宣肺化痰，适用于气虚感冒而见气短、神疲、恶寒咳嗽之症者。后者用黄芪为君，以益气固表；桂枝、芍药、生姜、大枣，以调和营卫，适用于气虚感冒而见恶风、肢体酸楚之症者。如气虚而见自汗、形寒，易感风邪者，可常服玉屏风散以益气固表，增强卫外功能，以防感冒复发。

[阳虚感冒]

治法：温阳解表。

方药：用桂枝加附子汤。阳虚之体，感受风寒，宜温里散寒以托邪外出。本方用附子助阳以驱寒，桂枝汤通阳以祛风，使阳气充沛，腠理温煦，则风寒之邪，自能从外而解。如大便溏泻，腹中隐痛，加炮姜、肉桂温运中阳以止泻。

[血虚感冒]

治法：养血解表。

方药：可用葱白七味饮加减。本方所以用葱白为君，不仅因本品有辛温解表作用，且取其具有温通血脉之力，对血虚感冒，尤为适宜。方中用葱白、豆豉、葛根、生姜解表的同时，又配合地黄、麦门冬以滋阴养血。如恶寒重，可加黄芪、防风、荆芥；如热重，可加金银花、连翘。如血虚感邪，血液运行不畅，脉络痹阻，而见脉象结代者，可加桂枝、红花、丹参以通阳活血宣痹。

[阴虚感冒]

治法：滋阴解表。

方药：可用加减葳蕤汤化裁。本方以玉竹为主，取其滋阴生津之功，以奏资助汗源之效；葱白、豆豉、桔梗、薄荷、白薇等以解表宣肺退热，发汗而不峻；甘草、大枣甘润和中而不腻。如心烦口渴较甚，可加黄连、竹叶、天花粉以清热生津除烦；如咳嗽咽干，咳痰不爽，可加牛蒡子、射干、瓜蒌皮以利咽化痰；如咳嗽胸痛，痰中带血，可加鲜茅根、生蒲黄、藕节以清肺凉血化瘀。

除上述外，治疗感冒，尚须注意以下几个要点。

（1）正确处理祛邪与扶正的关系：治疗虚证感冒，一般不宜重用发汗解表之剂。因气虚者表卫不固，本有自汗形寒情况，如疏散太过，汗出更多，会使营卫俱虚。阳虚者也有汗出畏寒情况，如用大剂辛散之品，则汗愈出，阳愈虚而寒愈甚。血虚者常见无汗或汗少，盖心主血，汗为心之液，血虚之人，汗源不足，如发汗太多，则津血益耗。阴虚者常有午后潮热，寐中盗汗，如妄用辛散之剂，汗出愈多而阴液愈虚，亢热愈甚。故治疗虚证感冒，必须妥善处理好祛邪与扶正的关系，掌握扶正而不碍邪，祛邪而不伤正的要领。

（2）灵活掌握辛温与辛凉，宣肺与肃肺的治疗法则：风热宜辛凉，风寒宜辛温，咳嗽初起宜宣肺，咳嗽日久宜肃肺，这是一般的处理原则，在临证中还须随证灵活应用。例如风寒感冒化热而寒邪未尽者，可在辛凉解表的同时，略佐辛温透邪之品。又如宣肺和肃肺之法，也有不可截然划分者，古方射干麻黄汤，既用麻黄辛温宣肺，又用款冬花肃肺下气，而此方治疗感受风寒，咳喘气急，喉中有痰鸣声之症甚效，取开阖并用之意；止嗽散中荆芥、桔梗与白前、百部同用，其义亦同。临床实践证明，温凉同用，宣肃相配，确能起到退热迅速，止咳效果提高，达到缩短疗程的目的。

（3）仔细辨清一般感冒与时行感冒的不同特点：一般感冒全年可发病，以冬、春季为多见，但传染性不强；时行感冒传染性强，可出现广泛流行。一般感冒症状较轻，时行感冒病情较重，首发症状常见恶寒、发热，体温在39～40℃，周身酸痛，疲乏无力。初起，全身症状重而肺系证候并不突出，1～3日后出现明显的鼻塞、流涕、喷嚏、咳嗽、咽痛等，甚至可出现高热、谵妄等症。时行感冒亦有风寒、风热之分，但就临床所见，以风热为多，其治疗原则虽然基本与一般感冒相同，但常需重用清热解毒之品，如板蓝根、大青叶、蚤休、野菊花等。

（三）其他治法

1. 单方验方

（1）连须葱白与根2根，生姜5片，陈皮6g，加红糖30g。

（2）羌活、防风、紫苏、苍耳子各10g，生姜2片。

以上2方，每日1剂，水煎热服，均治风寒感冒。

（3）薄荷3g，鲜芦根80g，鼠曲草15g，板蓝根30g。

（4）大青叶80g，鸭跖草15克，桔梗、生甘草各6g。

（5）野菊花、四季青、淡竹叶各10g，鱼腥草80g。

以上3方，每日1剂，水煎服，均治风热感冒。

2. 中成药

（1）午时茶（陈皮、柴胡、茅术、山楂、羌活、枳实、甘草、厚朴、桔梗、藿香、六神曲、防风、白芷、前胡、川芎、连翘、干姜、紫苏、红茶），每次水煎1袋，日服2～3次，热服。

（2）川芎茶调散（薄荷、荆芥、川芎、羌活、防风、白芷、甘草、细辛），每次水煎1袋，日服2次，热服。

以上2方均适用于风寒感冒之轻症。

（3）感冒退热冲剂（大青叶、板蓝根、草河车、连翘），开水冲饮，每次1～2袋，日服

2～3 次。

（4）银翘解毒片（金银花、连翘、荆芥、淡豆豉、板蓝根、桔梗、淡竹叶、甘草、薄荷脑），每次口服 4 片，日服 2～3 次。

以上 2 方均适用于风热感冒。

3. 预防方

（1）三白汤：白萝卜 500g，白菜根 300g，连须葱白 100g。水煎服，可供 5 人一日量。

（2）贯众汤：贯众 100g。水煎服，可供 8～10 人一日量。

（3）大蒜：用生大蒜 1 颗佐餐，分 2～3 次生食；或采用 10％大蒜汁（内加 3％普鲁卡因）每日滴鼻 3 次，每次 6 滴左右。

【转归及预后】

风寒感冒，寒邪不解，可以化热，而见口干欲饮，痰转黄稠，咽痛等症状。反复感冒，引起正气耗散，由实转虚，或在素体亏虚的基础上，反复感邪，以致正气愈亏，而风邪易侵，均可导致本虚标实之证。至于时行感冒，高热鸱张，邪势弥漫，亦可能转化为风温，甚至出现谵妄神昏之证等，在临床时不能认为感冒是小恙，而加以忽视。

感冒一般预后良好。如因感冒诱发其他宿疾而使病情恶化者，其预后又当别论。

第二节　风　　温

【定义】

风温是由风热病邪引起的一种以肺系病变为中心的外感热病。本病初起以发热、恶风、咳嗽、口微渴等肺卫症状为主要表现，具有起病急骤、传变迅速的临床特点。风温是以病因命名的疾病，本病四季皆可发生，因其发病"春月与冬季居多"（《外感温病篇》），故当代有学者有将按发病季节命名的春温、冬温亦视为风温范畴，与传统将"春温"视作伏气温病，而风温为新感温病在病因学认识上有所差异。

【病因病机】

风温病的病因是风热病邪，与正气不足，调摄不当亦有关系。其病机特点是邪气由表入里，首犯肺卫，按卫气营血传变，传变迅速，易化燥伤阴。病位以肺为主，常可累及三焦。病理因素为火热病邪，病机性质初中期属热属实，因两热相搏，可耗气伤阴，后期病亦有属虚或虚实相兼者。

一、病因

1. 外感风热

风热病邪是为风温的主要致病因素，外感风热病邪其途有三：一为风夹温邪，由于春季风气当令，阳气升发，气候渐暖，故风邪易与温热之气相合而为风温病邪，正如《温病条辨·上焦》说："风温者，初春阳气始开，厥阴行令，风夹温也。"二为风从"热化"，《素问·四气调神论篇》说："春三月，此为发陈。"万物欣欣向荣，气候转暖，阳动为风，风从"热化"而发为风温。叶天士在《温热论·三时伏气外感篇》所说："风温者，春月受风，其气已温。"即为"热化"说的代表理论。三为非时之暖风，冬季虽属寒气当令，但如气候反常，应寒反暖，或"冬初气暖多风"，亦可导致风从热化，形成风热病邪，故冬季亦有因感受非时之暖而发生风温的，因其发于冬季，故亦称冬温。所以陈平伯说："风温为病，春月与冬季居多。"（《外感温病篇》）

2. 卫外不固

《灵枢·百病始生》说："风雨寒热，不得虚，邪不能独伤人。卒然逢疾风暴雨而不病者，盖无虚，故邪不能独伤人。此必因虚邪之风，与其身形，两虚相得，乃客其形。"可见风热之邪能否侵袭人体，或侵袭人体后是否发病，则取决于机体抗御病邪的能力即正气的强弱。

3. 调摄不慎

生活起居不当，过分疲劳，贪凉受冷，均可损伤机体正气，影响卫气的卫外防御功能而导致外邪的侵袭发病。风温病的发生，所以常在过分劳倦或突然着凉受冷的条件下而诱发，就是由于肺卫卫外功能下降，不能抗御外邪的缘故。

二、病机

1. 首犯肺卫

肺居上焦，上通于鼻，外合皮毛，主一身之表；而风为阳邪，其性轻扬，具有升散和疏泄的特点。所以风热之邪侵袭人体，多从口鼻而入，先犯上焦肺卫。"肺主气属卫"，风热犯肺，外则卫气郁阻，皮毛开合不利；内则肺气不宣，肃降失职。以致产生发热恶寒、咳嗽等肺卫失宣的症候。这是本病初起的基本特点，亦是"温邪上受，首先犯肺"发病规律的具体体现。

2. 化燥伤阴

风邪与温邪俱属阳邪，两者结合为患，则势必"两阳相劫"，阳热偏胜。"阳胜则阴病"（《素问·阴阳应象大论篇》），热易伤津耗液，即叶天士谓："风夹温热而燥生。"表现在临床症候上，初起即发热重、恶寒轻，口渴，苔薄白而舌边尖红，脉浮且数；津伤显著者，还可见唇干鼻燥、舌上少津等清窍干燥征象。"阴静阳躁"（《素问·阴阳应象大论篇》），两阳相劫，阳热躁动则"热变最速"，所以风温病传变迅速，疾病过程中易较快地由表传里，由卫气传入营血，由上焦传入中下焦，后期尤易导致肝肾阴伤的病机变化。

3. 顺逆传变

风温初起邪在肺卫，如邪势不甚，且得及时清解，则其病即可终止发展，获得早期治愈。否则邪不外解，势必向里传变，由卫分而渐次传入气分、营分，甚则血分。此为顺传；若由卫分径至心包或营血，称之为"逆传"。

邪入气分后，其病位尚在上焦、中焦之分。邪在上焦气分者，多表现为邪热壅阻肺气，或热邪郁聚胸膈；传入中焦气分者则病在阳明胃肠，而为阳明无形热邪亢盛，或为有形实邪结聚，亦可因肺热下移大肠而成肠热下利。阳明气分邪热不解，除可内陷营血外，还可深入下焦，劫灼肝肾之阴，而致症候由实转虚。热邪逆传心营与顺传中焦者由气入营，传变过程虽有所不同，但热在心营的病机变化并无差异。轻则热灼营阴、扰乱心神；重则热陷心包，骤闭清窍；营热深入，还可产生耗血动血之变。

综上可见，风温的病因是外感风热病邪，病位以肺为主，可累及三焦。肺卫之邪内传入里，既可顺传气分，壅阻肺气，郁于胸膈或传入阳明，亦可直接内陷心营。病程中易于化燥伤阴,尤多肺胃阴伤表现;后期邪传下焦,则可产生肝肾阴伤,"邪少虚多"的病机变化。

【诊断与鉴别诊断】

一、诊断

风温病是一个多发病、常见病,不分年龄性别均可罹患。其诊断主要依据以下几个方面。

(一) 发病特点

以春季及冬季发病为多,发病多急骤,发病过程中病变变化较多,一般传变迅速,风热病邪除了可以顺传气分,深入营分、血分以外,还可不经气分,迅即逆传心包,深入营血。疾病后期则每易出现肝肾阴亏,虚风内动之变,少数严重病例在病程中还可出现内闭外脱等危重变化。不少病例具有传染性或流行性。

(二) 临床表现

发病急骤,初起即见发热、恶风、咳嗽、口渴、脉浮数,舌苔薄白、舌边尖红等风热病邪侵袭肺卫的见证。据此即可初步诊断为风温。

周围血白细胞计数增高,中性粒细胞增高,并有核左移;或脑脊液检查呈颅压升高及化脓改变;或 X 线检查可见肺叶或肺段大片均匀致密阴影。

二、鉴别诊断

1. 风热感冒

风热感冒亦系风热病邪引起,初起亦邪在上焦肺卫,但其病情多较轻浅,见证以肺卫失宣、清窍不利为主,全身症状不重。一般多见头痛、鼻塞、咳嗽、咽痛、发热不甚、微感恶风。病程较短,数日即愈,很少传变。

2. 麻疹

麻疹初起见发热、恶风、头痛、咳嗽等肺卫证候,颇与风温相似。但麻疹以小儿多见,每呈流行性,口腔两颊黏膜靠第 1 臼齿处可查见麻疹所特有的麻疹黏膜斑,经 3～5 日即出现皮疹。

3. 风寒感冒

初起邪袭肌表,亦见恶寒、发热等卫表证候,与风温初起邪在肺卫亦相类似。但风寒感冒系风寒引起,证属表寒,故恶寒重而发热轻、口和不渴、苔薄白而舌不红、脉浮而不数。其中寒邪束表者,并有身痛无汗、脉象浮紧等见证;风邪伤卫者,则见汗出恶风、脉象浮缓等证。但均与风温初起所见发热重、恶寒轻、口渴、舌边红,脉浮数的表热证候显然不同,一般不难区别。再就传变而论,伤寒、中风留恋卫表阶段较长,必待寒邪化热后传变入里,故其变化不及风温迅速。正如叶天士所说:"盖伤寒之邪留恋在表,然后化热入里,温邪则热变最速。"(《外感温热篇》)

【辨证论治】

一、辨证

(一) 辨证要点

1. 察病机传变

风温病的整个发展过程,也就是卫气营血的传变过程,随着病情的发展和病机演变,在卫气营血的不同阶段,会相应地反映出不同的证候类型。掌握了这些不同类型的症候特点,也就能认识卫气营血的不同病机。这对于临床辨证论治，明确疾病的传变趋向，掌握疾病的转归，都很有帮助。辨别卫气营血的病机主要根据临床症状。常着眼于对以下症状的分析：发热类型，恶寒与否；口渴程度，出汗情况，神志表现，有无皮疹；以及舌苔、脉象等变化。清代章虚谷说："风温病初感，发热而微恶寒者，邪在卫分；不恶寒而恶热，小便色黄，已入气分矣；若脉数舌绛，邪入营分；若舌深绛，烦扰不寐，或夜有谵语，已入血分矣。"简要地指出了卫气营血各个阶段的辨证要点，对临床颇有指导意义。

2. 辨病位所在

在风温病发展过程中，不仅在病机传变上有卫气营血之分，而且在病位上也有上、中、下三焦之别。因此临床辨证，在辨卫气营血传变、区别其证候类型的同时，还要辨明病位所在，以便采取更有针对性的治疗方法。一般说，初起邪在卫分，病位多在上焦肺经；传入气分后，则病位差异颇大，不仅有上焦、中焦之别，而且有脏腑部位之异。如邪在上焦气分，病位有热邪在肺和热在胸膈的不同，传入中焦气分，亦有在胃在肠之分。病在营血多涉及上焦心包，有时亦可累及下焦肝经。病之后期，真阴耗损，虚风内动，病位则在下焦肝肾。随着病位所在的不同，病变机制的差异，其临床表现亦各有特点。如邪在上焦肺经气分，临床必有咳嗽、气喘、咯痰等肺经证候可见；热在中焦肠腑，则见腹满、腹痛、便秘等腑实征象，等等。只要掌握了不同病位的特异表现，临床也就不难识其邪之所在，明其病机变化。

3. 审虚实转化

风温病系感受外邪为患，在一般情况下，疾病初期，多以实证为主。但有时也会因邪势太盛或正气素虚，迅即出现正虚邪实的变化。若出现正虚邪实则预后严重，必须及时觉察，始能进行抢救治疗。风温病后期，邪热渐解，阴液耗伤，一般则以正虚为主。但也会出现正虚邪恋、虚中夹实的情况。因此临床上必须细致进行观察，四诊合参，全面分析。

（二）症候

根据风温病发展过程中卫气营血的病机传变，其证候可分为卫分证、气分证、营分证、血分证和阴伤气脱证等五大类型。现分述如下。

卫分证

[风热犯肺]

症状：发热，微恶寒，无汗或少汗，头痛，咳嗽，口微渴，苔薄白，舌边尖红，脉浮数。

病机分析：卫分证见于风温病的初期阶段，由于风热侵袭肺卫，卫气郁阻，肺气失宣所致。卫气敷布于肌表，有温养肌腠、司皮毛开合和抗御外邪等作用。风热外袭，卫气与之相争则发热。亦即《素问·调经论篇》所说"卫气不得泄越，故外热"。卫气郁阻，肌腠失却温养则恶寒，皮毛开合失司则无汗或少汗。头为诸阳之会，经气不利则头痛。上述见证均为卫气郁阻所导致，为邪在卫表的基本特点。但由于风温系阳热之邪为患，故多发热重而恶寒轻。"肺主气属卫"，温邪上受，卫气郁阻而肺气亦必失宣，所以邪在卫分多有咳嗽见症。风热之邪易伤津液，故病初口即作渴。苔薄白而舌边尖红，脉浮而数，均为表热的征象。

气分证

风温邪传气分后，由于其侵犯部位不同，病机有异，因而症候表现有多种不同类型。为了有利于指导临床辨证分型，随证施治，根据邪传气分后的病位所在加以分述。

［热壅肺气］

症状：高热，口渴，咳嗽，气喘，咯痰黄稠，甚或痰中带血或痰呈铁锈色；胸闷或痛，苔黄脉数；或痰涎壅盛，喘促不宁，腹满便秘。舌苔黄厚黏腻，脉滑数。

病机分析：热邪壅肺证大多继卫分表证之后出现，为卫分之邪内传入里，壅塞肺气所致。由于卫分表证已罢而气分里热转盛，故恶寒消失而发热反渐加重。热盛则津液必受损伤，所以口渴显著。邪虽入里，但重点在肺，肺气壅塞，宣降失常，故咳嗽加剧，气急而喘。肺热灼液为痰，所以咯痰黄稠。若肺络受热熏灼而损伤，则可见痰中带血或痰呈铁锈色。胸膈为肺脏所居之地，肺热气滞，脉络失和故胸闷胸痛。邪虽在肺，但证属气分范围，所以苔黄而脉数。若肺中痰热壅盛较甚，肺气不能肃降而上逆，则可见痰涎壅盛、喘促不宁等痰热阻肺的症候；并且可因肺气不降导致肠腑之气壅实不通，而出现腹满、便秘等阳明腑实症候。因肺与大肠相表里，脏腑之间在病机上每相互影响：肺气不降则腑气难行；腑气不通，则肺气不能肃降。两者互为因果，而致脏腑合病。

［热郁胸膈］

症状：身热口渴，心中懊憹，烦闷不舒，舌苔薄黄；或胸膈烦热如焚，烦躁不安，口渴唇焦，龈肿咽痛，便秘不通。苔黄舌红。

病机分析：风温之邪由肺卫内传入气，病在上焦，除易于壅塞肺气外，还常郁聚于胸膈之间。其病机每与心胃有关。因心居胸中，膈连心胃间，所以胸膈有热，易致心胃火燔。但其中又因邪势轻重而病机、证候有异。邪热较轻，扰及胸膈者，病机以胸膈气机不畅，心神不宁为主，见症以心中懊憹、烦闷不舒为主要表现，发热、口渴均不太甚，苔亦薄黄；若邪热较甚，熏灼胸膈，则胸膈间热邪燔炽、心胃火炎为主要病机，其症除见胸膈烦热如焚外，并有烦躁不安、心神不宁之心火上扰和口渴唇裂、龈肿咽痛的胃火上炎双重表现。若因胃热内燔而致肠腑燥结者，则可见大便秘结不通。由于邪热较甚，所以苔黄而舌质亦红。

［热入阳明］

症状：壮热烦渴，面赤大汗，苔黄燥，脉洪数；或面赤身热，烦渴呕逆，心下痞满、疼痛，大便不通，舌苔黄浊；或潮热谵语，腹部胀满疼痛，大便秘结或纯利稀水，苔黄厚焦燥；或身热口渴，下利黄色稀便，肛门灼热，苔黄脉数。

病机分析：阳明包括胃肠，位居中焦。风温之邪由上焦肺卫向下顺传中焦，则进入阳明气分。热入阳明因病位、病机等的差异，而又有经证、腑证等类型之分。

阳明经证的病机特点是：热邪入里，正邪剧烈抗争，以致里热亢炽而胃津受损。里热蒸腾于外则肌肤壮热；热邪蒸迫津液外泄则汗多；热盛津伤则口渴引饮。阳明之脉萦于面，热邪循经上冲则面部红赤。苔黄燥、脉洪数均为气分无形邪热亢盛之征。综观身热、面赤、口渴诸症，虽属阳明胃热之证，但病机并不局限于胃，而是邪正剧争，气分无形邪热蒸腾内外的全身反映。

若热传中焦，与湿痰浊邪搏结于胃脘，导致气机阻滞，胃失和降，则成痞满结胸之证。其证心下痞满疼痛，舌苔黄浊为本证的主要特点。本证古代虽有"结胸"之称，但究其病位，实在中焦胃脘。叶天士说："再人之体，脘在腹上，其地位处于中，按之痛，或自痛，或痞胀，当用苦泄，以其入腹近也。必验之于舌，或黄或浊，可与小陷胸汤或泻心汤，随证治之"（《外感温热篇》）。邪结于内，胃失和降，以致上为呕逆，下则大便不通。

阳明腑证为热邪传入肠腑，与粪便相结而成有形实邪结聚之证。燥屎内结，肠腑传导失常，则大便秘结或纯利稀水；实邪内聚，腑气壅滞，则腹满胀痛拒按；阳明实热郁蒸，上乘心神，则潮热谵语。苔黄厚焦燥为有形实邪结聚之征。

若肺经之热邪下移大肠，肠腑传导功能因热邪蒸迫而亢进者，则成肠热下利之证。因证属热利，故所下多为黄色稀便，臭秽较甚，肛门并有灼热之感。

营分证

又可按其病机深浅分为热入心营和热闭心包2个类型。

［热入心营］

症状：身热夜甚，口干而不甚渴饮，心烦不寐，时有谵语，斑疹隐隐。舌质红绛，脉象细数。

病机分析：风温热入心营，除由气分传入外，亦有由卫分直接内陷而成的。其病机主要是热邪劫灼营阴，扰乱心神，波及血络。热炽营中，营阴受损，则身热夜甚，口干而不甚渴饮。"营气通于心"，营分之热扰乱心神，则心烦不寐，甚或时有谵语。营血同居脉中，营分之热走窜肌肤血络则斑疹隐隐。舌红绛，脉细数，为营热蒸腾，营阴受损之征。

心营之热若进而灼液为痰，蒙闭心窍，则为热闭心包之证。

［热闭心包］

症状：神昏谵语或昏愦不语，身体灼热，四肢厥冷。舌謇，舌质深绛。

病机分析：风温热传心营，蒙闭包络，堵塞窍机，扰乱神明，是热闭心包的主要病机。因其形成每由肺卫之邪突然内陷而导致，故有"逆传心包"之称。心包为心之外卫，主神明所出，有"清窍"之称。热邪内陷，扰乱神明以致神昏谵语或昏愦不语。舌为心之苗，心包热盛，机窍不利，则舌謇涩而色深绛。热邪内陷，阳气郁遏，则身体灼热而四肢厥冷，此即"热深厥亦深"的热厥之候。

血分证

风温病邪深入血分，按其病机的差异，又可分为热盛动血和瘀热互结2种证型。

［热盛动血］

症状：全身斑疹密布，吐血、咯血、便血、溲血，身体灼热，烦躁，甚或谵妄狂乱，或见四肢抽搐，舌质深绛，脉细数或微数。

病机分析：热入血分，血热炽盛迫血妄行，扰乱神明，是热盛动血的主要病机。血行脉中周流全身，热邪深入，迫血妄行，则外发斑疹，或为吐血、咯血、衄血、便血、溲血。心主血、主神明，血分之热扰乱心神，则灼热躁扰，甚或狂乱谵妄。肝为风木之脏，主藏血液，血分之热深入肝经，熏灼筋脉而挛急，则可见手足抽搐甚或角弓反张的热盛动风征象。由于热入血分较热在营分邪势更为深重，所以舌质深绛甚或紫绛，脉象细数或微数。

［瘀热互结］

症状：少腹硬满急痛，大便秘结或色黑，谵妄如狂，舌质紫绛或有瘀斑，脉沉实。

病机分析：瘀热互结证的形成，主要由于热入下焦血分与瘀血搏结所致。亦即《伤寒论》所论述的蓄血证。瘀血蓄积于下焦，气滞血凝故少腹硬满疼痛，大便秘结或呈黑色，瘀热上攻，扰乱心神，所以谵妄如狂。舌质紫绛或有瘀斑，为瘀热互结之证。脉沉实为有形实邪内结的表现。

阴伤气脱证

按其病位病机，可分为肺胃阴伤、肝肾阴伤、正气外脱等3个类型。为风温病的后期表现。[肺胃阴伤]症状：身热已退或仅有低热，干咳少痰，口干作渴，舌燥少津。

病机分析：风温邪热渐解，而肺胃阴液损伤未复，是本证的主要病机。故多见于风温邪从上、中焦气分而解，未及营血和下焦肝肾的恢复期阶段。津伤肺燥，肃降失职，则干咳少痰；胃津损伤，不能上濡，则口干舌燥而作渴。由于邪热已解，故大多身热退净，即使仍有低热，亦多系阴伤不能制阳所致。

[肝肾阴伤]

症状：身热不甚，手足心热盛于手足背，口干齿焦，神倦耳聋，或见手指蠕动，甚则瘛疭，心中憺憺大动。舌干绛少苔，脉象虚大。

病机分析：风温热邪久羁不解，每易深入下焦，劫灼肾阴，导致真阴欲竭，阳不潜藏，甚或"水不涵木"，虚风内动，而成肝肾阴伤之证。因其病机以真阴虚损为主，而邪热已不太甚，所以吴鞠通称为"邪少虚多"。

肾为水火之脏，藏真阴而寓元阳。温邪久羁不解，势必深入下焦，劫灼肾阴。肾阴受损，阳不潜藏，则虚热内生，以致证见低热，手足心热尤甚。阴液不能上滋，则口干舌燥，牙齿焦枯。肾开窍于耳，阴精耗损不能上承，则耳聋失聪；阴精不能荣养心神，则神疲倦怠，脉象虚大，甚或心中憺憺大动。

肝肾同居下焦，"乙癸同源"，肝木赖肾水以涵养。若肾阴耗损太甚，肝木失却涵养，则可导致虚风内动。肝主筋脉，阴精耗损，筋脉失于濡养则挛急，故手指蠕动，甚或出现瘛疭的动风征象。

[正气外脱]

症状：发热骤退．汗出不止，面色苍白，呼吸短促，烦躁不安。脉象微细短促。

病机分析：本证多见于风温重症患者。由于邪热太盛，邪正剧争，正气不支，骤然外脱而成。正气暴脱于外，津液不能内守，则身热骤退，大汗淋漓；气虚不足以息，则呼吸短促；心神不能内守则烦躁不安；血脉运行失其常度，则面色苍白，脉象微细而促。

二、治疗

（一）治疗原则

风温系阳热之邪为患，故治疗以泄热透邪，顾护阴液为基本原则。具体治疗应根据卫、气、营、血的不同阶段和脏腑病位的不同，采用相应的治法以体现泄热救阴的原则。初起邪在肺卫，治以辛凉解表、疏风泄热。邪传气分，治以清气泄热为主，并根据病位病机的不同，合以宣肺、化痰、凉膈、开结等法；若邪结肠腑，则治宜攻下泄热。热在营血，治以清营凉血；热闭心包，合以清心开窍；热盛动风，兼以凉肝息风。后期邪热渐解，阴液损伤，治以滋阴养液为主。病程中正气暴脱，当及时采用益气固脱之法。

（二）治法方药

卫分证

[风热犯肺]

治法：辛凉解表。

方药：常用方为银翘散。方中金银花、连翘轻清泄热，荆芥、豆豉、薄荷辛散透表，牛蒡子、桔梗宣开肺气，竹叶、芦根、甘草泄热生津。共奏解表、泄热、宣肺之效。临床可根据具体证情随症加减：发热高加鸭跖草凉解退热；口渴较甚，可加天花粉、石斛生津清热；头痛剧烈加野菊花清利头目；项背强加葛根以解肌舒经；咽肿痛加玄参、土牛膝根、蒲公英清咽解毒；咳稠浓痰加黄芩、知母、贝母清肺化痰。

气分证

[热壅肺气]

治法：清热宣肺。

方药：可选用麻杏石甘汤。方以麻黄、杏仁开宣肺气，石膏辛寒，与麻黄配伍透热于外，甘草甘缓，调和诸药，诸药合和，使本方有开宣肺气、辛凉泄热之功，但该方清肺化痰之力尚嫌单薄，临床宜加黄芩、知母、鱼腥草、金银花、金荞麦等以助清肺化痰之效。胸痛较著可加桃仁、郁金活络止痛；咯血加茜草炭、白茅根、侧柏炭凉血止血。若痰热壅盛，肺气不降，腑气不通宜用宣白承气汤，以杏仁、瓜蒌皮宣肺化痰，石膏、大黄清热攻下。

[热郁胸膈]

治法：轻清泄热，解热除烦。

方药：可选用栀子豉汤，并可根据证情酌加黄芩、贝母、瓜蒌皮、郁金、枇杷叶等以清热解郁，利气宣痹。若邪热较盛，燔灼胸膈，则治宜凉膈散凉膈泄热。方中连翘、薄荷、竹叶、栀子、黄芩清泄胸膈之热，大黄、芒硝通腑泄热，导火下行，共奏清上泄下之效。

[热入阳明]

治法：气分无形邪热亢炽者，治以清气泄热；热传肠腑而成阳明腑实证者，治以苦寒攻下。

方药：清气泄热可选用白虎汤为主方。本方属辛寒之剂，具有清气保津、透热外达的作用。热毒盛者可加金银花、连翘、板蓝根、大青叶等清解热毒之品；若邪热化火者，可佐以黄连、黄芩等清火之品；津伤显著者，可加石斛、天花粉、芦根等生津之品。

若热邪与痰浊搏结胃脘而成结胸证者，治宜苦辛通降，用小陷胸汤。方以黄连、半夏清热化痰、降逆和胃，瓜蒌宽胸化痰，并可加枳实利气开结。

热传肠腑而成阳明腑实证者，可选用苦寒攻下之大承气汤或调胃承气汤以通腑泄热，导滞通便。若阴津损伤较甚，可用增液承气汤；兼小肠热结，小便短赤灼热者宜用导赤承气汤；邪实而正虚者，宜用新加黄龙汤攻补兼施。若肺经邪热下传大肠，而成肠热下利者，治宜清肠止利，可选用葛根黄芩黄连汤。

营分证

[热入心营]

治法：清营泄热，透热转气。

方药：可选用清营汤为主方。方以犀角（水牛角代）、黄连清心营之热，生地、玄参、麦门冬凉营养阴，丹参和营通络，佐以金银花、连翘、竹叶轻清泄热，透邪外达。若热已入营而气热犹炽者，可合以白虎汤清气泄热，或用加减玉女煎以石膏、知母清气泄热，生地、玄参、麦门冬凉营养阴。

[热闭心包]

治法：清心开窍。

方药：可选用清宫汤送服安宫牛黄丸或至宝丹。清宫汤方用玄参心、莲子心、竹叶卷心、连翘心、犀角尖（水牛角尖代）、连心麦门冬，作用主要在于清心包之热，合以安宫牛黄丸或至宝丹增强开闭通窍之效。若兼肝风内动，可加用羚角（水牛角代）、钩藤，并以紫雪丹易至宝丹、牛黄丸送服，以收开窍息风之效。兼腑实便秘，加大黄、芒硝通腑泄热。痰涎壅盛者，合以竹沥、竺黄或送服猴枣散以清化痰热。

血分证

[热盛动血]

治法：凉血散血。

方药：犀角地黄汤。方中犀角凉血解毒，生地、丹皮、芍药凉血活血。热毒盛加大青叶、板蓝根、紫草清解血分；气热仍盛加用白虎汤清气泄热，或用化斑汤气血两清；热毒化火充斥气血，用清瘟败毒饮清热泻火、凉血解毒；出血不止加茜草炭、白茅根、小蓟炭等凉血止血；血络瘀滞加桃仁、丹参、赤芍活血散血；热毒动风加羚羊角（山羊角代）、钩藤凉肝息风；热闭心包合用安宫牛黄丸清心开窍。

[瘀热互结]

治法：通瘀破结。

方药：桃仁承气汤。方以桃仁、当归、芍药、丹皮活血散血，伍以大黄、芒硝攻下泄热，通其瘀结，以期瘀血热邪从下而解。

阴伤气脱证

[肺胃阴伤]

治法：甘寒生津，滋养肺胃。

方药：沙参麦冬汤。方中沙参、麦门冬、玉竹、天花粉滋养肺胃津液，桑叶清透余热，扁豆、甘草和养胃气。肺热未尽可加知母，胃津受伤较甚可加石斛，咳甚可加杏仁，纳呆可加谷芽等。

[肝肾阴伤]

治法：咸寒救阴，滋补肝肾。

方药：可选用加减复脉汤，方用地黄、阿胶、麦门冬、白芍滋养肝肾之阴，炙甘草生津扶正，麻仁润燥。虚风内动宜加牡蛎、鳖甲、龟板（即三甲复脉汤）介类潜阳、平息虚风；或用大定风珠滋养肝肾，潜阳息风。

若热灼肾阴而心火亢盛，以致"真阴欲竭，壮火复炽"者，治宜滋阴清热，用黄连阿胶汤。病后阴伤未复，余邪留于阴分，以致夜热早凉、热退无汗者，治以滋阴透邪法，方用青蒿鳖甲汤。

[正气外脱]

治法：益气固脱。

方药：生脉散。本方由人参、麦门冬、五味子组成，有益气固脱、敛汗救阴之效。若阳亦外亡，宜加附子回阳救逆；汗出不止，可加龙骨、牡蛎止汗固脱。脱止阳回后，若邪热仍炽，则应按邪之所在辨证施治。关于风温病的治疗禁忌，根据临床经验，大体有三：一是解表忌辛温发汗。风温初起邪在肺卫，治疗只宜辛凉轻透，切忌辛温燥烈之品强发其汗，以免助热化火、伤津耗液而造成严重后果。章虚谷说："盖以寒邪阴凝，故须麻桂猛剂。若温邪为阳，则宜轻散，倘重剂大汗而伤津液，反化燥火，则难治矣"（叶香岩《外感温热篇》注，转引自《温病学释义》）。吴鞠通在《温病条辨·上焦篇》又进一步指出："太阴温病不可发汗，发汗而汗不出者，必发斑疹，汗出过多者，必神昏谵语。"

二是清热不可早用寒滞。邪热初传气分，只宜轻清宣气；里热蒸腾于外，亦只宜辛寒之剂清气泄热，透邪外达。不可早用苦寒沉降和滋润腻滞之品，以免遏邪内伏和滋腻留邪，而病复难解。王孟英指出："风温流连气分……但宜展气化以轻清……虽不可遽用寒滞之药，而厚朴、茯苓亦为禁剂。"章虚谷指出"清气热不可寒滞，反使邪不外达而内闭，则病重矣"。

三是滋阴须防留邪。风温后期邪热已解，阴伤未复者，治当以滋阴为主；但若邪热亢盛，则不可滥用滋阴，以免腻滞留邪。即使邪盛伤阴亦只宜在清热中佐以滋阴。吴鞠通所说"壮火尚盛者，不得用定风珠、复脉"（《温病条辨·下焦篇》）即是此意。

（三）其他治法

1. 单方验方

鱼腥草、鸭跖草、半枝莲、野荞麦根各 30g，虎杖根 15g，煎服。可用于风温的卫分、气分阶段。

2. 中成药

（1）双解素注射液：用法：每日 9～30g/kg 体重，视病情肌内注射、静脉点滴或静脉推注。适用于风温病卫、气、营、血各个阶段。

（2）双黄连粉针剂 3g，加入 5％葡萄糖注射液 500mL 中静滴，每日 1 次。适用于气分阶段。

（3）柴胡注射液 2～4mL 肌内注射，每日 1～2 次。适用于卫分、气分阶段。

（4）清开灵注射液 40mL，加入 5％葡萄糖氯化钠注射液 500mL 中，静脉点滴，每日 1 次。适用于营分、血分阶段。

【转归及预后】

风温病的整个发展过程，也就是卫气营血和三焦所属脏腑病机的相互转化过程。这个过程体现了病情转归的由表入里、由浅入深和由实转虚。一般说，风温卫分之邪如不外解，则每多传入气分，进而深入营分、血分，但亦有邪热入里后始终在气分流连不解的。若病情呈暴发性突变，则卫分之邪可不经气分而直接内陷营分。邪入营分后，如治疗得当，则邪热犹可外透，转出气分而解，否则便进一步深入血分。

以三焦所属脏腑的病机传变而论，其演变过程是：初起邪在上焦肺卫，肺卫之邪不得外解，势必向里传变，其趋向一般有如下两途：一是向下顺传中焦阳明胃肠，进而深入下焦肝肾；一是上焦肺卫之邪不向下传中焦阳明，而径自内陷心包，因其病情见暴发性突变而与一般渐进性发展者不同，故称之为"逆传"。

以病情的虚实转化而言，风温初期、中期邪热亢盛，病以实证为主；后期阶段邪热渐解而阴液损伤，则转化为以虚为主.但亦有邪热未解阴液已伤而表现为虚实夹杂的。还有在邪热亢盛阶段虽以实证为主，可也有因邪势深重，正不胜邪，而致正气溃败、邪气内陷造成内闭外脱的。这种病情骤然由实转虚的变化，病势大多危急，如不及时救治，每可造成严重后果。

风温病的预后，主要决定于邪热的轻重，传变的浅深和正气、阴液损伤的程度。一般说，邪势不盛，传变不深，病程中无"逆传"、内陷的厥脱之变，后期阴伤而未至耗竭，其预后大多良好；反之邪势深重，传变急骤，而有闭窍动风、伤络动血以及正气暴脱、肝肾阴竭等变化者，则预后多较严重。

第三节　湿　　温

【定义】

湿温是一种由感受湿热之邪而引起的外感热病。其临床特点是发病较缓，病势缠绵，病程缓长，以始恶寒，后但热不寒，胸痞身重，苔腻不渴，后期易化热化燥而致神志昏蒙诸症为临床特征。其病以中焦脾胃为中心，多发于夏秋雨湿季节。

【病因病机】

湿温病的病因为外感湿热之邪，其病位主要在中焦脾胃，且可累及三焦、机窍百骸。病理因素是湿热邪气，因湿邪黏滞，故病机特点邪常留恋气分，病势缠绵，困阻气机，但亦有化燥化火，入营入血之别，病机性质属热属实。

一、病因

1. 外感湿热

外感时令湿热病邪是湿温病的主要致病因素。湿热之邪的形成，有因湿邪蕴遏而生热的，也有由于湿邪与热邪相合而成的，均与时令气候有着密切关系，所以湿温病的发生有着明显的季节性。雷少逸说："论湿温在夏末秋初者，与《内经》'秋伤于湿'之训颇不龃龉；又与四时之气，大暑至白露湿土主气，亦属符节。"由于夏秋之际，雨多湿重，气候炎热，故易于酿生湿热而导致湿温的发生。正如吴坤安所说："凡暑月霪雨之后，日气煦照，湿浊上蒸，人在湿浊蒸腾之中，骤发而重者，均为湿温。"（《伤寒指掌》）

2. 脾运失健

湿温病的发生，除因外感湿热之邪外，与脾运失健有着密切关系。脾为湿土之脏，职司运化，若素禀中虚脾弱，或饮食不节，恣食生冷甘肥，损伤脾胃，脾失健运，则内湿停聚，外界湿热之邪亦因之乘虚而入，与内湿相合酿成湿温。正如薛己所说："太阴内伤，湿饮停聚，客邪再至，内外相引，故病湿热。"（《湿热病篇》）

二、病机

1. 中焦受病

湿热之邪侵入人体，从表入者十之一二，由口鼻入者十之八九，往往"邪由上受，直趋中道"（《湿热病篇》），而入脾胃。加之脾为湿土之脏，胃为水谷之海，湿土之气同类相召，内外相引，故湿热之邪始虽外受，终归脾胃，脾胃成为湿温病的病变中心。故湿温病常见胸痞纳呆、大便异常等脾胃病证。胃为阳土，脾为阴土，湿热之邪常随人体脾胃强弱的差异，而有偏于太阴和偏于阳明的不同。一般说，素禀中阳不足者，病变多偏重于脾，而为湿重于热；中阳偏旺者，则病变多偏重于胃，而为热重于湿。

2. 阻遏气机

湿为阴邪，其性重浊，极易困阻脏腑气机，脏腑机窍被蒙，阳气不伸，气机受阻是湿温病病机的显著特点，所以《湿热病篇》中不少诸如"蒙蔽上焦""阻闭中上二焦""阻遏膜原""湿滞阳明""内滞太阴"，《温病条辨》亦谓"湿郁三焦""湿郁经脉""机窍不灵"等有关气机受困的论述，临床常见身热不扬，汗出不爽，脘痞呕恶，自利溺赤，一身重困，心中闷乱，甚或神志昏蒙等脏腑气机困蒙之症。

3. 病势缠绵

湿性黏滞，湿与热合，如油入面，黏滞缠绵，湿得热蒸而愈横，热得湿遏而愈炽，湿热氤氲，常稽留气分，治湿碍热，治热碍湿，流连难解，整个湿温病亦以气分阶段病程最长，见证亦最为复杂。但病势久稽，湿从热化，阳热更甚，亦可化燥化火，由气入营入血，热邪充斥表里三焦，而见神昏痉厥、热迫血行，甚或营阴大亏等危证，此时与风温等无湿类温病病机基本相同。

综上可见，湿温病的病因主要是感受自长夏初秋的湿热病邪，与脾胃失和亦有相当关系。因脾为湿土，同气相求，同类相召，"始虽外受，终归脾胃"，其病变以脾胃为中心，而累及表里内外。随年岁运气湿热之别，人体脾胃强弱之异，而有湿重于热，或热重于湿之不同。湿性黏滞，治湿碍热，治热碍湿，邪常稽留气分，困阻气机，成为湿温病的病机特点。但病势久稽，湿从热化，亦可化燥化火，由气入营入血而呈现纷繁复杂的临床症候。

【诊断与鉴别诊断】

一、诊断

（一）发病特点

发病多在夏秋雨湿季节。发生在其他季节的，有湿热表现的疾病，虽可从湿温证治，但一般不称作湿温。起病一般较缓，传变亦较慢，病势缠绵，病程较长。大多具有传染性，并可引起流行。

（二）临床表现

初起表现为身热不扬，恶寒身重，头胀如裹；胸脘痞闷，口不渴或渴不引饮，苔白腻，脉濡缓等，为湿重热轻，阻遏卫气的症候；气分阶段之身热缠绵，有汗不解，恶心呕吐，胸闷腹胀，胸腹部见白痦，溲短，苔黄腻，脉濡数等，为湿热氤氲、气化不利的症候，尤具湿温特点。

如属西医学伤寒、副伤寒、沙门菌属感染、乙型脑炎、钩端螺旋体病，可做相应的实验室检查，如肥达反应试验阳性，或乙型脑炎病毒补体结合试验阳性，或钩端螺旋体补体结合试验及凝聚溶解试验呈阳性，对本病诊断有重要参考意义。

二、鉴别诊断

1. 暑温

暑温是夏季暑病的一种，由于暑多夹湿，故其为病与湿温有相近之处。但湿温起病较缓，初起湿中蕴热，湿困较著，而热象不显；迨至气分阶段，表现为湿热氤氲，留恋不解，病程很长。暑温则以暑邪为主，兼夹温邪，以起病急，传变迅速，易伤元气，耗伤津液为其特点，以壮热、烦渴、汗多等阳明胃热证候为主症。两者不难鉴别。

2. 太阳伤寒

伤寒初起，病在太阳阶段，表现为恶寒发热，头痛身痛，无汗，苔薄白，脉浮紧等寒邪束表、卫阳被遏的表寒证与湿温初起，湿遏卫阳所致的身热不扬，恶寒身重，头痛昏胀等症有相近之处，但湿温初起的恶寒，一般不如伤寒之甚，其发热则为身热不扬或午后热盛，苔白腻，脉濡，亦湿盛之象，而且湿温初起，常兼有胸闷、脘痞等里湿证候，与风寒束表自是不同。

3. 阴虚内热

湿温的病程较长，身热午后较甚，其症"状若阴虚"，应与阴虚内热鉴别。但湿温属时令外感，除午后身热外，还有身重疼痛、舌白不渴、面色黄晦、胸闷腹胀、舌苔白腻或黄腻、脉濡数等湿热表现。阴虚内热虽也有午后发热，但症见面白颧赤、潮热盗汗、咽干心烦、干咳无痰，或痰中带血、苔薄或少苔无苔、脉象细数等，皆属阴虚火炎之象，无论病因病机、临床表现，均与湿温不同，一般不难鉴别。

4. 疟疾发热

湿温多发于夏秋季节，若湿温阻遏膜原，寒热如疟时，颇与疟疾发作相似，须加以鉴别。疟疾为蚊媒传播的传染病，发病具有规律性与周期性，其发作寒战，壮热，头痛，汗出，汗出热退，脉静身凉，症状次序规律性地发生，次日或间日又复寒战发热，周期性地发作为特征。湿温阻遏膜原之发热，表现为寒热如疟，但不若疟疾之寒热有定期，界线分明，而是寒热交替或寒热起伏，很少脉静身凉之时，且湿温阻遏膜原还兼有脘腹痞闷，舌苔白腻或苔如腻粉等湿浊内盛的症状。

【辨证论治】

一、辨证

（一）辨证要点

1. 辨湿与热的偏重

湿温病在卫、气阶段，由于感邪有轻重，体质有盛衰，而有湿重于热、热重于湿等不同证候。湿为阴邪，热为阳邪，两者性质有异，致病各有特点，因此辨别湿与热的孰轻孰重，对于分析病因病机，掌握传变趋向，决定治疗大法，具有十分重要的临床意义。

一般说，湿重于热者，多表现湿邪蕴脾，困阻清阳的症候，热象多不显著；热重于湿者多见热盛伤津的症候，而湿象较轻。再结合患者素禀体质及病程阶段来分析，凡素禀脾虚、中阳不振者，病程中病邪易从湿化而为湿重于热；素禀胃阴不足，中阳偏旺者，病邪易从热化而成热重于湿。从病程发展阶段来看，初起及前期阶段多表现为湿重于热，随着病程发展，湿邪化热，则渐次转化成湿热并重和热重于湿。

2. 察卫气营血传变

湿热病邪入侵人体，虽多"直趋中道"，径犯脾胃，但在病之初起，因邪从外受，遏于肌表，故常见内外合邪，卫气同病。不过湿温病的卫分过程一般较短，卫分表证消失后即表现为湿阻气分的症候。湿热郁阻气分是湿温病传变过程中的病机重点所在，流连时间较长，在症候上有湿偏重和热偏重等之分，其病变重心虽以中焦脾胃为主，但亦可弥漫三焦，波及内外。一旦湿邪化燥、热郁化火，则成热盛津伤之证，其病机传变既可热盛阳明气分，亦可传营入血而出现热灼心营，伤络动血。辨别湿温病的卫气营血传变，重点在于分析气分湿热是否化燥，化燥之邪有无入营动血。

3．审症候的虚实转化

湿温病在其整个发展过程中，除后期阶段因邪退正虚症候属虚外，其余各个阶段，无论是初期的内外合邪，中期的湿热郁蒸及其以后的化燥入营、伤络动血，一般均以邪实为主，属于实证。但这只是就一般情况而言，临床亦有在邪实阶段骤然发生由实转虚的特殊变化的。如湿邪流连于气分，可因湿郁日久损伤阳气而产生"湿胜则阳亦微"的虚证变化；热盛动血之际，可因出血过多，出现气随血脱的虚脱危候。由于上述变化发生多较急骤，病情复杂，病势严重，治不及时或治疗不当即导致严重后果。因此，应密切注意审察症候的虚实转化，以判断病变的发展预后，便于及时采取有效的治疗措施。

审察症候的虚实转化，重点在于临床辨证要注意症候的观察，特别要着眼于身热之升降以及面容、神态、气息、脉象等方面的变化。如病程中身热骤降，面色苍白，神情委顿，呼吸急促，脉象细微短促即为变证，应予重视。

（二）症候

卫分证

［湿遏卫阳］

症状：恶寒，无汗，身热不扬，头部沉重感，胸痞不渴或渴不欲饮，四肢酸困，肌肉烦疼。舌苔白腻，脉濡。

病机分析：湿温初起，卫气同病，湿重于热之证。湿遏卫阳，阳气遏郁不伸则恶寒，腠理不开则无汗。湿遏于表，卫气不得宣泄则郁而发热，热为湿遏则身热不扬。湿着肌腠，气机阻遏则一身重困。湿邪阻蒙，清阳不升则头重如裹，胸阳不展则胸痞不适。引动内湿，津液敷布失常，则口不渴，或渴不欲饮。苔白腻，脉濡，皆湿盛之征。

湿遏卫分的时间一般不太长。热动湿蒸，向气分方向转化，热象渐著，便会渐次出现不恶寒，但恶热，汗出，苔变黄腻，脉转濡数等症状。

气分证

［湿重于热］

症状：身热起伏，午后热增，头重身重，困乏呆钝，胸闷脘痞，腹胀便溏，溲短浑浊，渴不思饮。苔白腻或白腻兼黄，脉濡。

病机分析：病入气分，湿遏热伏，湿重而热轻，所以身热起伏，头重身重，胸闷脘痞。阳明旺于申酉，正邪相争，有化燥的趋势，故午后日晡其热转盛。湿热困扰，脾失运化之常，故腹胀、便溏、小便短浊。苔白腻，脉濡，为湿象；里热熏蒸，则苔黄、脉数。

［湿热并重］

症状：发热渐高，汗出不解，口渴不欲多饮，心烦脘痞，恶心呕逆，小便短赤，大便溏而不爽，或外发白㾦，或见黄疸，或神志昏蒙，时清时昧。舌质红，舌苔黄腻，脉滑数。

病机分析：湿渐化热，余湿犹滞，湿热参半。湿郁化热，热邪渐盛，所以发热逐渐升高；湿郁热蒸，胶着难化，故汗出而热不能解；热蒸则口渴，但因内有湿阻故不欲多饮。热虽渐盛，但湿犹未化，中焦气机仍被阻遏，所以脘痞腹胀等症状依然存在；并且还常因湿热郁阻于中焦，脾胃升降失常，而出现恶心呕逆、便溏不爽等症。湿热并重之症，其病变虽仍以中焦为主，但湿热交蒸，又可波及三焦而产生多种不同的症候。如湿热外郁肌表，从皮毛透泄，则发为白㾦；湿热熏蒸肝胆，胆汁外溢则发为黄疸；湿热蒸酿痰浊上蒙清窍，则神志昏蒙，时清时昧；湿热下注膀胱，水道不利，则可见小便短少甚或不通。由于湿热俱盛，所以苔黄而腻，脉滑而数。

［热重于湿］

症状：身热壮盛，口渴引饮，面赤大汗，呼吸气粗，脘痞身重。苔黄微腻，脉洪大。

病机分析：湿温病随着病程的进展，湿邪进一步化热，则转化成热重于湿。其病机变化主要是热盛阳明气分而湿未尽化，阳明为多气多血之海，阳明热盛则身壮热，热势上炎则面赤，热迫于肺则呼吸气粗，热迫津泄则大汗、大渴，引水自救则口渴引饮。湿未尽化，困阻气机则脘痞身重。苔黄脉洪大乃阳明热盛之征，苔腻则湿邪仍存之象。

［湿热化燥］

症状：壮热大汗，面赤烦渴，呼吸气粗，脉象洪大；或潮热谵语，腹满便秘。舌苔黄厚焦燥，脉沉实有力。

病机分析：湿热久羁，最后必化燥化火而成热盛津伤之证，此际湿邪悉已化燥，以致热邪独盛，燎炽于阳明气分，故见大热、大渴、大汗出、脉洪大；如热邪与在里之燥屎相合，里热成实，则为潮热谵语，腹满便秘。

营分和血分证

［热入营血］

症状：身热夜甚，心烦不安，时有谵语或神昏不语，或手足抽搐，斑疹隐隐，舌绛少苔。如病情进一步发展，深入血分则可见灼热躁扰，骤然腹痛，便下鲜血，或吐血、衄血。若出血不止，则进而可见身热骤退，面色苍白，汗出肢冷，呼吸短促。舌淡无华，脉微细急促等危象。

病机分析：湿温化火，传营入血，为邪势深入，病情深重的表现。其病机变化有热灼心营和热盛动血之别。热灼营阴，扰乱心神，故临床以身热夜甚，口干舌绛，躁扰谵语等为主要表现，若热窜肌肤血络可见斑疹隐隐，热盛动风可见手足抽搐。热邪化火，伤络动血，所以临床除一般血热症状外，更见吐血、衄血、便血。如不及时救治，阴血外亡，气无依附，则气随血脱。

此外，在湿温后期，湿热之邪虽去，机体虚损未复，或因湿邪久恋，阳气受损而见形寒神倦，面浮肢肿；或因脾虚气弱，而致倦怠乏力，食少便溏；或因阴液消亡，而为低热颧红，盗汗，咽干，皆所常见。

二、治疗

（一）治疗原则

1. 化燥之前，治以化湿清热

本病系湿热为患，故在其化燥之前，以化湿清热为基本治疗原则。邪在表卫者，宜芳香宣化，通利上焦肺气，俾气化而湿化，不可误用辛温峻剂发汗，否则不唯温邪不去，反伤阳气、津液，亦不可早投寒凉，免致阳气被遏，湿邪内陷。邪在中焦者，宜调气畅中，分消湿热，俾湿开而热透；如湿重于热，苦温芳化为主，佐以苦寒泄热；如热邪偏重，则以辛寒或苦寒清热为主，佐以苦温芳化；湿热胶结，治疗虽难，用辛开苦降治法，开上、运中、淡渗以祛湿，辛寒、苦寒以清热，积极调理，亦可分消湿热。病在下焦，湿重热轻，则以淡渗利湿以通阳化气为主．佐以清热；湿热并重，则清热淡渗并举。

2．病入营血，治以凉血解毒

湿热化火，入营入血，则与一般温病治法基本相同，以凉血解毒为主，慎用祛湿之法。

3．由实转虚，治以扶正固脱

湿温后期，往往出现由实转虚的变化，如因出血不止而气随血脱者，治以益气固脱；如因病后气阴两伤者，治以益气养阴。

4．正确理解湿温治疗“三禁”

所谓“三禁”，指湿温的治疗应遵守禁汗、禁下、禁滋腻的原则。如《温病条辨》谓：“湿温汗之则神昏耳聋，甚则目瞑不欲言，下之则洞泄，润之则病深不解。”湿温治疗三禁，应辩证地看问题，不能绝对化。所谓禁汗，原指湿温初起“头痛恶寒”，证似“伤寒太阳表证”而实为湿遏卫阳，故不应误用伤寒之辛温汗法，以免以热助热，热盛则神昏耳聋，而适当应用辛凉芳化之品，如金银花、连翘、藿香、杏仁之类宣化卫分之湿热，不在禁忌之例。所谓禁下，原指湿温“中满不饥”，证似“食滞内停”而实为湿困太阴所致，故不应误用下法而重抑脾阳之升，以免湿邪内陷而泄泻，但若湿热化燥内结阳明腑证，或湿热夹滞见腹胀便秘亦可采用攻下之法，但攻下不宜峻猛，恐伤中阳，一般以轻法频下为宜。所谓禁滋腻，原指湿温“午后身热”，状若“阴虚”，湿邪性本黏滞，不应误作阴虚而用滋腻之法以助湿邪，以致邪气胶固则病深不解，若湿温化燥化火，入营入血后期，营阴亏耗亦应用甘寒、咸寒之剂以救阴。

（二）治法方药

卫分证

［湿遏卫阳］

治法：芳香化湿，疏中解表。

方药：藿朴夏苓汤加减。方中藿香、豆豉芳化宣透；半夏、厚朴、蔻仁理气燥湿；赤苓、猪苓、泽泻、薏苡仁淡渗利湿；尤妙在杏仁宣畅肺气，通利三焦，使表里之湿，内外分解。恶寒无汗加苍术皮、香薷、葱白以助其透达之力；头痛身痛加羌活。

气分证

［湿重于热］

治法：宣气化湿，佐以淡渗。

方药：三仁汤。方中杏仁、白蔻仁、半夏、厚朴芳香行气化湿；薏苡仁、滑石、竹叶、通草淡渗利湿清热。肺气宣、气化行而湿郁开，湿去则热邪无所凭借，病即易已。

［湿热并重］

治法：化湿清热。

方药：王氏连朴饮。方中黄连苦寒清热，兼能燥湿，为本方之主药；伍以厚朴、半夏利气燥湿，和胃降逆；菖蒲开郁泄浊；栀子、豆豉清宣郁热；芦根清利湿热。合为辛开苦降，湿热兼治之方。胸腹闷胀，呕恶尿赤者，可用甘露消毒丹化浊利湿，清热解毒。如湿热蒸酿痰浊，上蒙清窍，时或神昏谵语而身热不甚者，可用菖蒲郁金汤清热化湿，豁痰开窍；如昏蒙较甚，加服至宝丹以开窍醒神。

湿热熏蒸肝胆而为黄疸者，用茵陈蒿汤，小便短赤．加猪苓、茯苓皮、滑石、通草、泽泻之属，以分利湿热。湿热郁于肌表，透出白㾦者，用薏苡竹叶散，辛凉疏表，淡渗利湿。湿热下注膀胱，水道不利者，用六一散合茯苓皮汤。湿热夹滞，阻于胃肠，大便不通，或溏而不爽者，用枳实导滞丸。

[热重于湿]

治法：清热为主，兼化湿邪。

方药：白虎加苍术汤。本方以白虎汤清泄阳明气分之热，佐以苍术以燥太阴脾湿。热郁化火者更加黄连、栀子清热泻火；津液受损者重加芦根、天花粉，清热生津。

[湿热化燥]

治法：清气泄热。

方药：白虎汤。湿未尽化，胸闷泛恶，小便短赤者，酌加芳香宣气、淡渗利湿之品，如滑石、藿香、佩兰、白茅根、芦根等。入里成实，腹胀便闭，可用调胃承气汤；若痞、满、燥、实具备，非攻下不足以泄热者，用大承气汤攻下结热。

营、血分证

[热入营血]

治法：在营，清营泄热；入血，则凉血散血。

方药：以清营汤为主方，酌加羚羊角、白薇、白茅根、芦根、石斛、天花粉泄热凉营生津。如热动肝风，宜清热泻火，平肝息风，常用羚角钩藤汤加石决明，配合止痉散（全蝎、蜈蚣）、紫雪丹。如血热炽盛迫血妄行而出血者，宜清热凉血止血，常用犀角地黄汤合黄连解毒汤泻火凉血、止血消瘀。吐血、咯血、鼻衄加金银花、连翘、荷叶边、杏仁、薏苡仁、藕节、滑石、鲜芦根、鲜茅根；便血加银花炭、地榆炭、紫草、仙鹤草、白槿花、旱莲草、槐花；尿血加鲜茅根、益母草、鲜车前草。如出血不止，以致气随血脱者，急予独参汤益气固脱。若血仍不止者，当视其虚实，如发热仍高，呼吸气粗，神烦，口渴，腹痛拒按，脉洪大，舌质红、苔黄腻者，仍宜清热、解毒，凉血止血为主，药如金银花、连翘、生地、地榆、阿胶、仙鹤草、三七、黄芩、黄连合西洋参、山萸萸、龙骨、牡蛎益气固脱；如身热骤降，面色㿠白，时有冷汗，脉微细，舌淡苔薄者，宜益气固脱，温涩止血，药如人参、黄芪、龙骨、牡蛎、炒艾叶、仙鹤草、三七、阿胶、赤石脂、炙甘草。湿温后期，邪气已却而体虚未复者，应根据具体情况，分别处理，如阳气衰微者宜益气温阳，脾虚者健脾，阴虚者宜滋阴生津等等。治疗之外，更需注意饮食、休息、医护结合，以促进康复。

（三）其他治法

1. 单方验方

（1）用烧酒 1 盅，隔水炖热，然后用灯芯草搓成团，蘸上热酒在白㾦上轻轻擦过。适用于白㾦初发时。

（2）用黄连 1~1.5g，苏叶 0.5~1.0g，煎汤，小口呷服。适用于呕恶不止，昼夜不瘥者。

（3）姜酊（每 10mL 内含姜汁浸膏 0.2mL），口服，每次 2~5mL，每日 3~4 次。亦可口服薄荷水，每次 10mL，每日 3~4 次。适用于腹胀难忍者。

2. 中成药

（1）玉枢丹 1.5g，匀 4 份，每 3 小时服 1 份。适用于湿蒙心包之神识模糊、苔腻浊者。

（2）神犀丹或至宝丹 1 粒，化服；或清开灵 10mL，加入 5％葡萄糖氯化钠注射液 250mL 中，静脉滴注。适用于热陷心营之神昏谵语、舌质红绛者。

【转归及预后】

湿温病的发展过程具有一定的规律性。以证候的变化言之：病之初起，多见湿遏卫阳，表里同病；入里之后，便渐由湿重于热转化为热重于湿或湿热并重；最后湿化燥，热化火，而归于阳明或迫入营血。就虚实的变化言之，初期、中期，湿热郁蒸，湿热化燥，均属实证；后期邪却正虚，即由实转虚；但亦有在邪实阶段骤然由实转虚的。

湿温病的预后，主要与病情轻重及传变的浅深有关。凡病势较浅，病情单纯，病程较短，邪在气分阶段即获解除者，预后大多良好；反之，邪势深重，病程迁延，邪恋不解，化火动血，或湿邪久恋，损伤阳气，甚至导致气随血脱，或阳气外亡者，预后大多严重，应予高度重视。

第四节　暑　温

【定义】

暑温，系夏季感受暑热邪毒所致，临床表现为初起即见壮热、汗出、烦渴、喘息、面赤、头晕，甚则神昏、抽搐等为主要表现的急性外感热病。其特点是发病急骤，高热势盛，易耗气伤津，其病变化多端而迅速，极易热毒内陷，出现窍闭动风及津气欲脱等危重证候。

【病因病机】

暑温的病因，主要是夏暑之季，外受暑热邪毒所致，即因夏月中暑毒而发。因夏暑之季，由于劳倦或饥饿，使元气亏乏，先虚其内，暑热邪毒遂乘虚而入，袭人为患。暑邪侵入人体系由口鼻而入，传变迅速，其病机变化，具有以下特点。

1. **热盛阳明**

暑邪外袭，虽多先犯肺卫，病初"形似伤寒"呈现卫气病变，但暑邪受自口鼻，从上而下，不比"伤寒"从下而上，故酷暑之气易速入阳明，阳明为多气多血之海，阳明受暑热则呈现阳明热盛之特征，面赤身热，汗多烦渴，脉洪大而数，此即叶天士《温热论·三时伏气外感篇》"夏暑发自阳明"之谓。

2. **伤津耗气**

暑火同气，《内经》曰："壮火食气。"故暑热炽盛，不仅灼津耗液，亦可损耗正气。暑热迫津外泄，汗出太过，不仅津丢液失，正气亦可随之外泄，致使正气再次耗损，所以暑温极易出现津亏气耗，甚至津气欲脱。

3. **易陷心营**

暑性炎热，暑火同气，火气通心，故暑热最易内陷心营。心营受暑，则心神不安，甚或闭阻心窍而昏谵。心包络与肝同属厥阴，暑热引动肝风，风火相煽，极易发生动风痉厥，即所谓"窍闭风动"等危候。

4. **暑多夹湿**

《素问·热论篇》："先夏至日者为病温，后夏至日者为病暑。"夏至节气之后，气候不仅暑热炽盛，且湿气大动，故吴鞠通谓："不兼湿不得名暑温。"虽说此论有偏激之嫌，至少暑温常夹湿邪。湿性黏滞，暑热与湿交结，上可犯肺，中困脾胃，或结于下焦，阻滞气机，则肺失宣而咳逆，脾胃失运而呕逆泄泻，气化失司而小便不利或关格癃闭。

综上可见，暑温是由感受暑热毒邪所致，其感邪与人体正气虚衰有一定关系。邪虽外受，暑热为阳热之邪，其病机初起即多见正邪相争于阳明气分，呈现一派阳热炽盛之势。暑多兼湿，暑热与湿交结，上可犯肺，中困脾胃，或结于下焦，病机可呈现气机阻滞之特点。随着疾病的发展，暑温病机由气分进入营血分。暑火同气，火气通心，暑热扰蒙心包，甚至转为动风痉厥的病机特点。因壮火食气，火热灼津的病机特性，热势犹盛，正气（气、津）亦伤可谓暑温的常态病机。及至后期，病机可为余邪未尽，气阴未复。总之，暑温病机始在卫气，继及营血，暑热、湿邪是其标，气阴两虚是其本。病在卫气阶段以邪实为主，病入营血分则邪盛正虚，暑邪极甚，亦可动风痉厥，内闭外脱，病邪衰减则属正虚邪恋。

【诊断与鉴别诊断】

一、诊断

（一）发病特点

本病发生于夏季盛暑，具有发病急骤，传变迅速的特点，或可具有流行性。体质虚弱，或劳倦过度，或溽暑冒日，耗伤正气者，易于罹病。

（二）临床表现

壮热，烦渴，汗大出，脉洪大为其初起典型症状，临床且多见神昏谵语，吐衄痉厥等变证。

血液中白细胞总数及中性粒细胞增高，嗜酸性粒细胞减少。脑脊液检查呈颅内压增高，或"乙脑"血凝抑制试验检测 IgM 抗体阳性，或血液、脑脊液、尿液培养有钩端螺旋体生长，均有助于诊断。

二、鉴别诊断

1. 湿温

湿温也为夏秋季常见的温病。其病因是感受湿热邪毒而引起；或因素蕴脾湿复感外邪而发。湿温初起以身热不扬、头痛恶寒、身重疼痛、脘痞、不渴、苔腻、脉濡缓等为主症。后期也可热甚伤津或入营血，但多见下血、亡阳等证。湿温病变的特点在于发病缓慢，病势缠绵，易发白㾦，病程较长。暑温虽易夹湿，兼见身重、胸脘痞闷等症，但因其感受暑邪热毒，故以热为主。多见高热、烦渴、多汗、脉洪大等症。暑温后期易入心营及耗伤元气真阴，多见神昏、抽搐、角弓反张等症。暑温病变特点是发病急骤，传变迅速，耗气伤津，易神昏动风。

2. 中暑

中暑多发于酷暑炎夏，暴日劳作或高温汗出，耗气伤阴，以卒中为特点，昏迷等症发生突然；而暑温系感受暑热邪毒为病，先有卫气暑热炽盛之候，经过一段演变发展过程，随后逐渐出现神昏抽搐等症。

3. 疟疾

疟之种类颇多，要与暑温鉴别者是暑疟和瘴疟。暑疟亦称"温疟"，发作时但热不寒，或热多寒少，烦渴而喘，便结溲黄，头痛，汗多，舌红苔黄，脉弦大而虚；或可兼见身重而痛，呕逆痞满等症。瘅疟证情危重，需与暑温鉴别者为瘅疟之"热瘅"，热瘅壮热不寒，面目尽赤，烦渴喜冷饮，头痛剧烈，溲赤便秘或自利，甚则神志昏迷，狂妄多言，抽搐动风，舌红绛，苔垢黑，脉洪数或弦。这两种疟疾与暑温及暑温动风，邪入心营之症有相似之处。但是暑疟和瘅疟多具有反复发作，高热烦渴随汗出而退的特点。

【辨证论治】

一、辨证

(一) 辨证要点

本病的发病过程和传变机制，虽具有温病的一般规律，即由表入里，由卫气至营血。但由于本病发病急骤，传变迅速，卫、气、营、血各阶段之间的传变界限有时很难区分，高热、神昏、惊厥等急剧症状，往往出现得比较突然。为能及时掌握病情性质及动态变化，阻止其向危重方面发展，应注意以下几点。

1. 辨耗气伤阴的程度

口渴引饮，舌干少液即为伤津之证；神疲脉虚乃耗气之象，而两者恒多并见。如进而出现消渴不已，或渴不消水，舌光红绛而干，脉细数，为灼伤肝肾真阴之象；兼见咳嗽吐血，则为火邪灼伤肺阴，络脉受损所致；若兼见心烦不得眠，为心阴亏耗，心神失宁之故；若汗出不止，喘喝脉大，当知其为元气欲脱之兆。凡此种种，皆津气大虚，化源欲竭，必须及时救治，杜其他变。

2. 辨暑邪逆传动风的征兆

暑温至出现昏迷不醒、谵妄、抽搐、角弓反张、四肢逆冷等症，已属危重难治。所以必须详察细辨，防患于未然，掌握治疗的主动权。凡病暑温者，出现嗜睡，且逐步加重以致沉睡难醒，或难于入睡，烦躁不宁，静则多言等，皆神昏的先兆；神志恍惚，时清时昧，为神昏之轻者。剧烈头痛，伴有呕吐，须警惕其神昏动风；手足不时微微抽动，惊惕肉瞤，项强，皆为动风之象。若烦热甚，或汗出不止，凡见有手足温度有逐渐下降趋势，脉大或逐渐变为虚细者，为行将发生厥逆的征兆，应予充分注意。

3. 辨暑温夹湿邪的兼证

暑令湿盛，故暑温发病，多兼感湿。故暑温兼见胸痞身重，脘闷泛恶，苔腻脉濡等症者，可按暑温夹湿论治。

(二) 症候

[暑犯肺卫]

症状：身热有汗，或微有恶风，咳嗽头胀，骨节酸楚，口干，脉浮数，苔薄。夹湿者，兼有脘闷恶心，身重，苔腻等。

病机分析：本证属暑温之轻者，暑热毒邪袭于手太阴肺经，卫气受困，肺失宣降，故见身热恶风，咳嗽肢痛，脉浮等肺卫症状。然暑为阳邪，稍隔时日后，恶风即可消失，热逼炎熏，则汗出渐多，津液日耗，则口干渐著。兼夹湿邪，则脾土受困，运化失职，故胸闷、肢重、苔腻。

［暑燔阳明］

症状：壮热多汗，心烦恶热，头痛，面赤气粗，口渴引饮，或见便秘。苔黄，脉象洪大而虚或芤。

病机分析：热燔阳明为暑温本证。邪热内炽致壮热渴引；火性炎上而头痛面赤；暑热与心火同气，"心受邪迫，汗出而烦"；炎暑克金，则气粗若喘；热盛汗多，耗伤气阴，故脉洪大而虚。

［暑入营血］

症状：灼热烦躁，夜寐不安，口干，间有谵语，脉虚数，舌绛；暑邪入血，灼热神昏，谵妄错语，斑疹紫黑，吐血衄血，舌绛苔焦。夹痰者，可兼见痰鸣喘息，苔浊腻。

病机分析：暑与心火同气，心主血属营，故暑邪易入心营，扰乱神明，轻则心烦躁扰不安，甚则昏迷谵妄；营阴既伤，则脉虚而舌绛。暑热毒邪炽盛，深入血分，阴伤动血，则灼热、斑疹、衄血；热邪鸱张，阴血消涸则舌绛苔焦。痰热阻肺，气机逆乱，蒙蔽心窍，以致神昏而见痰喘苔浊。

［暑热动风］

症状：高热躁扰，手足瞤动，项强，甚则神昏，喉间痰壅，喘促鼻煽，瘛疭，角弓反张，脉细数，舌绛。或暑热久羁，神昧，五心烦热，手足蠕动。舌干绛，脉细数无力。

病机分析：暑热炽盛，阴液耗损，肝风内动，故肉瞤项强，甚则痉厥瘛疭，角弓反张，有如痫状，名曰暑痫，盖由风火相煽，闭塞清窍，遂致神志昏迷。若暑热久郁，必消烁下焦真阴，以致精血亏耗，阴不维阳而虚风内动，故亦见神昧，手足蠕动等动风现象，但与前者有虚实之别。真阴虚衰，故五心烦热，脉细数无力。

［暑温厥逆］

症状：高热神昏，不省人事，身热气粗，汗出如油，手足厥冷，惊悸口噤，脉洪大而数或脉伏；或大汗淋漓，喘急昏糊，神志不清。四肢逆冷，脉故大无根或沉细欲绝。

病机分析：前者多由暑燔阳明而陷入者。暑邪内扰，热毒熏蒸，致邪闭清窍，神明无主，故神昏惊悸；暑毒内蒸，则身热气粗，脉洪大而数；热邪怫郁，气机阻逆，则手足反见厥冷，脉伏，热深则厥深，热微则厥微。后者由元气元阴消涸殆尽，孤阳无所依附，大汗阳越，阳气欲竭，故神昧、逆冷、脉散诸危候迭至。

［暑温挟湿］

症状：暑湿中困，壮热烦渴，汗多溺短，脘痞身重，呕恶，苔腻，脉洪大；暑湿弥漫，身热耳聋，脘痞胸闷，下利稀水，溺赤，渴不甚饮，咳痰或带血，舌红苔黄腻，脉濡细；暑湿伤气，身热心烦，四肢困倦，胸闷气短，自汗口渴，尿赤便溏。苔腻，脉大而无力。

病机分析：暑热盛于阳明，则见壮热烦渴，汗多溺短；湿邪困阻太阴则脘痞身重，呕恶；暑湿蒸腾于上则身热耳聋，叶天士曰："湿乃重浊之邪，热乃熏蒸之气，热处湿中，蒸淫之气上迫清窍，耳为之失聪，不与少阳耳聋同例。"暑湿下迫肠道，分清泌浊失职，致下利溺赤；暑湿恋肺伤络，清肃无权，故咳痰带血；苔黄腻舌红，脉濡细，皆暑热兼湿之征象；暑湿久恋，伤及中气，故肢困气短，脉象无力。

二、治疗

（一）治疗原则

关于暑温之治疗，一般习于首用辛凉，继用甘寒，终用甘酸敛津，不必用下。因暑温多汗，古有忌利小便、忌汗、忌下，以免伤阴，引邪内陷之谓。对于此说，可做参考也不可拘泥。邪在肺卫，虽有汗，也可辛凉轻解；暑湿之患，仍可利小便以渗湿；热扰神明，大便秘结，也可兼用通下；暑邪入营，则清营透热；入血当须凉血散血；对于见有动风、神昏、厥变之象者，宜早投清心开窍、息风救逆之剂，若有迟疑，每易坐失良机，以致不治。

（二）治法方药

[暑犯肺卫]

治法：清热宣气，解暑保金。

方药：宜《时病论》清宣金脏法，药用牛蒡子、川贝母、马兜铃、杏仁、瓜蒌皮、桔梗、冬桑叶、枇杷叶。本法具有清热宣肺的功效。以牛蒡子、川贝母、马兜铃、桑叶清其肺热；杏仁、瓜蒌皮、桔梗宣其肺气；枇杷叶宣降其肺；尚可酌加金银花、青蒿等，增强清热解暑之功。若兼夹湿邪者，可参入生薏苡仁、生扁豆、茯苓、鲜藿香、佩兰等，以芳香淡渗宣泄之。暑邪夹风，宜宣散表邪而清暑热，黄连香薷饮加金银花、连翘、白茅根、芦根等。

[暑燔阳明]

治法：清气泄热，益气生津。

方药：白虎加人参汤。以石膏、知母清热泻火；人参益气生津；佐甘草、粳米养胃和中；全方共有清热益气生津的功能。也可加金银花、连翘、大青叶、板蓝根等，以增强其清热泻火之功。如果暑热虽甚，津气未伤者，可径用白虎汤，直清邪热。若便秘不通，腹胀者，可合用凉膈散包煎，或少入生大黄，以涤热结。

[暑入营血]

治法：清心涤暑，凉营息风；凉血解毒，开窍镇痉。

方药：暑入营分，用清营汤加紫草、板蓝根。以犀角（水牛角）清热凉血解毒为主；配黄连、竹叶心、紫草、板蓝根清心泻火；丹参、生地、玄参、麦门冬清营热、滋营阴；金银花、连翘轻宣泄热，使营分邪热转出气分而解。本方有清营凉血解毒的功用。夹痰者加胆南星、天竺黄或淡竹沥。若营分热盛而致内扰心包，出现烦躁不眠或谵语，则可加服安宫牛黄丸，清心解毒，凉血开窍。痰蒙心窍，神志不清者，加郁金、鲜石菖蒲、远志等。神志昏谵而苔浊腻者加苏合香丸。

暑入血分，宜亟用犀角地黄汤，合神犀丹或安宫牛黄丸，凉血解毒，清心开窍。叶天士《外感温热篇》说："入血就恐耗血动血，直须凉血散血。"故以犀角（水牛角代）清热凉血解毒，生地养阴清热、凉血止血，丹皮凉血散血，赤芍和营泄热。本方合神犀丹或安宫牛黄丸，加强凉血解毒开窍之功。若神昏而伴痉厥者，可加用紫雪丹。

[暑热动风]

治法：清营凉血，平肝息风；滋阴潜阳，息风镇痉。

方药：暑热亢盛，热极动风，当用清营汤合羚角钩藤汤，清营凉血，解毒养阴，息风镇痉。羚角钩藤汤以羚羊角、钩藤、桑叶、菊花凉肝息风定痉，川贝母、茯神化痰安神，芍药、甘草、鲜生地酸甘化阴，滋阴血以缓肝急，竹茹清泄肝胆之热。全方具有清热凉肝、息风定痉的功效。若心营热甚，可加犀角（水牛角）、丹皮，或更入紫雪丹，以增凉营清心、息风开窍之力。若阳明胃热炽盛可加石膏、知母辛寒清气。抽搐较甚者，可入蜈蚣、全蝎、地龙、僵蚕等镇痉息风。见喘促痰鸣者加猴枣散吞服，清热豁痰以平喘急。

下焦阴伤，肝脉失养，虚风内动，宜用大定风珠。本方即三甲复脉汤加五味子、鸡子黄。方以牡蛎、鳖甲、龟板潜阳镇痉，地黄、白芍、麦门冬、阿胶、麻仁滋养阴血，而退虚热，炙甘草、五味子，鸡子黄酸甘化阴，滋液复脉息风，合奏育阴潜阳，养血息风之效。凉肝息风与滋阴息风作用不同，前者着重祛邪，后者偏于扶正，临床务必辨清动风之属实、属虚而分别施治。

［暑温厥逆］

治法：清心开窍，清气凉营；大补元气，回阳救逆。

方药：暑热蒸迫于里，热深厥深，清窍闭塞，心神失主，应速投安宫牛黄丸或紫雪丹，清心开窍，同时根据辨证，投以清气泄热或清营凉血之剂。并可结合针刺人中、十宣、曲池、合谷等穴，清泄邪热，苏醒神志。俟闭开神清厥回以后，再按暑温辨证投药。

元气真阴消涸，孤阳暴脱，当先回阳固脱，用参附汤或参附龙牡汤等。参附龙牡汤以人参大补元气，附子温壮真阳，龙骨、牡蛎敛汗固脱，有回阳救逆之功。此属暑温变证之治疗。

［暑温夹湿］

治法：清暑化湿，宣泄三焦。

方药：暑湿困中，宜苍术白虎汤。以白虎汤清阳明胃热；苍术燥太阴脾湿。暑湿弥漫三焦，宜三石汤宣泄上中下三焦暑湿之邪。本方以杏仁宣达上焦肺气；石膏、竹茹、银花、金汁清泄中焦，涤暑解毒；滑石、通草、寒水石泄利下焦暑湿。亦可参用《时病论》的清凉涤暑法治之。药用滑石、生甘草、青蒿、白扁豆、连翘、白茯苓、通草、西瓜翠衣，有清暑渗湿之功。若暑湿伤肺而吐衄咳喘者，可用清络饮加杏仁苡仁滑石汤。本方为清泄暑湿的轻清之剂。方以西瓜翠衣、鲜扁豆花、丝瓜皮、鲜竹叶心清泄暑热；杏仁宣达肺金；鲜荷叶边、滑石、薏苡仁渗泄暑湿。暑湿去，肺气复，则吐衄喘咳亦愈。若因见血，即滥投凉血止血，反有滞留湿邪之弊。

暑湿伤气者，宜东垣清暑益气汤，清暑利湿，补益元气。方中黄芪、党参、甘草、白术健脾益气；升麻、葛根清热胜湿；苍术、青皮、陈皮、神曲化湿和中；麦门冬、五味子、当归养血敛阴；黄檗、泽泻利湿清热；姜、枣和中养胃。此外，若暑耗津气，出现身热气高、肢困神惫，心烦不宁，汗多欲脱者，宜清暑除热，益气生津，选用王氏清暑益气汤合生脉散加减以治之。暑温后期，常出现低热烦躁，神情痴呆，语言不利，或昏迷不醒，半身不遂，手足颤动，拘急强直等后遗症状，治宜益气阴，除余热，豁痰清心开窍，活血化瘀通络，滋养肝肾，息风潜阳，选用三甲散或补阳还五汤等加减以治之。暑温之后遗诸症，较难收效，故应采用综合措施缓图取效，不宜急投峻补峻攻之剂。

（三）其他治法

1. 单方验方

（1）复方板蓝根煎液：板蓝根 15g，金银花 9g，酢浆草、鸭跖草、一枝黄花、蒲公英、紫花地丁各 30g。早期即可服用，每日 1～2 剂，每剂分煎 2 次内服，直至痊愈。

（2）千金散：全蝎、僵蚕各 9g，朱砂 15g，牛黄 1.8g，黄连、天麻各 12g，龙胆草、甘草各 6g，共研极细面。每日 2g，分 3 次薄荷汤送下，儿童减半。适用于暑温惊厥、昏迷、头痛、嗜睡等证。

（3）复方九里香煎液：九里香叶 15～30g，金盏银盘（全草）30～60g，狗肝菜（全草）或大青叶 30～60g，加水煎煮 30 分钟，药液成 60～100mL。分 2 次服用。适用于暑温卫气同病。

（4）五汁饮：用鲜西瓜、鲜莲叶、鲜茅根、鲜竹叶心、鲜马蹄金等煎汁，频频饮服代水。适用于暑温阴伤，口渴少尿者。

2. 中成药

（1）清开灵注射液：每次 2～4mL，肌内注射，每日 2～3 次；或 20～40mL 加入 5% 葡萄糖注射液 500mL 之中，静脉滴注，每日 1～2 次。适用于高热患者。

（2）醒脑静注射液：每次 4～6mL，肌内注射，每日 2～3 次；或 20～40mL 加入 5% 葡萄糖注射液 500mL 内，静脉滴注，每日 1～2 次。适用于高热谵妄神昏者。

（3）六神丸：每次 10 粒，顿服，每日 2 次，不超过 3 次，儿童用量减半。或用冰片 0.03～0.06g（或用麝香 0.03～0.06g）、牛黄粉 0.3g、羚羊角粉 0.6g 和匀顿服，每日 1～2 次。适用于暑温神昏、喘促、厥逆之症。

3. 针灸

（1）退热：高热无汗或少汗者，针刺大椎、曲池；有汗或多汗者，针复溜、曲池；或点刺放血，点刺少商、商阳及十宣，放血少许。耳针：针耳尖、肾上腺、内分泌、枕、心、皮质下、神门、肝、脾等穴，每次选 2～3 穴，针刺或埋针。耳尖及肾上腺可放血。

（2）止痉厥抽风：主穴选人中、合谷；备穴选太冲、内关、后溪、风池。先针主穴，效果不显著时加用 1～2 个备穴；或针鸠尾、长强，适用于抽风甚剧时。耳针：针神门、交感、枕、心等穴。

（3）平喘促：主穴选人中、素髎、太冲、内关、膻中；备穴选足三里、天突、合谷。先针主穴，每次 2～3 个穴，无效时加备穴。耳针：针心、肺、交感、肾上腺、皮质下、脑干等穴，每次选 2～3 个穴。

（4）回厥逆：主穴选涌泉、足三里；配穴选内关、人中、素髎。耳针：主穴选皮质下、肾上腺、内分泌；配穴选交感、心、肝。针刺回厥逆，留针时间宜长，间隔捻转，待厥回尚须留针数小时，然后起针。耳针作配合使用。

【转归及预后】

暑温为病，发病急骤，变化多端而迅速，只要观察周详，辨证无误，治疗及时，大部分患者可获痊愈。然而本病的变证，如神昏、抽风、厥脱等，证情凶险，若治不及时，易致死亡。也有部分患者，经过救治，虽得幸存，但遗有痴呆、神昏、瘫痪、抽风强直、言语不利或失语等症，其中有的经过调治，可获恢复或症状改善；有的则虽经多方治疗，效果罔然，成为终身遗患。

第五节　中　暑

【定义】

夏日酷暑炎热之季，暴日劳作，暑热内袭，或炎暑夹湿伤人，逼汗出而伤阴，骤然发为高热、出汗、神昏、嗜睡，甚则躁扰抽搐者，称为中暑。

【病因病机】

一、病因

中暑的发生，主要是由于夏月天气炎热，或外界气温增高，以致人体不能适应所致，因此它的病因是外感暑热之邪。中暑的内因，一般责之于正气虚，亦即认为人体不能适应外界气温的变化而致病，故《脾胃论·卷中》中提到："此病皆由饮食劳倦损其脾胃，乘天暑而病作也。"说明身体虚弱者，特别是脾胃虚弱者，容易在炎热的气候下发生中暑，但是还要有一定诱因，如在气候炎热下劳役、长途行走，或在高温环境、通气不良及湿度较高的环境下，过度体力劳动，均可发生中暑。

二、病机

1. 暑热亢盛

《丹溪心法·中暑》说："暑乃夏月炎暑也，盛热之气者，火也。"夏月天气炎热，或外界气温增高，暑热袭人，身体虚弱者易受邪，而发为中暑阳证。

2. 气阴两虚

暑为热邪，最易耗气伤津，呈现气阴两虚的中暑阴证。

3. 暑热扰心

心为君主之官，主神明，暑热之邪由气分深入营分，心包代君受邪，出现神明受扰的症候。

4. 暑热生风

暑热引动五脏之火，内外相煽，出现热极生风的症候。

根据上述分析，本病之病机具有以下特点。

1. 暑热多属火病

如《丹溪心法·中暑》说："暑乃夏月炎暑也，盛热之气者，火也。"所谓火，其含义，一方面是指病因，如天气炎热、气温增高；一方面也指人体的各种紧张亢进现象，因此所谓暑为火病，亦即指暑病的发生，系因天气炎热、人体调节功能过度紧张而致不能适应所发生的疾病。

2. 中暑多属虚证

中暑从证候性质本身来说，多属虚证，其原因：一方面是由于炎热的影响，人体的生理活动处在比较紧张亢进的状态，因而也就时刻潜伏着一种骤然衰退甚至衰竭的危机。另一方面是在夏月炎热气候之中，由于热的影响，人体由于过度紧张亢进而出现衰惫状态，即人体正常生理调节功能的来源缺乏，储备能力不足，人体的各种生理活动所必需物质亦消耗过多。前者说明人体在自然环境气候变化中的病理生理变化，后者说明外因与内因之间的相互影响。可见在夏令炎热的气候中，人体体质的一般病理状态虚者居多，因此中暑的症状，从证候性质来说也就多属虚证。

3. 多湿之人易中暑

《医门法律·热湿暑三气门》说："体中多湿之人，最易中暑，两相感召故也，外暑蒸动内湿，二气交通，因而中暑。"又说："平素积痰，充满经络，一旦感召盛暑，痰阻其气，卒倒流涎，此湿暑合病之最剧者也。"说明肥胖体质，多痰多湿，加之外感暑热之邪，也易导致发病，故《时病论·卷四》亦说："缘其人不辞劳苦，赤日中行，酷暑之气鼓动其痰，痰阻心包所致。"说明了中暑的神昏，多夹有痰阻心包。

4. 中暑的病位在心

中暑一般均有程度不同的神志受扰症状。因心为君主之官，主神明，暑为火邪，故中暑为病，则常犯心包，出现神明受扰症状，所以中暑的病位在心或心包。

上述特点，对中暑的辨证论治，是十分重要的。

【诊断与鉴别诊断】

一、诊断

（一）发病特点

中暑的病史对诊断有决定意义。要询问患者在发病前有无在炎热气候中或高温环境下过度体力活动、长途行走、田间劳作等。并注意既往的患者健康状况，及发病时有无饥饿的情况，体质虚弱、饥饿等皆是中暑发病的内因。

（二）临床特点

在症状上，一般都有身热头痛，大量出汗，烦躁口渴，胸闷心烦，倦怠身重，恶心呕吐，或有喘满，或有腹泻，因大量出汗以致背恶寒，或全身恶寒，或小便时洒洒然毛耸，再则进一步可以闷倒，昏不识人。在体征上，一般可见面垢，脉虚，口开，齿燥，肌肤扪之大热，手足微冷，甚则可以有冷汗，肢厥，或有抽搐，或有息短、气促。

二、鉴别诊断

1. 中风

中风以中老年人多见，常因五志过极、心火暴甚，或劳累，或饱食饮酒后发病；多于冬春两季发病；其中脏者，突然昏倒，不省人事，苏醒后常遗留口眼㖞斜、半身不遂、语言謇涩等后遗症状。中暑者多有高温及强烈阳光的环境，及高温下工作或暑天烈日下长途行走、劳动的病史；发病时有高热、大量出汗、胸闷、恶心、呕吐，以致昏倒、神志不清；可有肢体强直、角弓反张、抽搐；无口眼㖞斜等后遗症状。《时病论·卷四》说："中暑忽然而发，如矢石之中人也……状若中风，但无口眼㖞斜之别，其脉洪濡，或滑而数。"

2. 痉病

痉病是以项背强急，四肢抽搐，甚至角弓反张为主要特征的一种病症，常有外感或内伤的基础病变。中暑有夏日劳作、长途行走及高温环境的发病特点；常有先兆症状，如乏力头昏、胸闷口渴、出汗较多，继则体温升高，恶心呕吐，以后昏迷、抽搐，热痉挛可因进食盐而迅速缓解。中暑"暑热生风证"可以类属于痉病"热甚发痉证"。

【辨证论治】

一、辨证

（一）辨证要点

1. 辨神色

中暑患者的面部多呈灰暗无神，皮肤无正常应有的光泽，中医谓为面垢，是为中暑患者特点之一。中暑患者精神每多衰惫不振，呈极度乏力状态，体倦较其他热病突出，亦为其临床特点之一。

2. 辨阴阳

中暑阳证与阴证必须加以区别。中暑患者高热或兼有恶寒者，多属中暑阳证；如身凉肢厥者，多属中暑阴证。中暑发热而多汗者，多属中暑阳证；身凉无汗者，多属中暑阴证。中暑患者渴欲饮水，饮水后心中安适者，多属中暑阳证；如渴欲饮水，水入则吐者，多属中暑阴证。脉见沉数，或见洪芤，则多属中暑阳证；脉见沉迟，或见浮弦，但浮弦脉之中重按呈芤象，则多属中暑阴证。

（二）症候

[中暑阳证]

症状：以气分暑热之表现为主，症见发热，汗出，烦躁，口渴，多饮，溲赤，脉洪大，舌质红而少津。或兼见恶寒。

病机分析：暑热在于气分，故见大热、大汗、大渴、脉大的临床表现。因暑热熏蒸，迫津外泄，故见多汗；汗出而腠理空疏，故亦可见恶寒；暑热在内，故见烦躁；暑热伤津，故见口渴，且欲多饮，小溲短赤；脉象洪大亦属热在气分的表现，甚则重按则虚；舌红少津亦为暑热伤津所致。

[中暑阴证]

症状：是由中暑阳证转化而来，由于暑热伤气耗液，最初表现症状气阴两虚而以气虚为突出，如身热汗出，精神衰惫，四肢困倦，胸满气短，不思饮食，大便溏泄，脉象洪缓等。若暑热致大汗不止，或呕吐腹泻不止，耗气伤阴，则往往出现四肢厥逆，冷汗自出，面色苍白，烦躁不安，渐则呼吸浅促，脉微细欲绝，甚则昏迷，不省人事，气阴两脱的险证。

病机分析：暑热耗气，故渐见精神困倦等气虚表现的症状突出，加之阴液耗损，气阴两虚，终至气阴两脱，故见四肢厥逆；面色苍白，脉微细欲绝，呼吸浅促，最后则神志昏昧不清。

[暑热蒙心]

症状：高热烦躁，汗出胸闷，猝然闷倒神昏，不省人事。脉象洪数，舌质红绛。

病机分析：为暑热之邪由气入营，蒙蔽心包所致。高热烦躁，汗出胸闷，仍是气分暑热的表现，及至闷倒神昏，乃暑热入营犯心。因暑热内甚，故脉象洪数；因邪入营分，故舌质红绛。

[暑热生风]

症状：高热，神昏，四肢抽搐。舌质红绛苔黄燥，脉洪数或弦数。

病机分析：暑热引动五脏之火，与外火交炽，故见高热；暑热扰心，则见神昏；热极生风，故见四肢抽搐；舌质红绛苔黄燥，脉洪数或弦数均暑热炽盛之象。

二、治疗

（一）治疗原则

中暑的治疗原则是根据暑的特点而来，暑为火邪，暑热伤气，暑热耗液，暑多夹湿，中暑闷倒则神昏，故治疗原则有清热、益气、养阴、除湿、开窍。

1. 清热

中暑的发生，主要是由于暑热侵害人体．临床表现主要为火证、热证，因此治疗上，清热是主要的治疗原则之一。清热又可分清气分热及清营分热两种情况，清气分热运用于中暑证而见高热、汗出、烦躁、口渴、脉洪大等症者；清营分热适用于中暑证而见高热神昏、舌质红绛者。

2. 益气

中暑证由于夏月伏阴与暑伤元气的缘故，在证候性质上多属虚证，因此对于中暑患者的临床治疗方面，益气也是中暑的主要治疗原则之一。中暑阴证即适用于以益气为主的治疗，其症状如身热汗出、精神衰惫、四肢困倦、胸满气短、不思饮食、大便溏泄、脉象洪缓等。

3. 养阴

因中暑证邪热易于耗伤阴液，故养阴也是中暑的治疗原则之一。由于养阴是直接补充耗损的各种有形物质，因此在治疗中暑中占有重要的位置，咸寒滋阴对控制抽搐尤有良效。

4. 除湿

多湿之人最易中暑，另外暑必挟湿，因此除湿也是中暑的治疗原则之一，在中暑患者见湿象显著者，如身重、汗少、尿短等，均可用除湿的方法治疗。一般除湿有 2 种途径，一是发汗祛湿，适宜于汗少、身重较著的中暑患者；一是利尿渗湿，适用于尿少短赤的中暑患者。

5. 开窍

中暑猝然昏仆倒地，或见四肢抽搐者，此为窍闭，因此开窍是中暑治疗的急救措施，适用于暑风患者。开窍有凉开及温开的不同，分别辨证用之。

（二）治法方药

[中暑阳证]

治法：清热生津。

方药：可选白虎汤为主方。方中石膏清阳明经热，知母清热养阴，甘草、粳米养胃生津，具清热、除烦、止渴之功，为治疗中暑气分壮热之良方。玉露散亦可酌用。若身热而渴，汗多，脉大无力者，可予白虎加人参汤，或白虎汤合生脉散化裁；若身热多汗，虚羸少气，气逆欲呕，舌红少苔，脉虚数者，可用竹叶石膏汤。

暑热伤津耗气，以身热、心烦、溺黄、口渴、自汗、肢倦神疲、脉虚无力为主症者，可予王氏清暑益气汤。此方以西洋参、石斛、甘草、粳米益气生津；黄连泻心火；知母清阳明；西瓜翠衣、荷梗、竹叶清热涤暑。若暑热伤气，身热不甚，证见恶寒、身重而疼痛，脉弦细或延迟者，可予东垣清暑益气汤。

暑热夹湿，症见凛凛恶寒、身热烦躁、口渴便溏者，可用黄连香薷饮；症见头痛发热，烦渴引饮，小便不利，呕吐泄泻者，可用桂苓甘露饮；症见壮热烦渴，汗多溺短，脘痞身重，脉洪大者，可用白虎加苍术汤。

[中暑阴证]

治法：益气固脱。

方药：可选生脉散合参附龙牡汤为主方。此证多因中暑患者汗出过多，或兼吐泻，出现面色苍白、肢冷汗出、烦躁不安、脉微细欲绝等变证，缘阴液亏损于前，阳气耗伤于后，故一面用生脉散益气救阴，一面用参附龙牡汤回阳固脱。若以阳微欲脱为急，可酌用四逆汤或回阳救急汤；暑邪误治，胃口伤残，延及中下，气塞填胸，躁乱口渴，邪结内踞，清浊交混，上盛下虚者，用来复丹；兼见神昏，用苏合香丸。

[暑热蒙心]

治法：清心开窍。

方药：可选用安宫牛黄丸、至宝丹或紫雪丹。此3种成药均有良好的清心开窍作用，其中安宫牛黄丸优于清热兼能解毒，至宝丹长于芳香辟秽，紫雪丹兼能息风。还可酌用行军散。一俟神志清醒，可选用清宫汤、清营汤清热凉营为治。

[暑热生风]

治法：清热凉肝息风。

方药：羚角钩藤汤。方中羚羊角、钩藤、桑叶、菊花清热平肝，息风解痉；生地、白芍、甘草凉血养肝，缓解挛急；再以贝母、竹茹化痰通络；茯神宁心安神。也可用羚角钩藤汤送服紫雪丹，以清心开窍，息风止痉。

若见热甚伤阴，阴虚风动者，可选用三甲复脉汤，抽搐较甚加用羚羊角。如见瘛疭、神倦、脉虚、舌绛少苔、时时欲脱者，应急予大定风珠。

（三）其他治法

1. 针灸

针灸治疗中暑具有明显效果，尤其是中暑症状的发生，一般都较急，因此更有其重要的地位。其治疗方法：

（1）中暑阳证及暑风，以针为主，选百会、人中、风池、风府、大椎、少商、商阳、神门、足三里、三阴交等穴为常用穴位。暑风患者，除必刺百会、人中、大椎以外，并可针刺少商、商阳、委中出血。

（2）中暑阴证，以灸为主，以气海、关元、肾俞等为常用穴位。

2. 中成药

（1）十滴水：健胃，祛暑。用于因中暑所致的头晕、恶心、腹痛、胃肠不适。口服，每次2～5mL，儿童酌减。

（2）红灵散：祛暑，开窍，辟瘟，解毒。用于中暑昏厥，头晕胸闷，恶心呕吐，腹痛泄泻。口服，每次0.6g，每日1次。

3. 单方验方

（1）鲜荷花或鲜荷叶，水煎服，用于中暑身热多汗，口渴引饮。

（2）鲜荷叶1张，鲜竹茹60g，水煎服，用于中暑身热。

（3）大蒜 3～5 瓣，捣烂和开水灌下，用于中暑昏倒，人事不省。

（4）韭菜汁（或姜汁）1 杯灌下，用于中暑神昏。

（5）冰片 1g，生石膏 30g，共为细末，每服 1.5g，开水送下，用于中暑发热、胸闷不适。

（6）绿豆、西瓜皮、冬瓜皮，不拘用量，水煎服，用于中暑身热汗出。

4. 刮痧

中暑闷倒神昏，民间亦认为属于痧症，可以用刮痧的办法治疗，在患者胸、腹、颈、项、背及手足弯曲处，用手指钳扭，或用羹匙、铜钱边缘刮皮肤，使皮下出血，出现青紫出血斑，患者可以苏醒并感觉轻快。

5. 温熨

对于中暑患者，可以用热的东西温熨少腹，如《金匮要略·杂疗方》谓："凡中喝死，不可使得冷，得冷便死，疗之方：屈草带绕喝人脐，使三两人溺其中，令温，亦可用热泥和屈草，亦可扣瓦碗底，按及车缸以着喝人，取令溺，须得流去，此谓道路穷卒，无汤，当令溺其中，欲使多人溺，取令温。若有汤便可与之，不可泥及车缸，恐此物冷，喝既在夏月，得热泥土，暖车缸，亦可用也。"车缸即车轮轴上的铁器，热土即被太阳晒热了的泥土，用这些东西来治疗，都是因在路上中暑猝倒取其他东西来不及，就地热熨的意思，如果有其他东西可以做少腹部热熨，那就不一定要用这些办法，任何热的东西都是可以的。温熨少腹部的治法，主要适用于中暑闷倒后，中暑阳证转变为中暑阴证时用之。

【转归及预后】

中暑的转归，一般病情严重者，可以由中暑阳证转变为中暑阴证，最后气阴两脱而死亡。因此中暑是比较危急的病证，轻症容易自愈，重症则必须紧急处理，因此早期及时治疗，是预防病情发展的重要措施。

第五章　肺 系 病 证

第一节　咳　　嗽

【定义】

咳嗽是肺系疾患的一个主要症状，多由六淫外邪侵袭肺系，或脏腑功能失调，内伤及肺，肺气不清，失于宣肃而上逆所成，以咳嗽或咯吐痰液为主要表现。古代曾将无痰而有声者称为咳，无声而有痰者称为嗽，既有痰又有声者称为咳嗽。究之临床，多痰声并见，难以截然分开，故以咳嗽并称。咳嗽既是独立性的病证，又是肺系多种病症的一个症状。本节是讨论以咳嗽为主要临床表现的一类病症。西医学的上呼吸道感染、支气管炎、支气管扩张、肺炎等以咳嗽为主症者可参考本病症进行辨证论治，其他疾病兼见咳嗽者，可与本病症联系互参。

【病因病机】

咳嗽为肺系疾患的主要证候之一，究其成因不外乎外感、内伤二途。或由外邪侵袭，肺卫受感，肺失宣降，因而发生咳嗽者；或由其他脏腑病变，传至肺脏而为咳嗽。张景岳云："咳证虽多，无非肺病。"陈修园《医学三字经·咳嗽》也曰："《黄帝内经》云五脏六腑皆令人咳，非独肺也。然肺为气之主，诸气上逆于肺则呛而咳，是咳嗽不止于肺，而亦不离于肺也。"兹据历代有关论述结合临床实际情况对本证的病因、病机讨论如下。

（一）外感咳嗽

外感咳嗽主要是由于风、寒、暑、湿、燥、火六淫之邪犯肺所致。

风、寒、暑、湿、燥、火六气皆能致咳，但是由于四时气候变化的不同，人体感受的致病外邪亦有区别，因而在临床上也就会出现风寒、风热或燥热等不同咳嗽，临床所见以风寒为多。又因风为百病之长，所以在外感咳嗽诸证中，不论由于风寒、风热或燥热，多以风为先导，挟寒、热、燥等外邪入侵，伤于肺系而为咳嗽。其他如吸入烟尘秽浊之气亦可犯肺致咳；肺主气，为五脏之华盖，上连喉咙，开窍于鼻，司呼吸，为气机出入升降之道，司清浊之宣运，外合皮毛，主一身之表。又肺为娇脏，畏寒畏热，主清肃，不耐邪侵。故外邪犯肺不外二途，一是从鼻窍直接吸入，由喉咙以至于肺；二是从皮毛侵入，因皮毛为肺之合，病邪从所合而至于肺。肺的主要功能是呼吸，肺气必须通畅，呼吸才能正常进行，外邪侵袭于肺，则肺气壅遏不宣，清肃之令失常，气道不利，肺气上逆，因而引起咳嗽。从另一方面来说，为了使呼吸之职得以正常进行，必然要改变肺气闭塞的现象，因此，咳嗽也是人体为了通畅肺气、排除病邪的表现，有其积极意义。若外感咳嗽初起，过用苦寒或收涩之品，往往会造成风邪恋肺不解，出现咳嗽迁延不愈。

（二）内伤咳嗽

肺脏虚弱，或他脏有病累及于肺，引起咳嗽，均属于内伤咳嗽，他脏引起内伤咳嗽的原因主要有以下数种。

1. 脾虚生痰

肺主气，脾主运化，肺气有赖于脾所运化的水谷精微以充养，若脾虚日久可导致肺气亦衰，出现咳嗽、气促、语言低微等症状；脾失健运，不能输布水谷精微，酿湿生痰，上渍于肺，壅塞肺气，影响气机出入，遂为咳嗽。前贤所谓"脾为生痰之源，肺为贮痰之器"，即是平素中阳不足，其寒饮入胃，从胃上膈循肺脉上至于肺系，导致肺气不利而为咳嗽。另外嗜酒及食辛辣燥热之品亦易化火生痰迫肺为咳。

2. 肝火犯肺

肝与肺以经络相连，肝经循行，"其支者，复从肝别贯膈，上注肺"（《灵枢·经脉》）。肝气升发，肺气肃降，升发与肃降互相制约、互相协调，则人体气机升降正常。若肝气郁结，失其升发疏泄之能，就会影响肺气的肃降而致咳嗽，如有些慢性咳嗽患者每因情志郁怒而诱发，就是肝对肺影响的表现。肝火上炎，灼伤肺阴，则可出现咳嗽、痰出不爽、咽喉干燥、胸胁胀满等症，这类病变，称之为"木火刑金"。

3. 肾气虚衰

人的呼吸虽由肺所主，但肾能帮助肺吸气，故称"肾主纳气"。肾精充足，吸入之气经过肺的肃降，才能使之下纳于肾。若肾精亏损，不能助肺吸气，就会出现呼吸短促等症，所以有"肺为气之主，肾为气之根"之说。肾虚咳嗽表现为上气不接下气，动则尤甚，多因肾虚不能纳气所致。又肺阴与肾阴有着相互滋生、相互依存的关系。若肾阴下亏不能上滋肺金或虚火上炎，灼伤肺阴，就会出现干咳少痰、颧红、口干、声嘶。另一方面，肺阴充足，金能生水，则肾阴亦充。在人体津液代谢方面，若肾阳不振，气化不利，以致水液停积，上逆犯肺，亦可导致咳嗽。

综上所述，不论外感、内伤之咳嗽，均为肺系受病而发生。外感咳嗽病起于肺，而内伤咳嗽则有他脏生病累及于肺者。正如《景岳全书·咳嗽》所说："外感之咳，其来在肺，故必由肺以及脏，此肺为本而脏为标也；内伤之咳，先因伤脏，故必由脏以及肺，此脏为本而肺为标也。"这里所说的标本，乃指所病脏腑之先后而言，明确地指出咳嗽之发生，都必须在肺脏受累之后才能出现。所以前人常说："肺体属金，譬如钟然，钟非叩不鸣。风寒暑湿燥火，六淫之邪，自外击之则鸣；劳欲情志，饮食炙煿之火，自内攻之则亦鸣。"可谓咳嗽病因病机的大略。

【诊断与鉴别诊断】

一、诊断

（一）发病特点

咳逆有声，或伴咽痒咯痰。

（二）临床表现

外感咳嗽，起病急，病程短，常伴恶寒发热等表证；内伤咳嗽多为久病，常反复发作，病程较长，常伴其他脏腑失调症状。

（三）实验室检查

血常规检查、胸部 X 线检查有助于诊断。

二、鉴别诊断

1. 肺痨

咳嗽是肺痨的主要症状之一。但肺痨由痨虫犯肺引起，以咳嗽、咯血、胸痛、潮热、盗汗、消瘦等为主要症状。应结合胸部 X 线等检查，以协助鉴别。

2. 肺胀

有久患咳、喘、哮等病证不愈的病史。在咳嗽的同时，并有胸中烦闷、膨膨胀满、上气咳喘，甚至面目晦暗、唇舌发绀、颜面四肢浮肿等症，且病情缠绵，经久难愈。

3. 哮病及喘证

哮病及喘证虽然也会兼见咳嗽，但各以哮、喘为其主要临床表现。哮病主要表现为发作性的喉中哮鸣有声，呼吸气促困难，甚则喘息不能平卧；喘证主要表现为呼吸困难，甚则张口抬肩，鼻翼翕动，不能平卧，是多种急、慢性疾病的一个症状。

4. 肺癌

常以阵发性呛咳或痰血为主要症状，多发于 40 岁以上吸烟男性，及时进行胸部 X 线检查及痰细胞学检查等有助于确诊。

【辨证论治】

咳嗽的辨证论治，首先要辨明外感、内伤，及其见证的属虚属实。外感咳嗽，是由外邪侵袭引起的，多属实证；内伤咳嗽，是脏腑功能失调引起的，多属虚证或虚中挟实。在治疗方面，外感咳嗽当以宣肺散邪为主，邪去则正安；内伤咳嗽则根据虚实夹杂和病情缓急，确定标本先后，随其虚实之所在而调之。

一、辨证

（一）辨证要点

1. 分清外感、内伤

一般说，外感咳嗽多是新病，起病急，病程短，伴有鼻塞流涕、喷嚏、咽痒、头胀痛、全身酸楚、恶风寒、发热等症（其他外邪为患，亦当有其相应症状）。内伤咳嗽多是宿疾，起病缓慢，往往有较长的咳嗽病史，有其他脏腑病症，如疲乏无力、胸满胁痛、食少便溏等。临床之际，还须根据不同咳嗽的病机特点，落实到具体的脏腑和阴阳气血上，为论治提供依据。但是，内伤咳嗽者，由于肺虚容易感受外邪，特别是在天气变冷的时候，往往受到外邪侵袭而使咳嗽加重，这时咳嗽是由外感、内伤两方面的原因造成的。

2. 辨咳嗽的声音及发作时间

咳声高扬者属实，咳声低弱者属虚。咳嗽时作、发于白昼、鼻塞声重者，多为外感咳嗽。晨起咳嗽阵发加剧，咳嗽连声重浊，多为痰浊咳嗽。夜卧咳嗽较剧，持续难已、短气乏力者，多为气虚或阳虚咳嗽。

3. 辨痰的颜色、性质及数量

少或干咳无痰者，多属燥热、阴虚。痰多者，常属痰湿、痰热、虚寒。痰白而稀薄者属风、属寒，痰白而稠厚者属湿。痰黄而黏稠者属热。痰中带血多属热伤肺络或阴虚肺燥。

（二）症候

外感咳嗽外邪侵犯于肺引起咳嗽，主要是风、寒、热、燥4种外邪，且往往是2种以上的外邪共同引起，临床上以风寒咳嗽、风热咳嗽、燥热咳嗽为多见。

［风寒证］

症状：咳嗽，痰稀薄色白，咽痒，常伴鼻塞、流清涕、喷嚏、恶寒、无汗、头痛、骨节酸痛等症。舌苔白，脉浮。

病机分析：风寒之邪外束肌表，内郁肺气，以致肺卫失宣为本证的主要病机。风寒客肺，肺气闭郁不宣，故咳嗽、咯痰、鼻塞流涕；风寒束表，皮毛闭塞，卫外之阳气被遏，故恶寒、无汗、头痛、骨节酸痛；舌苔薄白、脉浮，为风寒之邪束表客肺之象。

［风热证］

症状：咳嗽，痰稠或黄稠，咯痰不爽，口干，咽痛，鼻流黄涕，发热，汗出，恶风，头痛。舌苔薄黄，脉浮数。

病机分析：风热犯肺、肺失清肃、营卫失和为本证的主要病机。风热犯肺，热灼肺津，故见咳嗽、痰黄稠、咯痰不爽，口干；风热之邪从口鼻而入，鼻咽部先受其邪，故鼻流黄涕、咽痛；风热客表，营卫失和，故头痛、发热、汗出、恶风。舌苔薄黄、脉浮数，为风热初犯肺卫之象。

［温燥证］

症状：咳嗽少痰，或略有黏痰不易咯出，或痰中带有血丝，咽干，咽痛，唇、鼻干燥，咳甚则胸痛，初起或有恶寒，发热等症。舌苔薄黄而干，舌尖红，脉细数或无变化。

病机分析：燥热犯肺，耗伤津液，故咳嗽少痰，或略有黏痰，咯出不易；热伤阳络，则痰中带血；燥胜则干故见咽干，唇鼻干燥；初起或见表证，乃属燥热外客，营卫不和，舌尖红、苔薄黄而干、脉细数，均属燥热之征。

［凉燥证］

症状：咳嗽、痰少或无痰，喉痒、咽干唇燥，头痛、恶寒、发热、无汗。舌苔薄白而干，脉浮紧。病机分析：凉燥之气，袭表犯肺，使肺气失宣、表卫失和，为本证的主要病机。与温燥比较，干咳无痰或咳嗽痰少，咯痰不利，咽干唇燥等症，同是"燥胜则干"的表现，不同之处在于，凉燥兼见风寒袭表的症状，如头痛、恶寒、发热、无汗、苔薄白、脉浮紧等。

［火热证］

症状：干咳少痰，或痰中带血，烦渴面赤，胸胁疼痛，便秘。脉洪数或弦数，舌红等。

病机分析：火邪伤肺，故见干咳痰血；热聚胸膈，故烦渴胸痛；火灼津伤，燥热内结，故见便秘。脉数舌红，属火邪为患之象。

内伤咳嗽

［痰湿证］

症状：咳嗽多痰，痰白而黏，胸脘作闷，食纳不佳，四肢乏力。舌苔白腻，脉濡滑。病机分析：脾虚健运失常，以致痰湿内生，上渍于肺，阻碍气机，故咳嗽痰白而黏，"脾为生痰之源，肺为贮痰之器"，即此之谓；痰阻胸膈，气机不畅，则胸脘作闷；纳减，四肢乏力，既因脾胃虚弱，也因湿困脾胃；舌苔白腻、脉象濡滑，为痰湿内聚、气失宣展之征。

[痰热证] 症状：咳嗽，痰色黄稠而难排出，甚或痰中带血，胸闷，口干，口苦，咽痛。舌苔黄腻或黄白相间，脉滑数。

病机分析：痰热蕴肺，肺失宣降，故痰黄难出；痰热化火，灼肺伤络，故见血咽痛；痰热壅盛，气机不利，故胸闷；口干而苦为热甚伤津。苔黄、脉滑数均为痰热之象。

[肝火证]

症状：咳嗽气逆，咳则连声，甚则咳吐鲜血，或痰带血丝，胸胁串痛，性急易怒，烦热口苦，咽喉干燥，面红目赤。舌苔薄黄少津，脉弦数。

病机分析：情志不遂，肝气郁结化火，逆乘于肺，肺失清肃之权，故气逆咳嗽不已；木火刑金、肺络损伤则咳吐鲜血或痰带血丝；胁为肝之分野，肝火肆横，故胁痛；性急易怒，灼热口苦，咽喉干燥，面红目赤，均为肝火炽盛之象。脉弦数、苔薄黄少津，为肝郁肺热津亏之征。

[阴虚证]

症状：干咳无痰，或痰少不爽，口干舌燥，或见咯血。舌红少苔，脉细数。

病机分析：阴虚内燥，肺失滋润，以致肃降无权、肺气上逆为本证的主要病机。阴虚肺燥，故干咳无痰或痰少而黏，口干舌燥；咳伤肺络，则见咯血。舌红少苔、脉细数，为阴虚内热之象。

[气虚证]

症状：咳嗽声低无力，气短，痰多清稀，神疲，畏风，自汗，易于感冒。苔薄白舌质淡，脉弱。

病机分析：久咳伤肺，或平素体弱，肺气不足，或脾虚运化不健，水谷精微不能上荣于肺，则肺气日虚。肺气亏损，肃降失司则咳嗽，声低、气短。肺气虚卫外不固，腠理不密，故畏风，自汗，易感冒；神疲、舌淡苔白、脉弱，均为气虚之象。

[阳虚证]

症状：咳嗽反复发作，痰涎清稀，头眩，心悸，畏寒，肢体沉重，或兼小便不利。舌苔白润，脉沉滑。

病机分析：脾肾阳虚、水气上泛，为本证的主要病机。阳虚不运，水饮内停，上干于肺，故咳嗽、痰涎清稀；阳气虚衰，卫外不固，易感外邪而诱发，故咳嗽反复发作；水气上泛故头眩、心悸；水气游溢肢体故肢体沉重；肾阳亏虚，不能化气行水，则小便不利；阳虚生外寒故见畏寒。苔白润、脉沉滑，为阳气不足、寒水内停之象。

二、治疗

（一）治疗原则

外感咳嗽，既以外邪为主因，治法当以祛邪为主；病位既在于肺，便应宣畅肺气，故总的治疗法则是"宣肺祛邪"。但由于肺为脏腑之华盖，位高居于膈上，药力易达病所，故药宜清扬，所谓"治上焦如羽，非轻不举"（《温病条辨·治病法论》）即是。再就本病的特征，宜重视化痰顺气，使痰清气顺，肺气宣畅，则咳嗽易于治愈。需要注意的是，外感咳嗽，大忌敛肺止咳，或病起即予补涩，反使肺气不畅，外邪内郁，痰浊不易排除，咳嗽愈加繁剧，或迁延难愈；另一方面，也要注意宣肺不可太过，以免损伤正气。

内伤咳嗽，病程一般较长，有先病在肺而影响他脏者，亦有他脏先伤而病及于肺者。其中尤以肺、脾、肾三脏的关系最为密切。正虚邪实者，当祛邪止咳，兼以扶正；正虚为主者，则当根据虚之所在而着重补正。

（二）治法方药

外感咳嗽

［风寒证］

治法：疏散风寒，宣通肺气。

方药：杏苏散或金沸草散加减。杏苏散中用紫苏、前胡疏风散寒；杏仁、桔梗宣降肺气；枳壳、陈皮、半夏、茯苓理气化痰；甘草止咳；生姜、大枣调和营卫；诸药共奏解表宣肺之功。咳嗽较甚者，加金沸草、紫菀；咳而气急者，去紫苏加麻黄、苏子宣降肺气；表邪较甚者，可酌加防风、羌活；若见气虚者加党参。

对其兼夹证，需注意随证施治。若外寒内热，症见咳嗽声重音，痰浓不易咯出，咳引胸痛，恶寒鼻塞，或有身热，口渴咽痛，甚则气逆而喘，舌苔白腻而黄，舌质红，脉滑数。此证为风寒外束、肺热内郁所致，俗称"寒包火咳"。治宜散寒清热，用麻杏石甘汤。此证与燥邪伤肺不同，不宜早投清润之剂。若风寒兼湿，症见咳嗽痰多，兼有胸脘作闷，舌苔白腻，脉濡。此为湿邪内郁，复感风寒之邪，肺气失于宣畅所致。治宜疏散风寒、兼予燥湿祛痰，用杏苏散加厚朴、苍术之类。

若风寒夹饮，主要症状与风寒证相同，但见咳逆上气，胸闷气急，舌质淡红，苔薄白滑利、脉浮紧或弦滑，此属风寒外束、饮邪内犯、肺失宣降而发咳嗽，治以疏散风寒以除表邪，温化寒饮以逐内患，用小青龙汤加减。

［风热证］

治法：疏风清热，宣肺止咳。

方药：桑菊饮加减。本方以菊花、薄荷疏风散邪，宣透风热；杏仁、桔梗、甘草轻宣肺气，祛痰止咳；连翘、芦根清热生津。如见咳甚者，加鱼腥草、枇杷叶、浙贝母、矮地茶；若热邪较甚、身热口渴明显者，加黄芩、知母、瓜蒌加强清泄肺热之力；咽痛明显加射干；若风热伤络、见鼻衄或痰中带血丝者，加白茅根、藕节。若风热兼湿，症见咳嗽痰多、胸闷汗出、舌苔白腻中黄、脉濡数；此为风热夹湿蕴蒸、邪在上焦、肺气失肃所致，宜于桑菊饮中加入杏仁、薏苡仁之类，以宣气化湿。若风热夹暑，证见咳嗽胸闷、心烦口渴、溺赤、舌质红苔薄、脉濡数；是由于外感风热，夹时令之暑湿，侵犯上焦，肺气不宣，其邪不能从汗外泄所致；宜用香薷、前胡、鲜藿香、佩兰、六一散之类，以疏风解暑。

［温燥证］

治法：清肺润燥，疏风清热。

方药：桑杏汤加减。方中用桑叶、豆豉辛凉解表，轻宣燥热之邪，配栀子清泄肺热；杏仁、贝母宣肺化痰止咳；沙参、梨皮养阴润肺生津。燥热现象明显者，加麦门冬、知母、石膏；头痛、发热甚者，加薄荷、连翘、蝉蜕；咽痛明显者加玄参、马勃；鼻衄，加白茅根、生地；或用清金润燥天门冬丸。

［凉燥证］

治法：疏散风寒，润肺止咳。

方药：止嗽散加减。方中百部、紫菀温润止咳，其性微温而不寒；桔梗能升提肺气以利膈；白前能下气开壅以止嗽，四药有调整气机升降出入之能；佐以陈皮宣肺利气祛痰，荆芥散风解表，甘草缓急止嗽，甘草与桔梗同用，又能利咽喉。上药合用，温而不燥，润而不腻，苦不过寒，辛不过热，既有辛甘为开，又可甘苦而降，故运用于肺失宣发肃降而见咳嗽咽痒、咯痰不爽的症候。

［火热证］

治法：清肺泻火。

方药：凉膈散加减。本方用薄荷、竹叶、连翘、栀子、黄芩疏解清泄火热之邪，更用调胃承气合白蜜泻热通腑，合成清上泄下、泻火通便之方，使火邪去，肺热清则咳嗽得止。咳甚者，可加枇杷叶、桑白皮清肺止咳；烦渴甚者，可加天花粉、知母以清热生津除烦；痰中带血者加白茅根、藕节凉血止血。

内伤咳嗽

［痰湿证］

治法：健脾燥湿，理气化痰。

方药：二陈汤加减。方用半夏燥湿化痰，陈皮理气化痰，使气顺痰降，气行则痰化；因痰由湿生，脾运健则湿自化，湿得去则痰自消，故配以茯苓健脾利湿，甘草健脾和中。诸药合用，使湿去痰消，气机通畅，脾得健运，则诸症亦随之而解。如痰湿较重，痰多，脘闷明显，加苍术、厚朴、薏苡仁、杏仁之类，以增强燥湿化痰之力；证属寒痰者，加干姜、细辛以温化；属风痰者，加制南星、白附子以祛风化痰；痰滞食阻，而见痰多胸痞、食欲不振、苔腻脉滑者，可合三子养亲汤顺气降逆、化痰消食。

［痰热证］

治法：清热肃肺，豁痰止咳。

方药：清金化痰汤。方用黄芩、栀子、知母、桑白皮清热肃肺；陈皮、桔梗、瓜蒌仁理气化痰；麦门冬、贝母、甘草润肺止咳；茯苓健脾渗湿；共奏清热肃肺、豁痰止咳之效。肺热壅盛，咳而喘满、壮热、口渴者，去桔梗、陈皮，加金银花、鱼腥草、石膏、葶苈子等清热泄肺。

［肝火证］

治法：清肝泻肺。

方药：黛蛤散合泻白散加味。黛蛤散清肝豁痰；泻白散泻肺清热、平喘止咳。火热较盛，咳嗽频作者，可加栀子、丹皮、贝母、枇杷叶等，增强清热止咳之功效。肝火犯肺之咳嗽，亦可选用《医醇賸义》的丹青饮治疗。

［阴虚证］

治法：养阴润肺，宁嗽止咳。

方药：二冬二母汤。方中用麦门冬、天门冬滋阴润燥；知母、贝母清润止咳。口干舌燥甚者，加沙参、百合、生地养阴润燥；咳嗽甚者，加百部、紫菀、款冬花润肺止咳；痰黏不利者，加海蛤粉清热化痰；咯血者加白及、茜草、藕节止血。若见心烦口干、心惊不寐、口舌生疮等症者，为心阴偏虚，可改用玄妙散。方中以玄参、沙参、麦门冬养阴清热；竹叶、灯芯草清热降火；复用柏子仁、合欢花、丹参、茯神养心安神；川贝母、桔梗、杏仁润肺止咳；共奏清心降火、宁肺止咳之功。若见咳声连连、五心烦热、腰膝酸软、梦遗滑精者，为肾阴偏虚，可改用八仙长寿丸。方中以六味丸滋阴泻火，麦门冬、五味子滋肾润肺、敛肺止咳。

〔气虚证〕

治法：补益肺气，化痰宁嗽。

方药：补肺汤加减。方中以人参、黄芪益气补肺；熟地、五味子滋肾敛肺，共同起到肺肾双补的作用；配以紫菀、桑白皮止咳平喘。痰多清稀者，可去桑白皮，加白术、茯苓、款冬花，以增强益气健脾、化痰止咳的功效。白术并可协同人参、黄芪增强益气固表的作用。若见痰多、色白易排出，脘腹痞胀，食少便溏，面色萎黄或微浮，舌质淡、苔白腻者，为脾气偏虚。治宜健脾化湿、补肺祛痰，常用六君子汤加味。本方以人参益气补中，扶脾养胃；白术健脾燥湿，以资运化；茯苓渗湿，辅白术以健脾；甘草和胃，佐人参以益气；更加半夏、陈皮燥湿化痰，共奏健脾化痰之功。或加厚朴、杏仁者以加强降气化痰之力。若中焦阳虚，气不化水，湿聚成饮，而见咳嗽反复发作，痰涎清稀，则治宜温阳化饮，用苓桂术甘汤加味。

〔阳虚证〕

治法：温阳散寒，化气行水。

方药：真武汤加味。方中以附子温肾祛寒；茯苓、白术健脾利水，导水气下行，生姜温散水气，芍药与附子同用，能入阴和阳。咳甚者，可加干姜、细辛、五味子散寒化饮，敛肺止咳；气机不利，胸胁满闷者，加白芥子、旋覆花祛痰降气；短气甚者，加党参益气补虚；大便稀溏者，加干姜温中散寒。

另外，对于胸背跌仆损伤，瘀血内阻，肺气不利，证见咳嗽不愈、夜间加剧，呛咳少痰、痰中时带极少血丝或血点、胸背受伤部位有阵发性刺痛，舌淡紫或见斑，脉弦等，此为瘀血咳嗽，治疗当以化瘀肃肺为主，常用旋覆花汤加减。可用旋覆花、茜草降气消结通络，桃仁、紫菀止咳。痰中带血者，加三七、白茅根活血化瘀、止血。其中白茅根每次可用至60g煎汤代水煎药。如吐血紫黑、咳嗽气急只能侧卧一边，可用血府逐瘀汤加杏仁、五味子。

（三）其他治法

1. 古方

(1)《直指方》"诸嗽通用"之宁嗽散（桑白皮、紫苏、细辛、五味子、陈皮、半夏、茯苓、杏仁、砂仁、枳壳、桔梗、甘草）。

(2)《圣济总录》"治上气咳嗽，百部丸方"（百部、款冬花、天门冬、贝母、桔梗、紫菀）。

(3)《朱氏集验方》之"治肺热久嗽方"（枇杷叶、木通、款冬花、紫菀、杏仁、桑白皮、大黄）。

（4）《圣济总录》"治咳嗽久不已，百部煎方"（百部、生地黄、生姜、百合、麦门冬）及"治久咳嗽，紫菀散方"（紫菀、款冬花、百部）等方剂，可酌情选用于临床。

2. 针灸主穴

肺俞、合谷。配穴：痰多配丰隆；咽痒而咳刺天突；胸膺憋闷刺内关、膻中；久咳体质弱温灸肺俞、肾俞、脾俞。外感咳嗽宜浅刺用泻法；内伤咳嗽针宜平补平泻，并可配合艾灸。

【转归及预后】

外感咳嗽与内伤咳嗽的转归，从疾病性质上来说，主要是由实转虚的变化。从脏腑病转归来说，主要是肺、脾、肾之间的相移。外感咳嗽多属暴病，属实，其病在肺，但寒热之间可转化，若调治失宜，过用苦寒、收涩之品，邪伏于内，留恋不解，亦可由外感转为内伤而累及他脏。一般说病在肺为轻，病在脾较重，病在肾尤重。张景岳说："五脏皆有精气而又惟肾为元精之本，肺为元气之主，故五脏之气分受伤，则病必自上而下，由肺由脾以极于肾。五脏之精分受伤，则病必自下而上，由肾由脾以极于肺，肺肾俱病则他脏不免矣。"（《景岳全书·咳嗽》）由此可见，由肺及脾至肾的过程即是病情由轻转重的过程。故病在肺脾治疗尚易，及至于肾则治疗棘手，预后较差。为了控制病变的发展演变，应根据"发时治肺，平时治肾"的理论，用补肾固本的方法治疗久咳。

值得指出的是咳嗽转归问题上除注意肺与脾肾的关系外，还须注意肺与心的关系。肺主气，心主血，气血相关，肺脏病变，日久必及于心。内伤咳嗽若反复发作，日久不愈，常导致肺、肾、心、脾亏虚，气滞、痰凝、血瘀、水停而演变成为肺胀。

总的说来，外感咳嗽的预后良好，大多可在较短时间获得治愈。内伤咳嗽的预后一般亦较好，但部分患者易于反复发作。若转化为肺胀，则预后较差，往往病程缠绵，迁延难愈。

第二节　哮　病

【定义】

哮病是一种突然发作，以呼吸喘促、喉间哮鸣有声为临床特征的疾病。痰浊内伏，是哮病的宿根，常因感受外邪、饮食不当或情志失调而诱发。由于哮必兼喘，所以哮病又称作哮喘；亦有称之为哮吼或喘者。哮病是内科常见病症之一，在我国北方更为多见，一般认为本病发病率占人口的2%左右。中医药对本病积累了丰富的治疗经验，方法多样，疗效显著，它不仅可以缓解发作时的症状，而且通过扶正治疗，达到祛除夙根，控制复发的目的。根据本病的定义和临床表现，本病相当于西医学的支气管哮喘，西医学的喘息性支气管炎，或其他急性肺部过敏性疾患所致的哮喘均可参考本病辨证论治。

【病因病机】

宿痰内伏于肺，每因外感、饮食、情志、劳倦等因素，以致痰阻气道、肺失宣降，是哮喘病的基本病因病机。

1. 痰伏于内

痰为体内的病理产物，哮喘病的形成与发作，均以痰为基本病因。产生痰的原因很多，由于痰为津液败浊所成，而脾主饮食水谷的精华与水湿的运化，所以一般常说"脾为生痰之源"，但除脾运失健之外，其他脏腑的功能失调也能产生痰，同时与外界各种致病因素对人体的影响也分不开。如外感风寒而失于表散，或燥热之邪袭肺，病邪由浅入深，留于肺系，影响人体气机和津液的流通，日久而变生痰浊；或因饮食不节，恣食厚味肥甘，嗜饮茶水、酒浆，损伤脾胃；或因长期吸烟，熏灼气道，亦能生痰。此外，如愤怒忧思不断，气机郁滞；或病后体弱，失于调摄，也能造成脏腑功能失调，从而产生痰浊。痰伏于内，胶结不去，遂成为哮喘病的宿根，一经新邪引动，则痰随气动，聚于肺系，发为哮喘。

2. 肺失宣降

肺主气，司呼吸，外合皮毛，主宣发和肃降。痰浊既为哮喘病的宿根，又因其久留人体不去，而使正气逐渐虚弱。脾土虚弱，运化功能低下，则新痰日生；肺气耗散，卫外不固，又易致外邪入侵。如因外受风寒，或淋雨跋露，或气候突然变化，或正值节气递换，宿痰为新邪引动；或积食化热，火升气逆；或情志违和，或疲劳困乏；以至痰动气阻，壅于肺系，使肺气既不得宣发于外，又不能肃降于下，上逆而为喘息急促，而哮鸣作声。

总之，哮喘病的病理因素以痰为主，痰伏藏于肺．成为发病的"宿根"。此后如遇气候突变、饮食不当、情志失调、劳累等多种诱因，均可引起发作。发作期的基本病机变化为"伏痰"遇感引触，痰阻气闭，以邪实为主。若反复久发，肺脾肾渐虚，则在平时也有正虚表现，当大发作时，可见正虚与邪实相互错杂，甚则发生喘脱。

【诊断与鉴别诊断】

一、诊断

（一）发病特点

哮病大多起病于童稚之时，与禀赋有关，以后可因感冒、气候变化、疲劳、饮食不当、起居失宜等诱因引动而发作，常数年、数十年发作不愈。且发作常有明显的季节性。一般发于秋初或冬令者居多，其次是春季，至夏季则缓解。但也有常年反复发作者。发作时以呼吸迫促、喉间痰鸣有声以及咳嗽、咯痰、胸闷为特点。

（二）临床表现

哮喘发作时的表现：常突然发作，或先有寒热、喷嚏、鼻痒、咽痒、咳嗽或胸闷、恶心呕吐、腹胀、情绪不宁等症状而后出现哮喘并逐渐加重。患者呼吸困难，呼气延长，往往不能平卧，伴有哮鸣、咳嗽，痰多呈黏液样或稀水样，咯吐不利，如能咯出黏痰则痰鸣气喘可得暂时平息，而移时复作。哮喘严重时，甚至张口出气，两肩高耸，心跳心慌，额部冷汗淋漓，面唇紫黑，睛突，烦躁不安，痛苦异常。每次发作可持续数分钟、数小时或数日不等。

哮喘缓解期的表现：哮病在缓解期，可有轻度咳嗽、咯痰、呼吸紧迫感等表现，但也有毫无症状者；病程日久，反复发作者，平时亦可见气喘、咳嗽、咯痰，呼吸时喉间有声，以及自汗畏风、神疲形瘦、腰酸、浮肿等症状。

二、鉴别诊断

喘证 喘证以气息喘急迫促为主要表现，多并发于多种急、慢性疾病病程中。而哮病是一个独立的疾病,除了气息喘促外,以在发作时喉中哮鸣如水鸡声为其特点。"喘以气息言,哮以声响言",两者以此为辨。实喘中的痰喘,也可能出现气息喘促、哮鸣有声,有类似于哮病、但不若哮病有反复发作的特点,不难判别。

【辨证论治】

一、辨证

(一) 辨证要点

1. 辨冷哮、热哮

哮病在发作期主要表现为实证,但有寒热之别。寒证内外皆寒,谓之冷哮;其证喉中哮鸣如水鸡声,咳痰清稀,或色白而如泡沫,口不渴,舌质淡,苔白滑,脉象浮紧。热证痰火壅盛,谓之热哮;其证喉中痰声如曳锯,胸高气粗,咳痰黄稠胶黏,咯吐不利,口渴喜饮,舌质红,舌苔黄腻,脉象滑数。

2. 辨肺、脾、肾之虚

哮病在缓解期可表现为虚证,但有肺虚、脾虚、肾虚之异。肺气虚者,证见自汗畏风、少气乏力;脾气虚者,证见食少、便溏、痰多;肾气虚者,证见腰酸耳鸣、动则喘乏。俱当加以辨别,分清主次。

(二) 症候

发作期

[冷哮]

症状:初起恶寒,发热,头痛,无汗,咳嗽,呼吸紧迫感,喉痒、鼻痒或身痒,鼻流清涕如水样;继则喘促加剧,喉中痰鸣如水鸡声,咳吐稀痰,不得平卧,胸膈满闷如窒,面色苍白或青灰,背冷,口不渴,或渴喜热饮。舌质淡,苔白滑,脉浮紧。也有一开始就突然发作,咳喘哮鸣皆呈,而兼见恶寒发热头痛等表证者。

病机分析:感受风寒,或坐卧寒湿,或进食生冷或气候突变,新邪引动在里之伏痰,壅于气道,痰气相搏,故呼吸迫促,哮鸣有声。恶寒、发热、头痛、无汗、鼻痒、喉痒,皆风寒束表之征;咳吐稀痰,背部冰冷,面色苍白或青灰,为寒痰在里之象。痰气阻于气道,肺失清肃宣发,气机不得流通,故胸闷如窒、不能平卧;中外皆寒,故不渴;渴者,亦非津液之虚,而是痰气交阻、津液不升,故虽渴而不思饮,即使饮亦喜饮热汤。苔白滑、脉浮紧,亦为外有风寒、里有寒痰之象。

[热哮]

症状:发热,头痛,有汗,气促胸高,喉中哮鸣,声若曳锯,张口抬肩,不能平卧,痰色黄而胶黏浓稠,呛咳不利,胸闷,烦躁不安,面赤,口渴喜饮,大便秘结。舌质红,苔黄腻或滑,脉滑数。

病机分析:肥甘厚味,酿痰积热,熏灼肺胃,引动宿痰,窒塞关隘,使肺失清肃下行之常,故胸高气粗、痰喘哮鸣;痰火壅盛,故胸闷烦躁、痰黄黏稠难出、咳呛不已;痰火内蒸,则汗出、身热、头痛、口渴饮冷、大便秘结;舌红、苔黄、脉滑数,亦皆痰热内盛之象。

缓解期

[肺脾气虚]

症状：咳嗽短气，痰液清稀，面色㿠白，自汗畏风，食少，纳呆，便溏，头面四肢浮肿。舌淡有齿痕，苔白，脉濡弱。

病机分析：哮病反复发作，正气日伤，脾虚则运化失职，其证食少、便溏、多痰、浮肿；咳喘既耗肺气，脾虚母气亏虚，土不生金，而肺气更虚，皮毛不固，则自汗畏风，藩篱空疏，外邪易侵；舌薄脉濡弱皆脾肺气虚之征。

[肺肾两虚]

症状：咳嗽短气，自汗畏风，动则气促，腰膝酸软，脑转耳鸣，盗汗遗精。舌淡脉弱。

病机分析：肺为气之主，肾为气之根；久病不已，穷必及肾。咳嗽、短气、自汗、畏风，为肺气不足；动则气喘、腰酸耳鸣等症状，为肾气不纳、肾精匮乏的表现。

哮病危证

[阳气暴脱]

症状：哮喘病发作过程中，陡见吐泻，肉瞤筋惕，神气怯倦，面色青紫，汗出如油，四肢厥冷。舌色青黯，苔白滑，脉微欲绝。

病机分析：哮病屡发，正气日虚，或因内外皆寒，格阳外越，或凉下太过，克伐真阳，而致阳气暴脱的危症。阳气浮于外，阴邪盛于内，故吐泻不止、汗出如油、神倦气怯、肢厥脉微，种种败象悉呈。

二、治疗

（一）治疗原则

以发时治标、平时治本为原则。由于痰浊是本病之宿根，故发时以宣肺豁痰为重点，并根据证候寒热之属性，或宣肺散寒，或宣肺清热。治本主要从肺、脾、肾着手，区别不同的证候，或补益脾肺，或肺肾双补。

（二）治法方药

发作期

[冷哮]

治法：宣肺散寒，豁痰平喘。

方药：初起用九宝汤加半夏、赤茯苓以散邪豁痰。方中麻黄、杏仁、甘草即三拗汤，有宣肺平喘之效；更配合薄荷、姜、葱，透邪于外；肉桂、紫苏、陈皮、大腹皮行气于里，加半夏、茯苓等以化痰。俾表解气顺，肺气得宣降之常，而哮喘自已。

哮喘大作，可选用厚朴麻黄汤、射干麻黄汤、小青龙汤。三方立方相同之处在于都用麻黄、细辛、半夏、五味子；麻黄宣肺平喘，半夏化痰降逆，细辛、五味子一开一阖，以利肺气的升降；不同之处在厚朴麻黄汤兼用干姜、厚朴温化行气；小麦宁神除烦；杏仁、石膏清热平喘，故适用于外受寒邪、里有水饮、饮邪化热而见烦躁里热症状者。射干麻黄汤兼用射干下逆气，生姜散寒，大枣和中，紫菀、款冬花温肺止咳，故适用于内外皆寒、呛咳不已者。小青龙汤兼用干姜、桂枝等以温化水饮，故适用于外寒内饮之证。三方各有侧重，应视具体情况，斟酌选用，或加减化裁。冷哮久发可合冷哮丸温肺化痰，或紫金丹开关劫痰。

如经过治疗后，哮喘未完全平复，可用神秘汤或苏子降气汤消痰理气；继用六君子汤作丸常服，或服参苏温肺汤即六君子汤加肉桂、紫苏、五味子、木香、桑白皮、生姜，温肺畅气、健脾化痰，以善其后。

［热哮］

治法：宣肺清热，涤痰利气。

方药：越婢加半夏汤。方用麻黄、石膏开肺泄热；半夏、生姜化痰降逆；大枣、甘草甘缓和中。痰稠而黏者，去甘草、大枣，合苇茎汤（苇茎、冬瓜子均需用大量），竹沥、川贝母、全瓜蒌、鱼腥草、海浮石、桑白皮等清化热痰药物，亦可酌加。哮喘较剧者，加杏仁、地龙。热痰壅盛，阻塞气道，气急欲死者，加吞猴枣粉，每日2次，每次0.3克。

厚味积热，痰热化火，或热哮当盛夏而发，面赤、身热、汗出、口渴饮冷、脉洪大者，用白虎汤泻火清金为主，加黛蛤散、黄芩、全瓜蒌、川贝母、枳壳、滑石、桑白皮、苇茎。痰火熏灼，津液销烁，舌苔黄燥、大便秘结者，用礞石滚痰丸坠下痰热；或三化汤，或大承气汤合小陷胸汤以通腑泄热，腑气得通，痰垢得下，其喘自平。

如服药后哮喘渐平，而痰热留恋于肺，气急、咳嗽、痰黄者，用定喘汤，或费氏鹅梨汤以清化之。如肺阴伤者，去麻黄，酌加沙参、麦门冬、玉竹、百合之类以润肺保金。

缓解期

［肺脾气虚］

治法：健脾益气，补土生金。

方药：四君子汤，常加山药、薏苡仁甘淡益肺；五味子摄纳肺气。表虚自汗加炙黄芪、浮小麦、大枣，不效加制附片、龙骨、牡蛎以敛汗固卫。食少、腹胀、痰多者，加半夏、陈皮、前胡。面色㿠白、形寒、心悸者，四君子汤合保元汤或黄芪建中汤温阳益气。平时可常服六君子丸或资生丸。

［肺肾两虚］

治法：肺肾双补。

方药：四君子汤合金水六君煎。方用熟地补肾纳气；人参补肺益气；白术、茯苓、炙甘草健脾；陈皮理气；当归养血；半夏化痰。以肺气虚为主者，加黄芪、山药之类；以肾虚为主者，加杜仲、怀牛膝、菟丝子、淫羊藿之类；或用大补元煎。咳嗽气喘者，兼以川贝母、杏仁、车前子、前胡、苏子、旋覆花之类出入。平时可常服《金匮》肾气丸、六君子丸或嵩崖脾肾丸以培其根本。

哮病危证

［阳气暴脱］

治法：回阳救逆。

方药：四逆汤加人参。方用附子、干姜迅化浊阴以回阳；人参、炙甘草益气固脱。面色青紫、舌紫者，加桃仁、红花活血化瘀。阳气津液两脱者，宜回阳固阴、益气生脉，用陶氏回阳救急汤。方用人参、附子、肉桂、干姜、炙甘草以回阳，麦门冬、五味子以固阴，并借麝香之香窜以醒脑通窍。

（三）其他治法

1. 古方

古代文献中治疗哮喘的复方很多，兹选录出一部分，以供临床组方用药参考。

（1）橘皮汤（《备急千金要方》）：橘皮、麻黄、柴胡、紫苏、杏仁、生姜、石膏。用于寒包热之哮喘。

（2）厚朴汤（《备急千金要方》）：厚朴、麻黄、桂心、黄芩、石膏、大戟、橘皮、枳实、甘草、秦艽、杏仁、茯苓、细辛、半夏、生姜、大枣，水煎服。用于哮喘实证，寒热并见，胸满喘促。

（3）紫菀汤（《圣济总录》）：紫菀、甘草、葶苈子、槟榔、茯苓等。用于痰气交阻之哮喘。

（4）紫菀饮（《圣济总录》）：紫菀、川贝母、五味子、木通、大黄、杏仁、白前、竹茹。用于肺热哮喘。

（5）控涎丹（《三因极一病证方论》）：甘遂、大戟、白芥子。用于顽痰致哮。

（6）泻肺丸（《圣济总录》）：马兜铃、茯苓、桑白皮、杏仁、款冬花、甘草、葶苈子、防己、陈皮、皂荚。用于痰壅气滞，哮喘咳嗽。

（7）四神汤（《圣济总录》）：麻黄、五味子、杏仁（去皮尖）、炙甘草，嚼咀，如麻豆，水煎 15 克，空腹温服。用治肺气喘嗽。

（8）清金丹（《类证治裁》）：莱菔子、牙皂、姜汁。

（9）五虎二陈汤（《古今医鉴》）：麻黄、杏仁、石膏、陈皮、半夏、茯苓、甘草、人参、木香、沉香、细茶、生姜，水煎服。用于哮吼喘急、痰盛。

（10）新增加味散邪定喘汤（《诸证提纲》）：陈皮、茯苓、半夏、贝母、瓜蒌、天南星、枳壳、黄芩、白术、桔梗、葶苈子、杏仁、麦门冬、羚羊角（可不用）、甘草、款冬花、苏子、桑白皮、生姜。用于气喘痰热。

（11）沉香降气散（《顾氏医镜》）：沉香、砂仁、苏子、橘红、郁金、蜜炙枇杷叶、茯苓、麦门冬，肺壅喘甚者加葶苈子，夹热者加茅根。用于肺郁致喘。

（12）皂荚丸（《沈氏尊生书》）：皂荚（去皮子弦）、明矾、杏仁、白丑头末、紫菀、甘草、桑皮、石菖蒲、半夏、胆星、百部。用于久哮。

（13）小萝皂丸（《诸证提纲》）：萝卜子（蒸）、皂角（烧灰）、南星（白矾水浸，晒）、瓜蒌仁、海蛤粉，上为极细末，姜汁和蜜捣匀为丸，嚥化。用于痰喘。

2. 针灸

（1）实证，宜针。常用穴位有大椎、身柱、风门、肺俞、丰隆、膻中、曲池、合谷、外关、商阳、鱼际等。

（2）虚证，宜灸。常用穴位有肺俞、璇玑、膻中、天突、气海、关元、膏肓、神阙、三阴交、肾俞、复溜、命门等。

3. 穴位埋线

选取定喘、大椎、肺俞、厥阴俞、中府、尺泽等穴，埋植羊肠线，20～30 日 1 次，连续数次。

4．贴敷法

（1）三健膏：天雄、川乌、川附子、桂心、官桂、桂枝、细辛、川椒目、干姜各等份，麻油熬，加黄丹收膏，摊贴肺俞穴，三日一换。

（2）白芥子涂法：白芥子（研末）、延胡索各 30 克，甘遂、细辛各 15 克，入麝香 1.5 克，研末杵匀，姜汁调涂肺俞、膏盲、百劳等穴，10 日一换，最好在夏月三伏天涂治。

此外，割治、拔罐、梅花针、药物小剂量穴位注射等疗法，均可酌情采用。

【转归及预后】

哮病虽有冷哮、热哮之分，但冷哮日久或治疗中长期过用温燥，在里之寒痰、湿痰亦有化燥化火的可能，而为寒热夹杂或外寒里热之证；热哮日久，如屡用凉下，损伤中阳，也可能转化为冷哮。无论冷哮、热哮，由于病邪久留不去，哮喘屡愈屡发，都会使人体正气日耗，由实证渐次向虚证方向转化，而为正虚邪恋或正虚邪实之证。

哮病是一种顽固难愈的疾病，病程颇长，反复发作，根深蒂固，难以速除。如能控制其发作，平时注意将护，调养正气，并坚持服用以扶正固本为主的方药，部分患者可望获得根治，即使未得根治，亦可望减少或减轻发作。

哮病如长期不愈，反复发作，见周身悉肿、饮食减少、胸凸背驼；发作时冷汗如油、面色苍白或青紫、四肢厥冷、下利清谷、脉来短数或按之如游丝者，预后不良。

第三节　喘　证

【定义】

喘即气喘、喘息，以气息迫急为其主要临床表现，可见呼吸困难，甚至张口抬肩，鼻翼翕动，不能平卧，严重者每致喘脱。作为一个症状，喘可以出现在许多急、慢性疾病过程中，如咳嗽、肺胀、悬饮、哮证等。但喘不仅是肺系病的主要证候之一，也可因其他脏腑病变影响于肺所致，如水肿、鼓胀、虚劳等。当喘成为这些疾病某一阶段的主证时，即称作喘证。

【病因病机】

六淫外感、七情所伤、水饮潴留、痰热内蕴以及饮食劳倦都可以引起喘证，而喘证发生的根本原因又在于人体肺、脾、肾等脏的功能失调，或者由于上述致病因素作用这些脏器所引起，或者因为这些脏器本身虚损而发病。兹分述如下。

1．六淫外感

六淫之邪或侵犯人的肌表肺卫，或从口鼻而入。皮毛为肺之合，肺开窍于鼻，外邪袭入，表卫闭塞，肺气失于宣发，气壅于肺，肃降不行，因而奔迫为喘。六淫之邪侵犯人体时常相合致病，主要为风寒与燥热两端，如《简易方》说："形寒饮冷则伤肺……重则为喘，轻则为嗽。"素体阳虚者皮毛不固、脾运不健，既易受外寒，又易内蓄水饮寒痰，外内相引而病作，临床所见甚多；素有痰热内蕴，或感受风热、燥热之邪，或风寒入里化热，而致肺胃热盛，火灼肺金，炼液为痰，阻塞气道，清肃失司，亦在所常见。

2. 水饮、痰热内蓄

痰和水饮都是人体病理产物之一，而且两者之间往往互为因果，即所谓"痰即煎炼之饮，饮即稀薄之痰"。饮邪迫肺，可使肺气上逆而为喘，如《素问·平人气象论篇》"颈脉动喘疾咳，日水"，《伤寒论》小青龙汤证"伤寒表不解，心下有水气"，皆指水饮为患作喘。水饮久蓄体内，受阳气煎熬，或阴虚火旺，或肺有蓄热，或饮食厚味积热，皆能蒸炼津液为痰，而形成痰火，胶结于肺，阻闭肺络，使肺气的宣降失常。正如清代何梦瑶《医碥》所记："食味酸咸太过，渗透气管，痰入结聚，一遇风寒，气郁痰壅即发。"

3. 七情所伤

因七情关乎内脏，故气喘的发生，与精神因素亦有关系。而七情之病，多从肝起。七情太过，气迫于肺，不得宣通而为喘，《病机汇论》就指出："若暴怒所加，上焦郁闭，则呼吸奔迫而为喘。"此外，七情太过也是痰饮产生的原因之一。如郁怒伤肝，肝气横逆既能乘脾土，影响脾的运化功能；肝郁化火，或肝阴虚而肝火亢盛，又可炼液为痰，甚至反侮肺金，暗耗肾水，如南宋张从正《儒门事亲》所说："愤郁不得伸，则肝气乘脾，脾气不化，故为留饮。"

4. 饮食不节

《素问·痹论篇》指出："饮食自倍，肠胃乃伤。"唐代孙思邈《备急千金要方》亦反复道及"临盆大饱，贪味多餐"之害。饮食不节，特别是多食膏粱厚味，积而不化，影响脾胃功能，变生痰浊，闭阻肺络；且因积食化热，熏蒸清道，影响人体气机的正常升降，而成为喘证的内在病因。

5. 肺肾亏虚

肺主气，司呼吸，肺气不足则呼吸失司。平素劳倦汗出，或久咳不已，或痰热久羁，或水饮内停，或频感外邪，或久病不愈等，皆能引起肺气、肺阴不足，令气失所主，而为短气、喘促。如《素问·玉机真脏论篇》说："秋脉……不及则令人喘，呼吸少气而咳。"《证治准绳》亦谓"肺虚则少气而喘"。肾居下焦，为气之根，主纳气。如房劳伤肾，或久病及肾，肾虚摄纳无权，则呼多吸少，动则喘急。如明代赵献可《医贯·喘》说："真元耗损，喘出于肾气之上奔……及气不归元也。"又肾主水，主命门火，火衰不能暖土，水失其制，上泛而为痰饮。此外，心阳式微，不能下归于肾而致心肾阳虚，则水失其制，皆可随肺气上逆，凌心射肺，而致喘促、心悸。

明代李梴《医学入门》则认识到本病与瘀血有一定关系，指出"肺胀满，即痰与瘀血碍气，所以动作喘息"。

综上所述，喘证的发病虽在肺、肾，但与五脏相关。肺为气之主，司呼吸，外合皮毛，内为五脏华盖，若外邪侵袭，或他脏病气上犯，可使肺气失于宣肃而致喘促；肾为气之根，主纳气，肾元不固，摄纳无权，则气不归元而为喘。此外，心阳虚衰，不能下归于肾可致阳虚水泛、凌心射肺之喘；脾虚痰阻、上干于肺，或肝失疏泄、逆乘于肺等均可致喘。

喘证的病机可分为虚实两类。实喘在肺，以肺气宣肃失常为病机要点，因外邪（风寒燥热）、痰浊、水饮或肝郁气逆、壅塞肺气而宣降不利；虚喘在肾，或在肺肾两脏，以肺气失肃、肾失摄纳为其病机要点；因精气不足，或气阴亏耗，而致肺肾出纳失常。病情错杂者，可下虚上实并见，即叶天士所谓"在肺为实，在肾为虚"。

【诊断与鉴别诊断】

一、诊断

(一) 发病特点

喘证可见于所有人群，在呼吸、心血管等多个系统的常见疾病中均可出现。呼吸系统疾病发生喘证常因感染诱发，大多表现为实喘，而虚喘则主要见于阻塞性肺气肿；循环系统疾病表现喘证则多发生于慢性心衰患者，急性加重（肺水肿）时可表现为喘脱，出现亡阳、亡阴的危候。

(二) 临床表现

发病主要表现为呼吸困难的临床症状。实喘病势急骤，声粗息高，甚则张口抬肩；虚喘病势徐缓，慌张急促，呼多吸少，动则加剧。喘脱则不仅喘逆剧甚，端坐不能平卧，还见烦躁不安、面青唇紫、汗出如珠、肢冷、脉浮大无根，或模糊不清，为肺气欲绝、心肾阳衰危象。

二、鉴别诊断

1. 哮病

喘证应与哮病相鉴别。喘证是一个临床症状，可见于多种急、慢性疾病过程中；哮病是一个独立的疾病，哮必兼喘，故称哮喘，以反复发作、喉间哮鸣有声的特点而区别于喘证。

2. 短气

喘证还应与短气相鉴别。短气即呼吸微弱而浅促，状若不能接续，似喘而无声，亦不抬肩，但卧为快。但喘证有时为短气之渐，故既有区别又有联系。

【辨证论治】

一、辨证

(一) 辨证要点

1. 辨虚实

可从病史、临床表现（症状、体征）、舌象、脉象等方面来辨别。病史方面应注意了解患者的年龄、性别、既往健康状况及有关病史。青壮年发生喘证多为实证，中、老年则多见虚证；既往体健，多属于实；平素多病，喘证遇劳、遇寒即发，多属于虚。妇女产后失血，突发气喘，多属虚证，甚至是元气败绝的危候。从发病诱因而论，一般受寒或饮食不当而喘者，多属于实；精神紧张，或因疲劳而喘者，多属于虚。临床表现方面，喘而呼吸深长，面赤身热，舌质红，舌苔厚腻或黄燥，无浮肿，脉象浮大滑数者为实证；呼吸微弱浅表，呼多吸少，慌张气怯，面色苍白或青灰，额有冷汗，舌质淡，舌上无苔或有苔而白滑或黑润，明显消瘦或浮肿，脉象微弱或浮大中空者为虚证。如气喘痰鸣，张口抬肩，不得卧，四肢厥冷，面色苍白，汗出如珠如油，六脉似有似无，为元气欲脱的危候。

2. 辨寒热

属寒者咯痰清稀如水或痰白有沫，面色青灰，口不渴或渴喜热饮，舌质淡、苔白滑，脉象浮紧或弦迟；属热者咳痰色黄、稠黏或色白而黏，咯吐不利，面赤，口渴引饮或腹胀便秘，舌质红、苔黄腻或黄燥，脉象滑数。

（二）症候

实喘

[风寒束肺]

症状：咳嗽、气喘，胸闷，痰色白而清稀，口不渴；初起多兼恶寒、发热、无汗、头痛、身痛、喉痒、鼻痒等症。舌质不红，舌苔薄白，脉象浮紧。

病机分析：风寒表证以恶寒、发热、无汗、苔白脉浮为特点。肺合皮毛、主气、司呼吸，风寒袭表，肺气不宣，故咳嗽气喘。寒主收引，故初起兼见恶寒、发热、无汗、头痛等表证；鼻痒、喉痒，是风邪干于清道的表现。舌、脉亦均系风寒外束之象。

[外寒内饮]

症状：喘息、咳嗽、痰多稀薄，恶寒、发热无汗，形寒肢冷，背冷，面色青晦，口不渴或渴喜热饮。舌苔白滑，脉弦紧。病机分析：饮邪内伏故背冷、痰多而清稀，并见有腹中辘辘有声、小便不利等。为脾肾之阳不足，不能制水，化为痰饮内停。感受风寒，外寒引动内饮，阻塞气道，肺气不得宣降，遂发气喘。饮邪内停，津液受阻，不能上承则无口渴，而渴喜热饮则是风寒外束所致。

[痰湿蕴肺]

症状：气喘，咳嗽，痰多而黏，咯吐不利，胸中满闷，恶心。舌苔白腻，脉滑。

病机分析：湿痰上壅于肺，肺气不得宣畅，故为喘、嗽、胸闷、恶心诸症。湿痰留恋体内，既影响脾的健运，又成为喘证的内在病因，一受风寒或因疲劳汗出、饮食不当则喘息加剧。

[风热犯肺]

症状：发热、恶风、有汗，口渴欲饮，咳喘气粗，甚则鼻张肩息，痰黄而黏稠。舌尖红，苔薄黄或薄白而干，脉浮数。

病机分析：风热之邪外袭，肺气郁闭，发为咳喘。邪热迫肺，灼津为痰，故痰黄而黏稠；热灼津伤，故口渴欲饮。舌尖红、苔薄黄或薄白而干、脉浮数，均为风热犯肺之象。

[燥热伤肺]

症状：发热、恶风，咳喘气急，痰少而咯吐不易，胸膺疼痛，痰中带血，口干，鼻干，大便干结。舌尖红，苔薄黄而干，脉浮数。

病机分析：此证多系感受秋令燥热之邪所致，燥热伤肺，清肃失司，咳喘作矣。燥热耗伤肺阴，故痰少而咯吐不易；灼伤肺络，则痰中带血。所见口鼻干燥等症状，均为燥热之征。

[痰热壅肺]

症状：喘急面红，胸闷炽热，口干，痰黄而稠，或虽白而黏，咯吐不利。舌红，苔黄腻而干，脉滑数。

病机分析：风寒入里化热，或肺胃素有蕴热，或饮食厚味积热，或湿痰蕴久化热，皆可成为痰热，胶结于肺，壅塞气道，而为咳嗽、喘息。舌红、苔黄腻而干、脉滑数皆为痰热之象。

[外寒里热]

症状：恶寒发热，无汗或有汗不多，喘急烦闷，痰黄而稠、咳吐不利，口渴。舌尖红，舌苔薄白微黄，脉浮数。

病机分析：风寒之邪，在表未解，却已入里化热；或里有蕴热，复受风寒，则寒束于外，热郁于内，肺气既不得宣散，又不得清肃下行，因而喘急奔迫，证见恶寒发热、喘急烦闷。痰热内蕴而症见痰黄而稠、咳吐不利；口渴、舌红、舌苔白微黄、脉浮数皆里热外寒之象。

[肺气郁闭]

症状：每遇情志郁怒而诱发喘促，发时突然呼吸短促，但喉中痰声不著，气憋，胸闷胸痛，咽中如窒，或伴失眠、心悸。苔薄，脉弦。病机分析：郁怒伤肝，肝气冲逆犯肺，肺气不降，则喘促气憋、咽中如窒。肝肺络气不和而胸闷胸痛。心肝气郁则失眠、心悸、脉弦。

虚喘[脾肺两虚]症状：喘促短气，乏力，咳痰稀薄，自汗畏风，面色苍白，舌不红，脉细弱；或见面红，口干，咽喉不利，盗汗，舌红苔少或剥，脉细数。或兼食少、食后腹胀不舒、便溏或食后即便，或大便不尽感，消瘦，痰多。

病机分析：肺气不足，故短气而喘，言语无力，咳声低弱；肺气虚弱则卫外不固，故自汗畏风；肺阴不足则虚火上炎，故见面红、口干、盗汗、舌红苔少、脉细数等象；脾气虚弱，则食少、消瘦，脾虚生痰上干于肺则喘息痰多。

[肾阳虚衰]

症状：喘促日久，呼多吸少，稍一活动则其喘更甚，呼吸不能接续，汗出肢冷，面浮，胫肿，腰酸，夜尿频多，精神委顿，痰多清稀。舌淡，脉沉细无力或弦大而虚。

病机分析：病由房劳伤肾，或大病久病之后，精气内亏，肾为气之根，肾虚则气失摄纳，故喘促甚而气不接续、呼多吸少，动辄益甚；阳虚内寒，不能温煦、固摄，故汗出肢冷、夜尿频多、精神委顿。舌淡，脉沉细无力或弦大而虚，皆肾阳虚衰之候。如病情进一步发展，可致心肾之阳暴脱，而见喘促加剧、冷汗如珠如油、肢冷、脉微、烦躁不安、脉浮大无根、面唇青紫等危候。

[肾阴不足]

症状：喘促气短，动则喘甚，口干，心烦，手足心热，面赤，潮热，盗汗，尿黄。舌红，脉细数。

病机分析：肾阴不足，则耳鸣、腰酸；精气不能互生，气不归元，故喘促乏力；阴虚火旺，故五心烦热、面赤咽干、盗汗潮热。尿黄、舌质红、脉细数亦为阴虚内热之象。阴阳互根，故若阴虚日久，必损阳气，进而成为阴阳两虚之证。

二、治疗

（一）治疗原则

1. 平喘

实喘治肺为主，以祛邪为急：在表解之，在里清之；寒痰则温化宣肺，热痰则清化肃肺，湿痰则燥湿理气。虚喘治在肺肾，以扶正培本为主：或补肺，或健脾，或补肾；阳虚则温补之，阴虚则滋养之。至于虚实夹杂、上实下虚、寒热兼见者，又当分清虚实，权衡标本，根据具体情况辨证选方用药。

2. 积极防治原发病

由于喘证常继发于多种急、慢性疾病过程中，所以还应当积极治疗原发病，不能不问原因，见喘平喘。如因产后大失血引起的喘息，久病、重病突然出现呼吸迫促等，皆属正虚气脱的危候，亟应明辨。

（二）治法方药

实喘

[风寒束肺]

治法：辛温解表，宣肺平喘。

方药：麻黄汤加减。麻黄、桂枝辛温发汗，杏仁下气平喘，甘草调和诸药。外感风寒，体实无汗者服药后往往汗出喘平。

若表证不重，可去桂枝，即为宣肺平喘之三拗汤；喘甚加苏子、前胡降气平喘，痰多加半夏、橘红，或制天南星、白芥子燥湿化痰，胸闷加枳壳、桔梗、苏梗。

若发热恶风、汗出而喘、脉浮缓者，可用桂枝加厚朴杏子汤调营卫而兼下气平喘。高龄、气虚之体，恐麻、桂过汗伤气，可选用参苏饮。

[外寒内饮]

治法：温肺散寒，解表化饮。

方药：小青龙汤加减。方中麻黄、桂枝解表散寒；细辛、干姜辛散寒饮；五味子收敛肺气；半夏降逆化痰。如咳喘重者，加杏仁、射干、前胡、紫菀。

若痰鸣、咳喘不得息，可合葶苈大枣泻肺汤；兼烦躁面赤、呛咳内热者，小青龙汤加生石膏、芦根，煎取药汁，稍凉服。

内饮每因脾肾阳虚而生，故药后喘证缓解即当健脾益1肾，以治其本，常用苓桂术甘汤、六君子汤、《金匮》肾气丸等，脾肾双补，温阳化饮。

素体阳虚而患外寒内饮者，不任发越，可用小青龙汤去麻黄、细辛，或以六君子汤加干姜、细辛、五味子。阳虚水泛、阴寒内盛，证见恶寒肢冷、面目虚浮、口唇青紫、脉细微、苔白滑者，宜选真武汤或四逆汤加人参、肉桂、茯苓、麻黄等。

[痰湿壅肺]

治法：祛痰降逆，宣肺平喘。

方药：三子养亲汤、二陈汤。三子养亲汤化痰、平喘；痰多湿盛，合二陈汤、平胃散、小萝皂丸；兼寒加温化之品，或用苏子降气汤，除寒温中，降逆定喘；兼热宜加清化之品，如黄芩、瓜蒌仁、胆南星、海蛤壳、桑白皮等。

[风热犯肺]

治法：祛风清热宣肺。

方药：桑菊饮加味。常加金银花、连翘、板蓝根、桑白皮、黄芩、鱼腥草、射干、瓜蒌等味。

若肺热较甚，口渴欲冷饮，舌燥唇红，面赤，加生石膏、知母清热泻火；有热结便秘者，加凉膈散泻火清金；若喘促较甚，改用麻杏石甘汤加味，宣肺清热平喘。

［燥热伤肺］

治法：清金润燥，宣肺平喘。

方药：桑杏汤、清燥救肺汤。桑杏汤用桑叶、杏仁宣肺润燥；豆豉发表散邪；沙参、梨皮润肺生金；栀子皮清热；象贝母化痰。辛甘凉润共济，喘促自平。若病情较重者，用清燥救肺汤，方用桑叶、石膏清金润肺；阿胶、胡麻仁、麦门冬养阴增液；杏仁、枇杷叶降气平喘；人参、甘草兼益肺气，若嫌其性温，可改用西洋参、沙参、玉竹之类。燥热化火而迫肺者，治宜泻火清金，常用泻白散、黛蛤散加竹沥、贝母、马兜铃、杏仁、石膏、寒水石等。若喘咳痰稠、大便不通、苔黄脉实者，可加莱菔子、葶苈子、大黄，或礞石滚痰丸等以清下痰热。

［痰热壅肺］

治法：清热化痰，宣肺平喘。

方药：麻杏石甘汤加味。麻黄与杏仁配伍可宣肺平喘，与石膏配伍能发散郁热；常加薏苡仁、冬瓜仁、苇茎、地龙等，清热化痰定喘。若里热重，可加黄芩、大青叶、板蓝根、七叶一枝花以清热解毒；若喘甚痰多，可加射干、桑白皮、葶苈子；便秘腹胀加草决明、瓜蒌仁、大黄或青礞石。

［外寒里热］

治法：解表清里，化痰平喘。

方药：定喘汤加减。方中麻黄、杏仁宣肺平喘；黄芩、桑白皮清热泻肺；苏子、半夏降气化痰；白果、款冬花敛肺气之耗散；甘草调和诸药。全方清中有散，散中有收，配伍精当可法。此外，大青龙汤、越婢加半夏汤亦可因证选用。

若因饮食积滞而喘者，当消导食滞、化痰平喘，常用保和丸加减。方中神曲、山楂消食健胃；半夏、茯苓、陈皮、莱菔子化痰降逆；连翘清积滞之热。若气喘、大便不通，或见腹胀拒按者，必下之，腑气得通，其喘始平，用大承气汤。若伴发热烦躁、腹泻不爽、肛门灼热者，用葛根芩连汤加桑白皮、瓜蒌、杏仁等清热平喘。

［肺气郁闭］

治法：行气开郁，降逆平喘。

方药：五磨饮子加减。本方用沉香、木香、槟榔、乌药、枳壳、白酒等开郁降气平喘。伴心悸、失眠者加百合、合欢花、酸枣仁、远志等宁心安神。并劝慰患者心情开朗，配合治疗。

若由气郁化火、上冲于肺而发哮喘者，治宜清肝达郁，方用丹栀逍遥散去白术加郁金、香附、川芎。方中当归、白芍养血活血；柴胡疏郁升阳；茯苓健脾渗湿；生姜温胃祛痰；薄荷疏肝泻肺；郁金合香附、川芎调理气血；栀子、丹皮以清郁火。肝复条达，气机舒畅，哮喘自已。

虚喘

［脾肺两虚］

治法：健脾益气，补土生金。

方药：补中益气汤合生脉散。方中人参、黄芪、炙甘草补益肺气；五味子敛气平喘；升麻、柴胡升阳，麦门冬养阴，白术健脾，当归活血，陈皮理气，共奏脾肺并调、阴阳兼理之功。

若咯痰稀薄，形寒、口不渴，为肺虚有寒，可去麦门冬加干姜以温肺祛寒；肺阴虚者，生脉散加百合、南北沙参、玉竹或用百合固金汤；脾虚湿痰内聚之哮喘，用六君子汤加干姜、细辛、五味子，平时可常服六君子丸。

妇女产后、月经后期、慢性失血，或大病之后见喘促气短者，应以大补气血为主，不能见喘平喘。可选用生脉散、当归补血汤、归脾汤、十全大补汤等。

若肺肾气虚，喘促欲脱，急需峻补固脱，先用独参汤，继进大剂生脉散合六味地黄丸。

［肾阳虚衰］

治法：温肾纳气。

方药：金匮肾气丸。本方温肾纳气，缓者用丸，急重者用汤。根据前人"虚喘治肾宜兼治肺"之论，本方尚可加用人参，以补益肺气。若喘甚而烦躁不安、惊悸、肢冷、汗出如油、脉浮大无根或疾数模糊，为阴阳欲绝之危候，急用参附汤合龙骨、牡蛎、桂心、蛤蚧、紫石英、五味子、麦门冬等味配合黑锡丹以扶阳救脱、镇摄肾气。

若阳虚饮停、上凌心肺致喘，可用真武汤合苓桂术甘汤，并重用附子以温阳利水。兼痰多壅盛，上实下虚，可酌加苏子、前胡、海蛤壳、杏仁、橘红、车前子等以降气豁痰。

［肾阴不足］

治法：滋阴填精，纳气平喘。

方药：七味都气丸、河车大造丸。七味都气丸滋阴敛肺补肾，收涩精气，适用于肺肾阴虚而咳喘之证；如正气不支，气喘较甚，可配用人参胡桃汤、参蛤散或紫河车粉；兼肺阴虚者，合生脉散、百合固金汤。若虚损劳伤，咳喘痨热，选用河车大造丸滋阴降火、益肺补肾而平喘。

肾阴肾阳两虚者，可用左归丸合右归丸，或用金匮肾气丸合河车大造丸二方，平时常服。

（三）其他治法

1. 单方验方

（1）麻黄、五味子、甘草各30g，研细末，分作30包，每日2次，每次1包。用于寒喘实喘。

（2）代赭石研末醋汤调服（《普济方》）：用于上逆之咳喘。张锡纯认为："生赭石压力最胜，能镇胃气、冲气上逆，开胸膈、坠痰涎、止呕吐、通燥结，用之得当，诚有捷效。"

（3）艾灰香油鸡蛋［夏进才，梁俊兰.艾灰香油鸡蛋治寒喘.河南中医，1995，15（3）：184.1.］艾叶10g，点燃成白灰，搓成细末，打入鸡蛋1枚，加入香油10g，打匀后加热，炒成絮状离火，即可食用。睡前食用，服后忌饮水。用于小儿寒喘。

（4）莱菔子（蒸），皂角（烧存性），姜汁和蜜丸如梧子大，每服50丸，每日2～3次。用于实喘、痰喘。

（5）桑白皮、苦葶苈各等份，炒黄，捣为粗末，水煎9g，去渣，食后温服。用于痰喘、热喘（《圣济总录》）。

(6) 人参胡桃汤（《济生方》）：人参 10g 切成片，胡桃 5 个去壳取肉，生姜 5 片。加清水武火煮沸，改用文火煮约 20 分钟，去渣取汁。用于肾虚型喘证。

2. 针灸

(1) "老十针"［黄石玺. 脾胃十针的临床应用举隅. 中国针灸，2002，22（4）：243～244.］：针刺上脘、中脘、下脘、气海、天枢、内关、足三里共 7 穴 10 针。

(2) 梅花针叩刺［余淑芬，曾颂美. 梅花针治疗小儿咳喘症 80 例. 中国针灸，1996（11）：54～55.］：急性期取大椎、风门、肺俞为主穴，缓解期取肺俞、脾俞、肾俞为主穴。治疗小儿咳喘。

(3) 天灸疗法［杨龙，杨瑞春，天灸疗法临床运用举隅，广西中医药，2000，23：5］：用白芥子、葶苈子、杏仁、肉桂皮、前胡各 10g，细辛 6g 等研细成末，用姜汁、陈醋调制成 0.5 厘米×0.5 厘米大小颗粒，置于 1.5 厘米×1.5 厘米胶布中间贴在穴位上留置 2～3 日。取穴：A 组取大椎、定喘（双）、肺俞（双）；B 组取脾俞（双）、肾俞（双）、足三里（双）。两组穴位交替应用，每星期治疗 1 次，4 次为一个疗程，第 1 疗程后改为 10 日治疗 1 次。

3. 穴位贴敷

(1) 温肺化痰膏［杜跃进. 温肺化痰膏穴位敷贴防治咳喘症 150 例，中医外治杂志，1997（2）：8～9.］：白芥子、细辛、甘遂、细麻黄、麝香（比例为 10：3：3：4：0.1），烘干、研末、过筛、装瓶加盖贮存。使用前以生姜适量煎水取汁，调成膏状，取指甲大小涂于敷料，然后胶布固定在穴位上。于每年夏季的初、中、末 3 个伏天，选患者背部俞穴定喘（双）、肺俞（双）、心俞（双）及前胸天突穴各贴敷 1 次，每次 2～4 小时取下。

(2) 白芥子散（陈少卿，王在意，麦用军. 白芥子散敷贴治疗支气管哮喘 130 例. 陕西中医，2001（22），10：615.）：敷贴药物为白芥子、延胡索、细辛、甘遂各等份共研细粉。方法：用新鲜姜汁调制成药饼 6 只，分别敷贴在百劳、肺俞、膏肓穴上，并用胶布固定，0.5～2 小时后取下，每日 1 次，6 日为一个疗程，有温肺化痰、止咳平喘之功效。

4. 食疗

(1) 白果桑葚饮（《中医营养学》）：白果 10g，人参 3g，桑葚 20g，冰糖适量。白果炒熟，去壳，与人参、桑葚加水煎煮 20 分钟后调入冰糖适量，煮沸片刻即可。用于肾虚型喘证。

(2) 杏仁炖雪梨（《饮食疗法》）：取杏仁 10g，雪梨 1 个放入盅内，隔水炖 1 小时，然后以冰糖调味，食雪梨饮汤。用于风热犯肺型喘证。

(3) 贝母粥（《资生录》）：将贝母 10g 去心研末，备用；粳米 100g，洗净，加清水，煮至米熟时，投入贝母末，继续煮 10 分钟，待米烂粥稠供食用。用于痰热遏肺型喘证。

(4) 杏仁饼（《丹溪纂要》）：将杏仁 10g 炒黄研为泥状，与青黛 10g 搅拌均匀，放入 10 个掰开的柿饼中，以湿黄泥巴包裹，煨干后取柿饼食用。用于痰热遏肺型喘证。

(5) 柚子皮茶（《食物疗法精粹》）：柚子皮切成细条，晒干备用。每次取 20g，放入茶杯内，用开水冲泡，温浸 10 分钟即可代茶饮。用于气郁乘肺型喘证。

(6) 山药甘蔗汁（《简单便方》）：将山药 250g 放入锅中，煮取汁液；甘蔗 250g 榨汁。

用于肺脾气虚型喘证。

（7）参枣汤（《十药神书》）：人参6g，大枣10枚洗净，加清水以武火煮沸后改用文火继续煎煮15分钟即可。用于肺脾气虚型喘证。

【转归及预后】

喘证有虚实寒热之异，一般初起多为实喘，其病位主要在肺，治疗以祛邪为主，邪去则喘自平，预后一般良好；部分患者上气身热，不得平卧，喘急鼻煽，张口抬肩，烦躁不安，病情为重，但仍尚易于治疗。如延误治疗，以至病邪羁留，久咳久喘，既伤肺气，又可影响脾肺功能，而至脾虚生痰，肾不纳气，由实转虚，治疗上就比较困难。如喘息陡作，特别是急、慢性疾病危重阶段出现呼吸迫促、气不接续、烦躁不安、头汗如珠如油、四末不温、面赤躁扰、便溏、脉象浮大无根者，为阴阳离绝之危象，预后不良。

若因寒入肺俞，津液不行而为痰，遂为宿根，一遇风寒、风热之邪外袭，新邪宿邪相引，痰气相击，哮鸣有声，即由喘证而发展为哮病，经常发作，以至终生受累。如久喘不愈，肺脾肾虚损，气道滞塞不利，出现胸中胀满、痰涎壅盛、上气咳喘、动后尤显，甚则面色晦暗、唇舌发绀、颜面四肢浮肿，则成肺胀，病程缠绵，经久难愈。

第四节　肺　痈

【定义】

肺痈属内痈之一，是肺内形成痈肿脓疡的一种疾病。临床上以发热、咳嗽、胸痛、咳痰量多、气味腥臭，甚至咳吐脓血为特征。主要由于热邪犯肺，内蕴不解，壅滞肺络，以致血败肉腐而化脓成痈。肺痈属内痈之一，是内科较为常见的疾病。中医药治疗本病有着丰富的经验，历代医家创立了许多有效方剂，其中不少方药长期为临床所选用。

【病因病机】

肺痈的病位在肺。邪热犯肺，蕴结不解，是引起肺痈的主要原因。而正气虚弱，卫外不固；或素有痰热蕴肺；或嗜酒太过，恣食肥甘等，以致湿热内盛等，是使机体易于感受外邪及化脓成痈的内在因素。

本病起始，多为风热邪气外袭卫表，内壅肺气；少数则是风寒袭肺，未能及时表散，郁而化热。邪热蕴肺，使肺气壅滞，痰阻肺络，以致热壅血瘀而蕴酿成痈。继则热势亢盛、血败肉腐而化为痈脓。在病发之初，一般均表现为热证、实证。脓肿破溃，则咳吐大量腥臭脓痰，若邪毒渐尽，则病情渐趋好转；但因热邪熏灼，气阴受损，故此时常有气耗阴伤的病机变化，因而成为虚实夹杂之证；若溃后脓毒不尽，正虚邪恋，则病情迁延反复，日久不愈，气耗阴伤的表现更为突出。

【诊断与鉴别诊断】

一、诊断

（一）发病特点

本病多有感受外邪的病史，绝大多数起病急骤。

（二）临床表现

常突然出现恶寒或寒战、高热，午后热甚，咳嗽胸痛，咯吐黏浊痰；继则咳痰增多，咯痰如脓，有腥臭味，或脓血相兼；随着脓血的大量排出，身热下降，症状减轻，病情好转，经数星期逐渐恢复。如脓毒不净，则持续咳嗽，咯吐脓血臭痰，低热，盗汗，形体消瘦，转入慢性过程。根据以上 2 点，一般可以对肺痈做出诊断。对于少数难于确诊的病例，可结合进行胸部 X 线检查或摄片。

二、鉴别诊断

1. 痰饮咳嗽

痰饮咳嗽虽然亦有咳嗽、咳逆倚息、咯痰量多等症易与肺痈相混，但痰饮咳嗽的起病较缓，痰量虽多，或有黄痰，但无腥臭脓痰，亦非痰血相兼，且痰饮咳嗽的热势不如肺痈亢盛。

2. 肺痿

肺痿是以肺脏痿弱为主要病变的慢性衰弱疾患。起病缓，病程长，形体虚，多继发于其他疾病。肺痿虽然有虚热及虚寒两种类型，但以虚热者为多。吐浊唾涎沫是一个重要症状，清代李用粹《证治汇补·咳嗽》云："久嗽肺虚，寒热往来，皮毛枯燥，声音不清，或嗽血线，口中有浊唾涎沫，脉数而虚，为肺痿之病。"从上述可知，肺痿与肺痈，一虚一实，不难鉴别，正如《金匮要略心典·卷上》说："肺痿、肺痈二证多同，惟胸中痛、脉滑数、唾脓血，则肺痈所独也。比而论之，痿者萎也，如草木之萎而不荣，为津烁而肺焦也……故其脉有虚实不同，而其数则一也。"

【辨证论治】

一、辨证

（一）辨证要点

1. 辨虚实

肺痈的初起及成痈阶段，恶寒高热，咳嗽气急，咯痰黏稠量多，胸痛，舌红，苔黄腻，脉洪滑或滑数，属于热证、实证；溃脓之后，大量腥臭脓痰排出，身热随之渐退，咳嗽亦减轻，但常伴有胸胁隐痛，短气自汗，面色不华，消瘦乏力，脉细或细数无力，属于虚实夹杂之证。

2. 辨痰浊

发热，胸痛，咳嗽气急，咯出浊痰等症，为一般外感咳嗽所共有，辨其是否属于肺痈，除着重从起病急骤、热势亢盛、咯痰量多、气味腥臭等方面辨证为肺痈外，尚可结合对痰浊的观察，如明代李梴《医学入门·卷五·肺痈痿》说："肺痈……咳唾脓血腥臭，置之水中则沉。"《医灯续焰·卷十四·肺痈脉证》亦说："凡人觉胸中隐隐痛，咳嗽有臭痰，吐在水内，沉者是痈脓，浮者是痰。"可见肺痈痰的特点是"腥臭脓痰"。

（二）症候

在《外科正宗·肺痈论》中将肺痈分为初起、已成、溃后等 3 个主要阶段。现按病程发展的具体情况分为初期、成脓期、溃脓期、恢复期等四期，叙述肺痈的临床症候。

［初期——风热袭肺］

症状：恶寒，发热，咳嗽，胸痛，咳则痛甚，呼吸不利，咯白色黏痰，痰量日渐增多。

舌苔薄黄，脉浮数而滑。

病机分析：风热袭表犯肺，以致卫表失和，肺失宣降为本期的主要病机。肺卫受邪，正邪交争则恶寒发热。邪热壅肺，肺气失于宣发肃降，则咳嗽、呼吸不利。肺络阻滞则致胸痛。邪热煎熬津液成痰，故痰黏。苔薄黄、脉浮滑数，为风热侵袭而热势较甚之象。

[成痈期——瘀热内结]

症状：壮热不退、咳嗽气急，咳吐黄稠脓痰，气味腥臭，胸胁疼痛，转侧不利，烦躁不安，口燥咽干。舌质红，苔黄腻，脉滑数或洪数。

病机分析：邪热蕴肺，血脉瘀阻，瘀热内结成痈为本期的主要病机。热邪内盛，化火成毒，壅滞肺气，瘀阻肺络，故见壮热不退、咳嗽气急、胸胁疼痛、转侧不利等症。瘀热内结成痈，故咳吐脓痰腥臭。热毒扰心，则烦躁不安。热邪耗津，故口燥咽干。舌红，苔黄腻，脉滑数或洪数，均属热势亢盛之象。

[溃脓期——血败肉腐]

症状：咳吐大量脓痰，或如米粥，或痰血相兼，腥臭异常，胸中烦满而痛，身热面赤，口渴喜饮。舌质红，苔黄腻，脉滑数。

病机分析：热壅血瘀，血败肉腐，化为痈脓。此期则痈肿内溃，故排出大量腥臭脓痰。肺中蓄脓，肺气不利，肺脉瘀阻，故胸中烦满而痛。热毒内蒸，故身热面赤。热耗津液，故口渴喜饮。

[恢复期——正虚邪恋]

症状：身热渐退，咳嗽减轻，脓痰日渐减少；或有胸胁隐痛，短气，自汗盗汗，心烦，口燥咽干。舌质红，苔黄，脉细数。

病机分析：正虚邪恋，阴伤气耗是本期的主要病机。由于大量脓痰排出，邪毒渐去，故发热、咳嗽、咯痰、胸痛等症逐渐减轻。但因邪正争斗，津气为热邪所耗伤，邪热未尽而气阴已亏，故见短气、自汗盗汗、心烦、口燥咽干等症。

二、治疗

（一）治疗原则

1. 清热解毒，化瘀排脓

本病主要由于热邪犯肺，内蕴不解，热壅血瘀，血败肉腐而成。因此，清热解毒、化瘀排脓为治疗的基本原则。

2. 分期论治

根据病期及症状表现的不同，初期应疏风散热、宣肺化痰，恢复期则应配合益气养阴以达到扶正祛邪的目的。

（二）治法方药

[初期——风热袭肺]

治法：疏风散热，宣肺化痰。

方药：银翘散加减。方中金银花、连翘、芦根、竹叶疏风清热解毒；薄荷、荆芥、淡豆豉、牛蒡子疏风散热宣肺；桔梗、甘草利肺化痰。热势较甚者，加鱼腥草、黄芩清热；咳嗽较甚者，加瓜蒌、贝母化痰止咳；胸痛加郁金、桃仁活血通络。

〔成痈期——瘀热内结〕

治法：清热解毒，化痰祛瘀。

方药：《千金》苇茎汤、如金解毒散加减。苇茎汤取苇茎清解肺热；薏苡仁、冬瓜仁、桃仁化浊行瘀，为治肺痈的常用方剂之一。如金解毒散则以黄芩、黄连、栀子、黄檗清热解毒；桔梗、甘草祛痰排脓。热毒内盛，可选加金银花、连翘、金荞麦根、鱼腥草、红藤、蒲公英等，以增强清肺解毒之功；烦渴甚者加石膏、知母、天花粉清热保津；胸痛甚者，加乳香、没药、郁金、赤芍活血通络定痛；咳而喘满，咯痰稠浊量多者，合葶苈大枣泻肺汤泻肺逐痰。

〔溃脓期——血败肉腐〕

治法：清热解毒，化瘀排脓。

方药：《千金》苇茎汤合加味桔梗汤加减。加味桔梗汤以桔梗、薏苡仁排脓解毒；贝母、橘红、甘草化痰止咳；金银花清热解毒；葶苈子泻肺逐痰；白及既能止血又治痈肿。可加鱼腥草、金荞麦根、败酱草等增强清热解毒排脓之功；痰血较多或有咯血者，加白茅根、藕节，并可冲服三七粉；烦渴者，加知母、天花粉清热生津；热毒瘀结，咯脓浊痰，有腥臭味，可合用犀黄丸，每服1～3g，每日2次，以解毒化瘀。

若形症俱实，咳吐腥臭痰，胸部满胀，喘不能卧，大便秘结，脉滑数有力，可予桔梗白散峻驱其脓，每服0.6g。因本方药性烈，峻下逐脓的作用甚强，一般不宜轻用，体弱者禁用。

〔恢复期——正虚邪恋〕

治法：益气养阴，扶正托邪。

方药：用《济生方》桔梗汤。方用桔梗、贝母、枳壳、瓜蒌仁、薏苡仁、葶苈子宣肺排脓，理气化痰；桑白皮、地骨皮、知母、杏仁清热肃肺；黄芪、当归、甘草益气生血，扶正托邪；百合、五味子养阴敛肺。方中防己可不用。恢复期亦可采用桔梗杏仁煎作为治疗的基础方剂。此外，对于肺痈恢复期的患者，还可根据临床表现的不同而适当选用药物，如气虚甚者，可加党参、太子参；阴虚甚者，加麦门冬、玉竹；纳少便溏者，加白术、茯苓、山药；低热者，加功劳叶、白薇；咯吐脓血，可加鱼腥草、金荞麦根、败酱草；咳吐脓血久延不净，可加白及、白蔹、合欢皮等。

（三）其他治法

1. 单方验方

（1）鱼腥草：每次30～60g。水煎服。用于各期肺痈。[章永红，章迅，赵镇兰.常见内科病中医诊治.实用乡村医生杂志，2003，10（5）：17～18.下同]

（2）单味金荞麦根：晒干后以干药250g加清水或黄酒1250mL，密封蒸煮3小时，得净汁1000mL后加防腐剂备用。一般肺脓肿采用水剂；若肺脓肿脓包不易破溃，临床表现高热持续、臭痰排不出或排不尽，则以酒剂为佳，每次40mL，每日3次；小儿酌减。

（3）鲜薏苡仁根：60～90克。捣汁，蒸热服，每日2～3次。用于肺痈溃脓期。

（4）天丁透脓汤〔金亚诚.天丁透脓治肺痈，江西中医药，2003，34（241）：45：《千金》苇茎汤加皂角刺30g、桔梗15g，排痰临时用药。

2. 茶疗

（1）肺痈茶（《养生治病茶疗方》）：鲜鱼腥草 30～60g（干品 20g），山海螺 30～60g，金银花 15g，绿茶 6g。先煎前 3 味，煮沸 10～15 分钟后加入绿茶，少沸即可。

（2）芦根茶（《偏方大全》）：鲜芦根 100g，冬瓜子 90g，共煎取汁，代茶饮。

【转归及预后】

凡患本病如能早期确诊，及时治疗，在未成脓前能使痈肿得到部分消散，则病情较轻，疗程较短。老人、儿童和饮酒成癖者患之，因正气虚弱，或肺有郁热，须防其病情迁延生变。

溃脓时是病程顺与逆的转折点：①顺证溃后声音清朗，脓血稀而渐少，臭味转淡，饮食知味，胸胁少痛，身体不热，坐卧如常，脉象缓滑。②逆证溃后音谑无力，脓血如败卤，腥臭异常，气喘，鼻翼翕动，胸痛，坐卧不安，饮食少进，身热不退，颧红，爪甲青紫带弯，脉短涩或弦急，为肺叶腐败乏恶候。

［恢复期——正虚邪恋］

治法：益气养阴，扶正托邪。

方药：用《济生方》桔梗汤。方用桔梗、贝母、枳壳、瓜蒌仁、薏苡仁、葶苈子宣肺排脓，理气化痰；桑白皮、地骨皮、知母、杏仁清热肃肺；黄芪、当归、甘草益气生血，扶正托邪；百合、五味子养阴敛肺。方中防己可不用。恢复期亦可采用桔梗杏仁煎作为治疗的基础方剂。此外，对于肺痈恢复期的患者，还可根据临床表现的不同而适当选用药物，如气虚甚者，可加党参、太子参；阴虚甚者，加麦门冬、玉竹；纳少便溏者，加白术、茯苓、山药；低热者，加功劳叶、白薇；咯吐脓血，可加鱼腥草、金荞麦根、败酱草；咳吐脓血久延不净，可加白及、白蔹、合欢皮等。

（三）其他治法

1. 单方验方

（1）鱼腥草：每次 30～60g。水煎服。用于各期肺痈。［章永红，章迅，赵镇兰. 常见内科病中医诊治. 实用乡村医生杂志，2003，10（5）：17～18. 下同］

（2）单味金荞麦根：晒干后以干药 250g 加清水或黄酒 1250mL，密封蒸煮 3 小时，得净汁 1000 毫升后加防腐剂备用。一般肺脓肿采用水剂；若肺脓肿脓包不易破溃，临床表现高热持续、臭痰排不出或排不尽，则以酒剂为佳，每次 40mL，每日 3 次；小儿酌减。

（3）鲜薏苡仁根：60～90g。捣汁，蒸热服，每日 2～3 次。用于肺痈溃脓期。

（4）天丁透脓汤［金亚诚. 天丁透脓治肺痈，江西中医药，2003，34（241）：45］：《千金》苇茎汤加皂角刺 30g、桔梗 15g，排痰临时用药。

2. 茶疗

（1）肺痈茶（《养生治病茶疗方》）：鲜鱼腥草 30～60g（干品 20g），山海螺 30～60g，金银花 15g，绿茶 6g。先煎前 3 味，煮沸 10～15 分钟后加入绿茶，少沸即可。

（2）芦根茶（《偏方大全》）：鲜芦根 100g，冬瓜子 90g，共煎取汁，代茶饮。

【转归及预后】

凡患本病如能早期确诊，及时治疗，在未成脓前能使痈肿得到部分消散，则病情较轻，疗程较短。老人、儿童和饮酒成癖者患之，因正气虚弱，或肺有郁热，须防其病情迁延生变。

溃脓时是病程顺与逆的转折点：①顺证溃后声音清朗，脓血稀而渐少，臭味转淡，饮食知味，胸胁少痛，身体不热，坐卧如常，脉象缓滑。②逆证溃后音谙无力，脓血如败卤，腥臭异常，气喘，鼻翼翕动，胸痛，坐卧不安，饮食少进，身热不退，颧红，爪甲青紫带弯，脉短涩或弦急，为肺叶腐败之恶候。

第五节　肺　　胀

【定义】

肺胀是指多种慢性肺系疾病反复发作，迁延不愈，肺脾肾三脏虚损，从而导致肺管不利，气道不畅，肺气壅滞，胸膺胀满为病理改变，以喘息气促，咳嗽咯痰，胸部膨满，胸闷如塞，或唇甲发绀，心悸浮肿，甚至出现昏迷，喘脱为临床特征的病症。

【病因病机】

本病的发生，多因久病肺虚，痰瘀潴留，每因复感外邪诱使本病发作加剧。

1. 肺病迁延

肺胀多见于内伤久咳、久喘、久哮、肺痨等肺系慢性疾患，迁延失治，逐步发展所致，是慢性肺系疾患的一种归宿。因此，慢性肺系疾患也就成为肺胀的基本病因。

2. 六淫乘袭六淫

既可导致久咳、久喘、久哮、支饮等病证的发生，又可诱发加重这些病证，反复乘袭，使它们反复迁延难愈，导致病机的转化，逐渐演化成肺胀。故感受外邪应为肺胀的病因。

3. 年老体虚

肺胀患者虽可见于青少年，但终归少数，而以年老患者为多。年老体虚，肺肾俱不足，体虚不能卫外是六淫反复乘袭的基础，感邪后正不胜邪而病益重，反复罹病而正更虚，如是循环不已，促使肺胀形成。病变首先在肺，继则影响脾、肾，后期病及于心、肝。因肺主气，开窍于鼻，外合皮毛，主表卫外，故外邪从口鼻、皮毛入侵，每多首先犯肺，导致肺气宣降不利，上逆而为咳，升降失常则为喘，久则肺虚，主气功能失常。若肺病及脾，子盗母气，脾失健运，则可导致肺脾两虚。肺为气之主，肾为气之根，肺伤及肾，肾气衰惫，摄纳无权，则气短不续，动则益甚。且肾主水，肾阳衰微，则气不化水，水邪泛溢则肿，凌心肺则喘咳心悸。肺与心脉相通，肺气辅佐心脏运行血脉，肺虚治节失职，则血行涩滞，循环不利，血瘀肺脉，肺气更加壅塞，造成气虚血滞，血滞气郁，由肺及心的恶性后果，临床可见心悸、发绀、水肿、舌质暗紫等症。心阳根于命门真火，肾阳不振，进一步导致心肾阳衰，可呈现喘脱危候。病理因素有痰浊、水饮、瘀血、气虚、气滞，它们互为影响，兼见同病。痰饮的产生，初由肺气郁滞，脾失健运，津液不归正化而成，渐因肺虚不能布津，脾虚不能转输，肾虚不能蒸化，痰浊潴留益甚。痰、饮、湿（浊）同属津液停积而成。痰饮水浊潴留，其病理是滞塞气机，阻塞气道，肺不能吸清呼浊，清气不足而浊气有余，肺气胀满不能敛降，故胸部膨膨胀满，憋闷如塞。痰浊水饮亦可损伤正气和妨碍血脉运行。气虚气滞的形成，因气根于肾，主于肺，本已年老体虚，下元虚惫，加之喘咳日久，积年不愈，必伤肺气，反复发作，由肺及肾，必致肺肾俱虚。肺不主气而气滞，肾不纳气而气逆，气机当升不升，当降不降，肺肾之气能交相贯通，以致清气难人，浊气难出，滞于胸中，壅埋于肺而成肺胀。瘀血的产生，与肺，肾气虚，气不行血及痰浊壅阻，血涩不利有关。瘀血形成后，又因瘀而滞气，加重痰、气滞塞胸中，成为肺胀的重要病理环节。由此可见，肺胀的病理性质多属标实本虚。标实为痰浊、水饮、瘀血和气滞，痰有寒化与热化之分；本虚为肺、脾、肾气虚，晚期则气虚及阳，或阴阳两虚。其基本病机是肺之体用俱损，呼吸机能错乱，气壅于胸，滞留于肺，痰瘀阻结肺管气道，导致肺体胀满，张缩无力，而成肺胀。如内有停饮，又复感风寒，则可成为外寒内饮证。感受风热或痰郁化热，可表现为痰热证。痰浊壅盛，或痰热内扰，蒙蔽心窍，心神失主，则意识蒙眬、嗜睡甚至昏迷；痰热内闭，热邪耗灼营阴，肝肾失养，阴虚火旺，肝火挟痰上扰，气逆痰升，肝风内动则发生肢颤、抽搐；痰热迫血妄行，则动血而致出血。亦可因气虚日甚，气不摄血而致出血。病情进一步发展可阴损及阳，阳虚不能化气行水，成为阳虚水泛证；阳虚至极，出现肢冷、汗出、脉微弱等元阳欲脱现象。

【诊断与鉴别诊断】

一、诊断

（一）发病特点

长期慢性咳喘，常因外感诱发咳、喘、痰、肿四大主症加重；发病后病情缠绵难愈。

（二）临床表现

肺胀的临床特点，主要是咳、喘、痰、肿四项主症并见。且咳、喘、痰、肿特征性地表现为：长期咳嗽，反复发作，日久不愈；咳则气短不续，呼多吸少，可闻喘鸣；咳喘常伴痰涎壅盛，可闻痰鸣；胸中胀满，并见四肢或颜面浮肿。外感未解者，可兼见寒热；若气病及血，则可出现唇暗舌紫，手足青黑晦暗；严重者可并发闭证、脱证。

二、鉴别诊断

一般咳嗽、哮喘一般咳嗽、哮喘临床表现多为咳、喘、痰三症并见，而不出现面、身浮肿；而肺胀发作，则多咳、喘、痰、肿四症并见。一般咳嗽、哮喘，其发作经过治疗得到控制和缓解之后，其胸中胀满不舒，亦多随之消除；而肺胀之咳喘虽经治疗缓解，但其气短不续，胸中胀满，则常持续存在。

【辨证论治】

一、辨证

（一）辨证要点

1. 辨虚实

肺胀是本虚标实之候，因此在辨证上要辨其夹有水饮、痰浊、气滞、瘀血等实邪。见心下悸、气逆、面浮、目如脱者为夹有水饮而水气上逆；黏痰、浊痰壅塞、不易咯出为痰浊凝滞；膨膨胀满明显者为夹有气滞、气逆胸中；面色晦暗、唇舌发青、手足青黑为夹有瘀血。

2. 辨标本

肺胀兼感外邪，以致症状加重，当急则治其标，解表宣散，逐饮化痰，利气降逆，调气行血，辨其何者为主，分别施治。一俟标证得解，仍当缓图治本。如果标急本虚均较明显，亦可标本同治。

（二）症候

实证

[寒饮射肺]

症状：恶寒发热，身痛无汗，咳逆喘促，膨膨胀满，气逆不得平卧，痰稀泡沫量多，口干不欲饮。苔白滑，脉象浮紧。严重者可有面浮目脱，唇舌发青。如兼见烦躁、口渴、舌苔薄黄不滑，为"寒包热"之证。

病机分析：素有脾肾阳虚，水饮内停，复感风寒，寒饮相搏，上射于肺；外寒犯肺，故见恶寒发热、身痛无汗、咳逆喘促；寒饮射肺，气滞于胸，故见痰稀而有白色泡沫，膨膨胀满，气逆不得平卧；脾失转输，饮留胃中，津失上承，故见口干而不欲饮；苔白而滑，脉象浮紧皆外寒犯肺之征。水气壅盛上逆，故见面浮目脱；气滞血瘀，则见唇舌发青。郁热内生，或饮郁化热则见烦渴、苔薄黄不滑。

[痰热壅肺]

症状：发热不恶寒，气急胀满，咳喘烦躁，痰黄黏稠，不易咯出，面红，目如脱状，口干但饮水不多。舌苔黄腻质红，脉浮数。

病机分析：脾虚生痰，郁而化热，或兼肺肾阴虚、热由内生而痰热相搏，壅结于内；加之感受外邪，外邪与痰热相合，郁遏肺气，故见发热而不恶寒、气急咳喘；痰热内盛，壅塞肺气，故见烦躁、胸闷胀满、痰黄而稠；痰热壅逆于上，而见面红、目如脱状；肺热耗津而痰热内盛，则口干少饮水、舌红苔腻；脉现浮数为兼感外邪。

虚证

[肺肾两虚]

症状：气短，语声低怯，动则气喘，或见面色晦暗，或见面目浮肿。舌淡苔白，脉沉而弱。若肺肾阴虚则见咳嗽痰少，胸满烦躁，手足心热，动则气促，口干欲饮，舌红苔净，脉沉细。病机分析：肺主气，肾纳气，肺为气之主，肾为气之根，肺虚则清肃失司，肾虚则纳气无能，清气难入，浊气难出，故胸满喘促，动则气短；肺气不足故语声低怯；面色晦暗为气虚血瘀之象；面目浮肿示气虚水停；舌苔淡白，脉沉而弱亦是肺肾气虚之征。肺肾阴虚，热由内生，故见手足心热、口干烦躁；肺阴内亏，肃降无权，则胸满、咳嗽不止而痰少艰咯；舌红无苔、脉象沉细属肺肾阴虚之征。[脾肾阳虚]症状：胸闷气憋，呼多吸少，动则气喘，冷汗自出，四肢不温，畏寒神怯，小便清长或失禁。舌淡而嫩胖，脉微细。病机分析：咳喘日久，脾肾阳虚，寒饮上逆，故见胸闷气憋；肾不纳气故见呼多吸少，动则气喘；肾阳不足，故见冷汗自出，四肢不温，畏寒神怯，小便清长或失禁。舌淡嫩胖，脉象微细，亦属脾肾阳虚之征。

闭证

[寒痰内闭]

症状：面色青黑，四肢发凉，六脉沉伏，神志恍惚或不清，痰声辘辘，痰塞气壅，甚则舌短卷缩，言语不清。

病机分析：痰塞气壅，痰迷心窍，故神志恍惚或不清，舌短卷缩，语言不清；阳虚气弱，血运瘀滞，则见面色青黑；阳气闭塞，则脉伏肢凉，总属阳气内闭之证。

［热痰内闭］

症状：面赤谵语，胸中闷胀，烦躁不安，神志不清，喉间黏痰难出，甚则舌强难言。舌质红、苔黄腻。

病机分析：痰热内壅，蒙蔽心窍，则神志不清，谵语、舌强；痰阻气滞，故胸中胀闷；邪热内盛，故面赤烦躁；舌质红、苔黄腻为痰热之征。

脱证

症状：胸高气促，额汗如珠，或冷汗自出，四肢厥逆，神志不清，喉间鼾声，鼻尖发冷。脉微欲绝。

病机分析：胸高气促，鼻尖发冷，额汗如珠为阳气上脱；四肢厥逆，冷汗自出，脉微欲绝为阳气外脱，严重时上述症状可以同时出现。本证为生命垂危之表现。

二、治疗

（一）治疗原则

1. 清泻肺热，贯彻始终

肺胀多因痰热郁肺而加重，甚则进一步引发痰蒙神窍，而致闭、脱之变。因此，清泻肺热应是首要的治疗原则。痰热壅肺时，清泻肺热有釜底抽薪之功，用量宜重；若肺热减轻，或为肺肾气虚，或为阳虚水泛，可减轻清泻肺热药味，但不可停用，因肺热可能因气候变化等随时加重而使病情恶化。

2. 高度重视化瘀利水

肺胀是长期肺系病变发展的结果，久病肺朝百脉、心主血脉功能受损，则周身血行瘀滞不畅；血不利则为水，且肺胀病及五脏，肺、脾、肾之水液代谢功能失常，而致饮邪内停，凌心射肺，外溢肌肤。故肺胀治疗，化瘀利水为关键之一。

3. 及时扶正固本

肺胀日久，必致肺、心、肾三脏俱虚。致使卫外不固，易感外邪；血行瘀滞，百病丛生；气化失利，水湿内停，使病情日益恶化。故应及时扶正固本，其中补益心、肺、肾是重中之重。

具体治法如下。

1. 宣散

兼有外感者，急则治标，当宣散以祛邪。

2. 化饮

脾肾阳虚，水饮内蓄，水气上逆，宜温化水饮。如兼感外寒者，可以外散表寒、内逐水饮。

3. 清热

风寒化热，或痰热内盛者，宜清肃肺热。

4. 化痰

痰壅气急，痰塞难出，甚则痰迷心窍者，应化痰为治。如属痰热壅肺，宜清肺化痰；如

113

属寒痰阻滞，则宜温化痰湿。

5. 益气

肺肾气虚，或有脾虚，当以益气为主；气虚并见血瘀，则宜益气活血。

6. 养阴

用于肺肾阴虚，或阴虚内热之肺胀。

7. 温阳

用于脾肾阳虚之肺胀。若因阳虚而饮邪上逆，则可温阳与化饮同时应用。水饮不化，亦可单纯温阳。

8. 纳气

肾不纳气者宜益肾纳气；如肾阴不足则可滋阴合纳气同用。

9. 开闭

用于痰壅气塞、蒙蔽心窍而神志不清。寒痰阻闭宜温阳开闭，或益气开闭；热痰阻闭宜清热开闭。

10. 固脱

用于肺胀脱证，以回阳固脱为治。

（二）治法方药

实证

［寒饮射肺］

治法：外散寒邪，内逐水饮。

方药：小青龙汤加减。方中麻、桂解表宣肺平喘，芍药与桂枝相伍调和营卫，干姜、细辛、半夏散寒降逆蠲饮，配五味子之收敛，可防麻黄、桂枝、干姜、细辛肺气耗散太过之弊。

如属“寒包热”证，则可用小青龙汤加石膏汤及厚朴麻黄汤寒热兼治。

［痰热壅肺］

治法：清热化痰，下气止咳。

方药：清气化痰丸加减。本方即二陈汤去甘草，加黄芩、瓜蒌、枳实、杏仁、胆南星而成，为治痰热的要方。方中黄芩、瓜蒌清热化痰，枳实助陈皮行气散结，茯苓健脾渗湿，杏仁宣肺下气，胆南星佐半夏燥湿化痰，共奏清热化痰、下气止咳之功。

如兼有表热者，可用越婢加半夏汤合小陷胸汤以治之。

虚证

［肺肾两虚］

治法：补益肺肾，止咳平喘。

方药：人参蛤蚧散加减。方中蛤蚧补肺肾而益精血，定喘止嗽；人参大补元气；茯苓、甘草和中健脾；杏仁、贝母化痰下气；桑白皮配知母泻肺清金，伍茯苓利水消肿；甘草合贝母润肺止咳。对于久嗽不已、肺肾两虚之肺胀或肺痿者，尤为适用。对新咳有外邪者，则不能误用。

若肺肾两虚而喘者，则可加入参胡桃汤，以加强纳气归肾、降逆散饮之功。若肺肾阴虚者，则可改用百合固金汤，或麦味地黄丸，以滋养肺肾；病情稳定缓解后，可选《百一选方》之皱肺丸以巩固疗效；有瘀象者，则改用《普济方》之皱肺丸，以去瘀而益肺；若系肺痨发为肺胀者，宜选《证治准绳》之皱肺丸以善其后。

〔脾肾阳虚〕

治法：脾肾双补，温阳纳气。

方药：金匮肾气丸加减。方中熟地滋补肾水，而以泽泻宣泄肾浊以清之；山茱萸有温涩之力，而以丹皮清泻以佐之；山药为健脾补益之品，而以茯苓淡渗脾湿以和之。因此上述六味为寓泻于补，补肾而利开合，合桂附温阳之力，以纳气归元，故适用于脾肾阳虚之肺胀。

闭证

〔寒痰内闭〕

治法：温阳化痰开闭。

方药：三生饮加减。方中附子、川乌祛寒通络，胆南星祛风化痰，三味皆用生品，取其力峻而行速；少佐木香以理气，使气顺而痰行；生姜用至15片，既能发散寒邪，驱除浊阴，且能减川乌、附子、胆南星之毒。

若有气虚欲脱，可改用独参汤送服苏合香丸以解郁开窍。

〔热痰内闭〕

治法：清热涤痰开窍。

方药：竹沥水送服猴枣散，或至宝丹。竹沥水清心化痰，送服猴枣散涤痰息风，至宝丹镇惊开窍。

脱证

治法：回阳固脱。

方药：四逆汤加减。方中生附子大辛大热，回阳祛寒，配干姜温中散寒，佐甘草和中益气，有补正安中之功。

亦可用参附汤送服黑锡丹，以温阳益气、救逆固脱。

（三）其他治法

1. 单方验方

（1）杏仁、胡桃肉各60g，共研为细末，加生蜂蜜少许调服，每日3次，每次用药末3g。适用于肺肾气虚而肺胀者。

（2）生梨1个，柿饼2个，同煎。适用于肺肾阴虚而肺胀者。

（3）百合、枸杞子各250g，研细末蜜丸，每日3次，每次10g。适用于肺肾阴虚而肺胀者。

（4）紫河车1具，焙干研末，每次3g，每日3次。适用于脾肾阳虚之肺胀。

2. 针灸

（1）灸法：偏于肺气虚者，灸肺俞4～6壮、风门4～6壮、定喘4～6壮、合谷4～6壮、列缺4～8壮、膻中4～6壮；偏于脾气虚者，灸足三里或上巨虚3～9壮、丰隆3～9壮、脾俞或胃俞3～7壮、风门或肺俞3～7壮、中脘3～7壮、大椎3～5壮；偏于肾气虚者，灸肾俞或命门3～7壮、气海或关元3～7壮、太溪或照海3～9壮、大椎3～5壮、肺俞3～7壮。

（2）耳针：取穴以神门、肺、肾上腺、支气管、交感为主穴。痰多加脾，喘满加肝，食少加胃，烦躁加心，体虚加肾。长期使用耳针治疗，可以用皮质下代替神门，内分泌代替肾上腺，气管代替肺，咽喉代替平喘。

（3）头皮穴针：取穴额中线、顶中线、双侧额旁1线、双侧额旁2线。

（4）梅花针疗法〔杨光．慢性阻塞性肺气肿的针灸治疗．中国全科医学，2004，7（6）：372～275〕：发作时采用胸腰部、前后肋间、剑突下、孔最、大小鱼际、气管两侧；平时未发作时，采用脊柱两侧、气管两侧、前后肋间、剑突下、颌下。重点扣打胸、腰部，前后肋间、中脘等。

3．穴位敷药法

取穴双侧定喘、双侧肺俞、双侧膏肓、中府、神道、身柱。将白芥子、细辛、延胡索、甘遂（3：2：3：2）研成细末备用，六神丸研末备用，姜适量（用时捣烂取汁），将4药混合的药末用生姜汁调和后摊在油纸上，做成小饼状，再将六神丸粉末适量均匀按压在药饼中心处，然后将药饼敷在事先选准的穴位上，用胶布固定。每年夏季的初、中、末3个"伏天"的第1日各贴1次，每次敷药时间儿童是20～30分钟，成人是6～8小时，3年为一个疗程。

4．足浴

热水保持在40～50℃，水量浸过脚面，浸泡15～30分钟为宜，中途不停加热水，以全身微汗为佳，同时双手交替按摩涌泉、太溪、丰隆、足三里等穴位，直至双脚皮肤红、热为止。

【转归及预后】

肺胀因久病咳喘而引起，一般多属进行加重，及时治疗咳喘则可使病势减轻，恶化减缓。

《证治汇补》说："肺胀壅遏，不得眠卧，喘息鼻煽者，难治。"《金匮要略》提到："上气，面浮肿，肩息，其脉大，不治，又加利尤甚。"分别说明肺胀如喘不得卧、鼻翼煽动者治疗困难；面浮、喘息动肩、脉浮大无根者，为气不归肾，预后极差；如再加下利，则气脱液竭，其病益甚，使预后更差。

本病的治疗比较困难，如果最后发生痰迷心窍，神志不清，或阳气外脱，皆属危重急症，一般及时抢救，尚能使病情缓解，但反复多次发生者，预后不良。

第六章 心 系 病 证

第一节 惊悸、怔忡

【定义】

惊悸、怔忡是指患者自觉心中急剧跳动，惊慌不安，不能自主，或脉见参伍不调的一种病症。主要由于阳气不足，阴液亏损，心失所养；或痰饮内停，瘀血阻滞，心脉不畅所致。惊悸、怔忡虽属同类，但两者亦有区别：惊悸常因情绪激动、惊恐、劳累而诱发，时作时辍，不发时一如常人，其证较轻；怔忡则终日觉心中悸动不安，稍劳尤甚，全身情况较差，病情较重。惊悸日久不愈，可发展为怔忡。

【病因病机】

惊悸怔忡的病因较为复杂，既有体质因素、饮食劳倦或情志所伤，亦有因感受外邪或药物中毒所致，其中体质素虚是发病的根本。病机包括虚实两方面，虚为气血阴阳亏虚，引起心神失养；实则痰浊、瘀血、水饮，而致心神不宁。

1. 心虚胆怯

心主神志，为精神意识活动之中枢，故《灵枢·邪客》云："心者，五脏六腑之大主也，精神之所舍也。"胆性刚直，有决断的功能。心气不虚，胆气不怯，则决断思虑，得其所矣。凡各种原因导致心虚胆怯之人，一旦遇事有所大惊，如忽闻巨响，突见异物，或登高陟险即心惊神摇，不能自主，惊悸不已，渐次加剧，稍遇惊恐，即作心悸，而成本病。故《济生方》指出："夫惊悸者，心虚胆怯之所致也。"

2. 心血不足

心主血，血赖心气的推动才能运行周身，荣养脏腑四肢百骸，故《素问·五脏生成篇》云："诸血者，皆属于心。"而心脏亦因有血液的奉养方能维持正常的生理活动。若禀赋不足，脏腑虚损；或病后失于调养；或思虑过度，伤及心脾；或触事不意，真血亏耗；或脾胃虚衰，气血生化乏源；或失血过多等，均可导致心血亏虚，使心失所养而发为惊悸、怔忡。《丹溪心法·惊悸怔忡》说："人之所主者心，心之所养者血，心血一虚，神气不守，此惊悸之所肇端也。"

3. 肝肾阴虚

肝藏血，主疏泄。肝阴亏虚导致心悸主要有2种情况：一是肝阴不足，肝血亏耗，使心血亦虚，心失所养而发为心悸。如《石室秘录》说："心悸非心动也，乃肝血虚不能养心也。"二是肝阴不足，则肝阳上亢，肝火内炽，上扰心神而致心悸。"肝为心母，操用神机，肝木与心火相煽动，肝阳浮越不僭，彻夜不寐，心悸怔忡，有不能支持之候"（引自《清代名医医案精华·凌晓五医案》）。

肝肾同源，肝阴不足亦可导致肾阴不足，肾水亏损亦可影响肝阴的亏耗。所以《石室秘录》谓："怔忡之证，扰扰不宁，心神恍惚，惊悸不已，此肝肾之虚而心气之弱也。"对于惊悸怔忡之发生与肝、肾的关系作了扼要说明。

4. 心阳不振

心主阳气，心脏赖此阳气维持其生理功能，鼓动血液的运行，以资助脾胃的运化及肾脏的温煦等。若心阳不振，心气不足则无以保持血脉的正常活动，亦致心失所养而作悸。心之阳气不足，一则致心失所养，心神失摄而为心悸，即心本身功能低下；再则是心阳不足，气化失利，水液不得下行，停于心下，上逆亦可为悸。另外，心气不足，血行不畅，心脉受阻，亦可致惊悸怔忡。因此，心气不足而致的惊悸怔忡，常虚实夹杂为患。

5. 痰饮内停

关于痰饮内停而致本病者，历代医家均十分重视。如《金匮要略》即提及水饮停聚的心悸，《丹溪心法》《血证论》等亦谈到痰浊所致的心悸。《血证论·怔忡》说："心中有痰者，痰入心中，阻其心气，是以心跳不安。"至于痰饮停聚的原因，大致有以下几个方面。心血不足，如《证治汇补·惊悸怔忡》说："心血一虚，神气失守，神去则舍空，舍空则郁而停痰，痰居心位，此惊悸之所以肇端也"；脾肾阳虚，肾阳不足，开阖失司，膀胱气化不利，脾失健运，转输失权，则湿浊内停，脾肾阳虚，不能蒸化水液，而停聚成饮，寒饮上迫，心阳被抑，则致心悸；火热内郁，煎熬津液而成痰浊。如《医宗必读·悸》认为，心悸"证状不齐，总不外于心伤而火动，火郁而生涎也"。可见临床上痰饮内停致生本病者，多是虚实兼见，病机较为复杂。

6. 心血瘀阻

心主血脉，若因心气不足，心阳不振，阳气不能鼓动血液运行；或因寒邪侵袭，寒性凝聚，而使血液运行不畅甚至瘀阻；或因痹证发展，"脉痹不已，复感于邪，内舍于心"（《素问·痹论篇》）而成心痹，均会导致心脉瘀阻，而引起心悸怔忡。

7. 邪毒犯心

感受风寒湿邪，合而为痹，痹证日久，复感外邪，内舍于心，痹阻心脉，心血运行受阻，发为心悸；或风寒湿热之邪，由血脉内侵于心，耗伤心气心阴，亦可引起心悸；或温病、疫毒等毒邪犯心，灼伤营阴，耗伤气血，心神失养，亦可见心悸。

惊悸怔忡的病位主要在心，由于心神失养或不宁，引起心神动摇，悸动不安。但其发病与脾、肾、肺、肝四脏功能有关。

其病机变化主要有虚实两方面，以虚证居多，也可因虚致实，虚实夹杂。虚者为气、血、阴、阳亏损，使心失所养，而致心悸，实者多由痰火扰心，水饮上凌或心血瘀阻，气血运行不畅而引起。虚实之间可以互相转化。实证日久，正气亏耗，可分别兼见气、血、阴、阳之亏损，而虚证则又往往兼见实象。如阴虚可致火旺或夹痰热，阳虚易夹水饮、痰湿，气血不足易伴见气血瘀滞。痰火互结每易伤阴，瘀血可兼痰浊。此外，老年人怔忡多病程日久，往往进一步可以发展为气虚及阳，或阴虚及阳而出现心（肾）阳衰，甚则心阳欲脱，更甚者心阳暴脱而成厥、脱之变。

【诊断与鉴别诊断】

一、诊断

（一）发病特点

本病病位在心，病机性质主要有虚实两方面。发作常由情志刺激、惊恐、紧张、劳倦过度、饮酒饱食等因素而诱发。多见于中老年患者。

（二）临床表现

自觉心慌不安，心跳剧烈，神情紧张，不能自主，心搏或快速，或缓慢，或心跳过重，或忽跳忽止，呈阵发性或持续不止。伴有胸闷不适，易激动，心烦，少寐多汗，颤抖，乏力，头晕等。中老年发作频繁者，可伴有心胸疼痛，甚至喘促，肢冷汗出，或见晕厥。脉象可见数、疾、促、结、代、沉、迟等变化。心电图、监测血压及 X 线胸部摄片等检查有助于明确诊断。

二、鉴别诊断

1. 胸痹心痛

除见心慌不安，脉结或代外，必以心痛为主症，多呈心前区或胸骨后刺痛、闷痛，常因劳累、感寒、饱餐或情绪波动而诱发，多呈短暂发作。但甚者心痛剧烈不止，唇甲发绀或手足青冷至节，呼吸急促，大汗淋漓，直至晕厥，病情危笃。胸痹心痛常可与心悸合并出现。

2. 奔豚

奔豚发作之时，亦觉心胸躁动不安，《难经·五十六难》："发于小腹，上至心下，若豚状或上或下无时。"称之为肾积。《金匮要略·奔豚气病脉证治》："奔豚病从小腹起，上冲咽喉，发作欲死，复还止，皆从惊恐得之。"其鉴别要点在于：惊悸怔忡系心中剧烈跳动，发自于心；奔豚乃上下冲逆，发自小腹。

3. 卑惵

卑惵与怔忡相类，其症"痞塞不饮食，心中常有所怯，爱处暗室，或倚门后，见人则惊避，似失志状"（《证治要诀·怔忡》）。其病因在于"心血不足"。怔忡亦胸中不适，心中常有所怯。惊悸、怔忡与卑惵鉴别要点在于：卑惵之胸中不适由于痞塞，而惊悸、怔忡缘于心跳，有时坐卧不安，并不避人。而卑惵一般无促、结、代、疾、迟等脉象出现。

【辨证论治】

一、辨证

（一）辨证要点

1. 分清虚实

惊悸、怔忡证候特点多为虚实相兼，虚者系指脏腑气血阴阳亏虚，实者多指痰饮、瘀血、火邪之类。痰饮、瘀血等虽为病理产物或病理现象，但在一定情况下，可形成惊悸、怔忡的直接病因，如水停心下、痰火扰心、瘀阻心脉等。因此辨证时，不仅要注意正虚一面，亦应重视邪实一面，并分清虚实之程度。正虚程度与脏腑虚损情况有关，即一脏虚损者轻，多脏虚损者重。在邪实方面，一般来说，单见一种夹杂者轻，多种合并夹杂者重。

2. 辨明惊悸、怔忡

大凡惊悸发病，多与情志因素有关，可由骤遇惊恐，忧思恼怒，悲哀过极或过度紧张而诱发，多为阵发性，实证居多，但也存在正虚因素。病来虽速，病情较轻，可自行缓解，不发时如常人。怔忡多由久病体虚、心脏受损所致，无精神因素亦可发生，常持续心悸，心中惕惕，不能自控，活动后加重。病来虽渐，病情较重，每属虚证，或虚中夹实，不发时亦可见脏腑虚损症状。惊悸日久不愈，亦可形成怔忡。

3. 结合辨病辨证

对惊悸、怔忡的临床辨证应结合引起惊悸、怔忡原发疾病的诊断，以提高辨证准确性，如功能性心律失常所引起的心悸，常表现为心率快速型心悸，多属心虚胆怯，心神动摇；冠心病心悸，多为阳虚血瘀，或由痰瘀交阻而致；病毒性心肌炎引起的心悸，初起多为风温干犯肺卫，继之热毒逆犯于心，随后呈气阴两虚，瘀阻络脉证；风心病引起的心悸，多由风湿热邪杂至，合而为痹，痹阻心脉所致；病态窦房结综合征多由心阳不振，心搏无力所致；慢性肺源性心脏病所引起的心悸，则虚实兼夹为患，多心肾阳虚为本，水饮内停为标。

4. 详辨脉象变化

脉搏的节律异常为本病的特征性征象，故尚需辨脉象，如脉率快速型心悸，可有一息六至之数脉．一息七至之疾脉，一息八至之极脉，一息九至之脱脉，一息十至以上之浮合脉。脉率过缓型心悸，可见一息四至之缓脉，一息三至之迟脉，一息二至之损脉，一息一至之败脉，两息一至之夺精脉。脉律不整型心悸，脉象可见有数时一止，止无定数之促脉；缓时一止，止无定数之结脉；脉来更代，几至一止之代脉，或见脉象乍疏乍数，忽强忽弱。临床应结合病史、症状，推断脉症从舍。一般认为，阳盛则促，数为阳热，若脉虽数、促而沉细、微细，伴有面浮肢肿，动则气短，形寒肢冷，舌质淡者，为虚寒之象。阴盛则结，迟而无力为虚寒，脉象迟、结、代者，一般多属虚寒，其中结脉表示气血凝滞，代脉常表示元气虚衰、脏气衰微。凡久病体虚而脉象弦滑搏指者为逆，病情重笃而脉象散乱模糊者为病危之象。

（二）症候

[心虚胆怯]

症状：心悸，善惊易恐，坐卧不安，多梦易醒，食少纳呆，恶闻声响。舌象多正常，脉细略数或弦细。

病机分析：心虚则神摇不安，胆怯则善惊易恐，故心悸多梦而易醒；心虚胆怯，脾胃失于健运，故食少纳呆；胆虚则易惊而气乱，故恶闻声响；惊则脉细小数，心肝血虚则脉细略数或弦细。

[心脾两虚]

症状：心悸气短，头晕目眩，面色不华，神疲乏力，纳呆腹胀。舌质淡，脉细弱。

病机分析：心主血脉，脾为气血生化之源，心脾两虚则气血生化不足，血虚不能养心，则致心悸气短；血虚不能上荣于头面，故头晕目眩，面色不华；心脾两虚，气血俱亏，故神疲乏力；脾虚失于健运，故纳呆腹胀；舌为心苗，心主血脉，心血不足，故舌质淡，脉细弱。

[心阴亏虚]

症状：心悸易惊，心烦失眠，口干，五心烦热，盗汗。舌红少津，脉细数。

病机分析：心阴亏虚，心失所养，故心悸易惊；心阴亏虚，心火内生，故致心烦，不寐，五心烦热；虚火逼迫津液外泄则致盗汗；虚火耗津以致口干；舌红少津，脉细数，为阴虚有热之象。

[肝肾阴虚]

症状：心悸失眠，五心烦热，眩晕耳鸣，急躁易怒，腰痛遗精。舌红少滓，脉细数。

病机分析：肾阴不足，肝阴亏损，故心悸、五心烦热；肝阳上亢故眩晕；肾水不足则耳鸣；肝火内炽，故易怒，引动心火则烦躁；阴虚火旺则舌红少津，细数之脉亦为肝肾阴虚之征。

[心阳不振]

症状：心悸不安，动则尤甚，形寒肢冷，胸闷气短，面色自光白，自汗，畏寒喜温，或伴心痛。舌质淡，苔白，脉虚弱，或沉细无力。

病机分析：久病体虚，损伤心阳，心失温养，则心悸不安；不能温煦肢体，故面色㿠白，肢冷畏寒；胸中阳气虚衰，宗气运转无力，故胸闷气短；阳气不足，卫外不固，故自汗出；阳虚则寒盛，寒凝心脉，心脉痹阻，故心痛时作；阳气虚衰，无力推动血行，故脉象虚弱无力。

[水饮凌心]

症状：心悸，胸脘痞满，渴不欲饮，小便短少或下肢浮肿，形寒肢冷，眩晕，恶心呕吐，泛涎。舌淡苔滑，脉弦滑或沉细而滑。

病机分析：阳虚不能化水，水邪内停，上凌于心，饮阻气机，故见心悸，胸脘痞满，渴不欲饮，小便短少或下肢浮肿；饮邪内停，阳气不布，则见形寒肢冷；饮邪内停，阻遏清阳，则见眩晕；胃失和降，饮邪上逆，则恶心呕吐，泛涎。舌淡苔滑，脉弦滑或沉细而滑皆为阳虚饮停之象。

[痰浊阻滞]

症状：心悸短气，心胸痞闷胀满，痰多，食少腹胀，或有恶心。舌苔白腻或滑腻，脉弦滑。

病机分析：痰浊阻滞心气为本证的主要病机。正如《血证论·怔忡》所说："心中有痰者，痰入心中，阻其心气，是以心跳不安。"故见心悸短气之症；由于痰浊阻滞，上焦之气机不得宣畅，故见心胸痞闷胀满；中焦气机不畅，则致食少腹胀；胃失和降则见恶心；痰多，苔腻，脉弦滑，均为内有痰浊之象。

[心血瘀阻]

症状：心悸怔忡，短气喘息，胸闷不舒，心痛时作，或形寒肢冷。舌质暗或有瘀点、瘀斑，脉虚或结代。

病机分析：或由心阳不振，或因阴虚血灼，或因痹证发展，均可导致血脉瘀阻，而使心失所养，引起心悸；血瘀气滞，心络挛急，不通则心痛，胸闷；气血不畅，则短气喘息；血脉不通，阳不外达故形寒肢冷；舌质暗，脉虚亦为血瘀之象；心脉瘀阻，气血运行失和，故脉律不匀，而成结代之象。

[邪毒犯心]

症状：心悸，胸闷，气短，左胸隐痛。发热，恶寒，咳嗽，神疲乏力，口干渴。舌质红，少津，苔薄黄。脉细数，或结代。

病机分析：外感风热，侵犯肺卫，故咳嗽，发热恶寒。表证未及发散，邪毒犯心，损及阴血，耗伤气阴，心神失养，故见心悸，胸闷；阴液耗损，口舌失润，故口干渴，舌少津；气短，神疲乏力乃气虚表现。舌质红，苔薄黄为感受风热之象，脉细数或结代为气阴受损之征。

二、治疗

（一）治疗原则

1. 补虚为基本治则

由于本证的病变部位主要在心，证候特点是虚实相兼，以虚为主，故补虚是治疗本病的基本治则。

2. 兼以祛邪

当视脏腑亏虚情况的不同，或者补益气血之不足，或者调理阴阳之盛衰，以求阴平阳秘，脏腑功能恢复正常，气血运行调畅。本病的邪实，以痰饮内停及瘀血阻络最为常见，故化痰涤饮、活血化瘀也为治疗本病的常用治则。又因惊悸、怔忡以心中悸动不安为主要临床症状，故常在补虚及祛邪的基础上，酌情配伍养心安神或镇心安神的方药。

总之，益气养血、滋阴温阳、化痰涤饮、活血化瘀及养心安神，为治疗惊悸怔忡的主要治则。

（二）治法方药

[心虚胆怯]

治法：益气养心，镇惊安神。

方药：平补镇心丹加减。方用人参、五味子、山药、茯苓益气健脾；天门冬、生地、熟地滋养心阴；肉桂配合前述药物，有鼓舞气血生长之效；远志、茯苓、酸枣仁养心安神；龙齿、朱砂镇惊安神；车前子可去。全方共奏益气养心，镇惊安神之功。

心虚胆怯而挟痰者，当用十味温胆汤为治。因为此类患者易受惊恐，故除药物治疗之外，亦当慎于起居，保持环境安静，方能使药物效用巩固。

此外，龙齿镇心丹、琥珀养心丹、宁志丸等方剂，也具有益气养心、镇心安神的功效，临床可酌情选用。

[心脾两虚]

治法：健脾养心，补益气血。

方药：归脾汤加减。方中用人参、黄芪、白术、炙甘草益气健脾，以资气血生化之源；当归、龙眼肉补养心血；酸枣仁、茯神、远志养心安神；木香理气醒脾，使补而不滞。

心血亏虚，心气不足，而见心动悸、脉结代者，可用炙甘草汤益气养血，滋阴复脉。方中用人参、炙甘草、大枣益气健脾；地黄、阿胶、麦门冬、麻仁滋阴养血；桂枝、生姜行阳气；加酒煎药，取其通利经脉，以增强养血复脉的作用。

心脾两虚，气血不足所致的心悸怔忡，亦可以选用十四友汤、益寿汤或七福饮等具有益气养血、养心安神功效的方剂进行治疗。

[心阴亏虚]

治法：滋养阴血，宁心安神。

方药：天王补心丹或朱砂安神丸。前方用天门冬、麦门冬、玄参、生地滋养心阴；当归、丹参补养心血；人参、茯苓补心气；酸枣仁、柏子仁、五味子、远志养心安神；朱砂镇心安神。后方用生地、当归滋阴养血；黄连清心泻热；朱砂镇心安神；甘草调和诸药。二方同为滋阴养血，宁心安神之剂，但前方偏于补益，清心作用较弱，以心气不足、阴虚有热者为宜；后者则重在清热，滋阴作用不强，对阴虚不甚而心火内动者较为适合。

除以上二方外，对心阴亏虚的患者，尚可采用安神补心丹或四物安神汤治疗。

[肝肾阴虚]

治法：滋养肝肾，养心安神。

方药：一贯煎合酸枣仁汤加减。一贯煎中，以沙参、麦门冬、当归、生地、枸杞子等滋养肝肾；川楝子疏肝理气。酸枣仁汤以酸枣仁养心安神；茯苓、甘草培土缓肝；川芎调血养肝；知母清热除烦。一贯煎侧重滋养肝肾，酸枣仁汤侧重养血安神，两方联合使用，可获滋补肝肾，补血宁心之功。若便秘可加瓜蒌仁，并重用生地；阴虚潮热，手足心热者，可加地骨皮、白薇；口渴者加石斛、玉竹。肝肾阴虚，虚火内炽，以致心肝火旺，而见心烦、急躁易怒、舌质红者，可加黄连、栀子清心泻火。

本证用一贯煎合朱砂安神丸治疗，亦可收到较好效果。此外，尚可用宁静汤加减化裁治疗。

[心阳不振]

治法：温补心阳。

方药：桂枝甘草龙骨牡蛎汤。方中桂枝、炙甘草温补心阳；生龙骨、生牡蛎安神定悸。心阳不足，形寒肢冷者，加黄芪、人参、附子；大汗出者，重用人参、黄芪，加煅龙骨、煅牡蛎，或加山茱萸，或用独参汤煎服；兼见水饮内停者，选加葶苈子、五加皮、大腹皮、车前子、泽泻、猪苓；夹有瘀血者，加丹参、赤芍、桃仁、红花等；兼见阴伤者，加麦门冬、玉竹、五味子；若心阳不振，以心动过缓为著者，酌加炙麻黄、补骨脂、附子，重用桂枝；如大汗淋漓，面青唇紫，肢冷脉微，喘憋不能平卧，为亡阳征象，当急予独参汤或参附汤，送服黑锡丹，或参附注射液静推或静滴，以回阳救逆。

[水饮凌心]

治法：振奋心阳，化气行水。

方药：苓桂术甘汤加味。本方主要功用是通阳行水，是"病痰饮者，当以温药和之"的代表方。方中茯苓，淡渗利水；桂枝、甘草，通阳化气；白术，健脾祛湿。兼见恶心呕吐，加半夏、陈皮、生姜；阳虚水泛，下肢浮肿，加泽泻、猪苓、车前子、防己、葶苈子、大腹皮；兼见肺气不宣，肺有水湿者，表现咳喘，加杏仁、前胡、桔梗以宣肺，葶苈子、五加皮、防己以泻肺利水；兼见瘀血者，加当归、川芎、刘寄奴、泽兰叶、益母草；若肾阳虚衰，不能制水，水气凌心，症见心悸，喘咳，不能平卧，尿少浮肿，可用真武汤。

[痰浊阻滞]

治法：理气化痰，宁心安神。

方药：导痰汤加减。方中以半夏、陈皮理气化痰；茯苓健脾渗湿；甘草和中补土；枳实、制天南星行气除痰。可加酸枣仁、柏子仁、远志养心安神。痰浊蕴久化热，痰热内扰而见心性失眠，胸闷烦躁，口干苦，舌苔黄腻，脉象滑数者，则宜清热豁痰，宁心安神，可用黄连温胆汤加味。属于气虚夹痰所致的心悸，治宜益气豁痰，养心安神，可用定志丸加半夏、橘红。

［心血瘀阻］

治法：活血化瘀

方药：血府逐瘀汤加减。方中桃仁、红花、川芎、赤芍、牛膝活血祛瘀；当归、生地养血活血，使瘀去而正不伤；柴胡、枳壳、桔梗疏肝理气，使气行血亦行。

心悸怔忡虽以正虚为主，但瘀血阻滞心络为常见的病变。在运用本方时，可根据患者虚实兼夹的不同情况加减化裁。兼气虚者，可去柴胡、枳壳、桔梗，加黄芪、党参、黄精补气益气；兼血虚者，加熟地、枸杞子、制何首乌补血养血；兼阴虚者，去柴胡、枳壳、桔梗、川芎，加麦门冬、玉竹、女贞子、旱莲草等养阴生津；兼阳虚者，去柴胡、桔梗，酌加附子、肉桂、淫羊藿、巴戟天等温经助阳。

［邪毒犯心］

治法：清热解毒，益气养阴。

方药：银翘散合生脉散加减。方中重用金银花、连翘辛凉透表，清热解毒；配薄荷、牛蒡子疏风散热；芦根、淡竹叶清热生津；桔梗宣肺止咳；人参益气生津；麦门冬益气养阴生津；五味子生津止咳，共具清热解毒，益气养阴之功，治疗邪毒犯心所致气阴两虚，心神失养之证。热毒甚者，加大青叶、板蓝根；若夹血瘀，症见胸痛不移，舌质紫暗有瘀点、瘀斑者，加丹皮、丹参、益母草、赤芍、红花；若夹湿热，症见纳呆，苔黄腻者，加茵陈、苦参、藿香、佩兰；若兼气滞，症见胸闷、喜叹息者，可酌加绿萼梅、佛手、香橼等理气而不伤阴之品；口干渴，加生地、玄参；若邪毒已去，气阴两虚为主者，用生脉散加味。

当然，临床所见证候不止以上几种，且疾病进程中亦多有变化，故临证必须详审。遇有症候变化，治疗亦应随之而变化，切不可徒执一法一方。

对于惊悸怔忡的治疗，要抓住病变主要在心及重在调节2个环节。因其病主要在心，故常于方中酌用养心安神之品。凡活动后惊悸、怔忡加重者，宜加远志、酸枣仁、柏子仁，以助宁心之功。凡活动后惊悸怔忡减轻者，多为心脉不通，当加郁金、丹参、川芎之属，以增通脉之力。另一方面，本病发生亦与其他脏腑功能失调或虚损有关，因此，治疗又不可单单治心，而应全面考虑，分清主次；若原发在他脏，则应着重治疗他脏，以除病源。

本病晚期，气血双亏，阴阳俱损，临床表现常以心肾两衰为主，治疗中更应谨守益气与温阳育阴兼用之大法，以防阳脱阴竭之虞。

（三）其他治法

1. 单方验方

（1）苦参20g，水煎服。适用于心悸而脉数或促的患者。

（2）苦参合剂：苦参、益母草各20g，炙甘草15g，水煎服。适用于心悸而脉数或促者。

（3）朱砂0.3g，琥珀0.6g，每日2次，吞服，适用于各种心动过速。

2. 中成药

（1）珍合灵：每片含珍珠粉 0.1g，灵芝 0.3g，每次 2～4 片，每日 3 次。

（2）宁心宝胶囊：由虫草头孢菌粉组成，每次 2 粒，每日 3 次。

（3）稳心颗粒：由黄精、人参、三七、琥珀、甘松组成，每次 9g，每日 3 次。

（4）益心通脉颗粒：由黄芪、人参、丹参、川芎、郁金、北沙参、甘草组成，每次 10g，每日 3 次。

（5）灵宝护心丹：由红参、麝香、冰片、三七、丹参、蟾酥、牛黄、苏合香、琥珀组成，每次 3～4 丸，每日 3～4 次。

3. 药物外治

生天南星、川乌各 3g。共为细末，用黄蜡熔化摊于手心、足心。每日 1 次，晚敷晨取，10 次为一个疗程。适用于心悸患者。

4. 针灸

（1）体针：主穴选郄门、神门、心俞、巨阙。随症配穴：心胆气虚配胆俞，心脾两伤配脾俞，心肾不交配肾俞、太溪，心阳不振配膻中、气海，心脉痹阻配血海、内关。

（2）耳针：选交感、神门、心、耳背心。毫针刺，每日 1 次，每次留针 30 分钟，10 次为一个疗程。或用揿针埋藏或王不留行贴压，每 3～5 日更换 1 次。

（3）穴位注射：选心俞、脾俞、肾俞、肝俞、内关、神门、足三里、三阴交。药用复方当归注射液，或复方丹参注射液，或维生素 B_{12}，每次选 2～3 穴，每穴注射 0.5～1mL，隔日注射 1 次。

【转归及预后】

心悸仅为偶发、短暂阵发者，一般易治，或不药而解；反复发作或长时间持续发作者，较为难治，但其预后主要取决于本虚标实的程度，邪实轻重，脏损多少，治疗当否及脉象变化等情况。如患者气血阴阳虚损程度较轻，未兼瘀血、痰饮，病损脏腑单一，治疗及时得当，脉象变化不显著，病证多能痊愈。反之，脉象过数、过迟、频繁结代或乍疏乍数者，治疗颇为棘手，预后较差，甚至出现喘促、水肿、胸痹心痛、厥脱等变证、坏证，若不及时抢救，预后极差，甚至猝死。心悸初起，病情较轻，此时如辨证准确，治疗及时，且患者能遵医嘱，疾病尚能缓解，甚至恢复。若病情深重，特别是老年人，肝肾本已损亏，阴阳气血亦不足，如病久累及肝肾，致真气亏损愈重，或者再虚中夹实，则病情复杂，治疗较难。

第二节　心　痛

【定义】

心痛为胸痹心痛之简称，是指因胸阳不振，阴寒、痰浊留居胸廓，或心气不足，鼓动乏力，使气血痹阻，心失所养致病，以发作性或持续性心胸闷痛为主要表现的内脏痹证类疾病。轻者仅感胸闷、短气，心前区、膺背肩胛间隐痛、刺痛、绞痛，历时数秒钟至数分钟，经休息或治疗后症状可迅速缓解，但多反复发作；重者胸膺窒闷，痛如锥刺，痛彻肩背，持续不能缓解，伴心悸、短气、喘不得卧；甚至大汗淋漓，唇青肢厥，脉微欲绝。病位在"两乳之间，鸠尾之间"，即膻中部及左胸部。

据历代文献所载，心痛有广义、狭义之不同。广义胸痹心痛，有"九心痛"等多种分类法，范围甚广，可涉及胃脘痛等许多疾病。同时，又有将胸痹心痛作为胸痛加以论述者。鉴于广义胸痛所涉及的许多疾病在有关篇章中已有论述，故均不列入本篇讨论范围。本篇专论由心脏病损引起疼痛的辨证论治。

【病因病机】

胸痹心痛的病位在心，但其发病与心、肾、肝、脾诸脏的盛衰有关，可在心气、心阳、心血、心阴不足，或肝、肾、脾失调的基础上，兼有痰浊、血瘀、气滞、寒凝等病变，总属本虚标实之病症。其病因病机可归纳如下。

1. 寒邪犯心

气候骤变，风寒暑湿燥火六淫邪气均可诱发或加重心之脉络损伤，发生本病。然尤以风寒邪气最为常见。素体心气不足或心阳不振，复因寒邪侵袭，"两虚相得"，寒凝胸中，胸阳失展，心脉痹阻。《素问·调经论篇》曰："寒气积于胸中而不泻，不泻则温气去，寒独留则血凝泣，凝则脉不通。"故患者常易于气候突变，特别是遇寒冷，则易卒然发生心痛。

2. 七情内伤

清代沈金鳌《杂病源流犀烛·心病源流》认为七情"除喜之气能散外，余皆足令心气郁结而为痛也"。由于忧思恼怒，心肝之气郁滞，血脉运行不畅，而致心痛。《灵枢·口问》谓："忧思则心系急，心系急则气道约，约则不利。"《薛氏医案》认为肝气通于心气，肝气滞则心气乏。所以，七情太过，是引发心痛的常见原因。

3. 饮食失节

恣食膏粱厚味，或饥饱无常，日久损伤脾胃，运化失司，饮食不能生化气血，聚湿生痰，上犯心胸清旷之区，清阳不展，气机不畅，心脉闭阻，遂致心痛。痰浊留恋日久，则可成痰瘀交阻之证，病情转顽，故明代龚信《古今医鉴》亦云："心脾痛者，亦有顽痰死血……种种不同。"

4. 气血不足

劳倦内伤或久病之后脾胃虚弱，气血乏生化之源，以致心脏气血不足，即所谓心脾两虚之证；或失血之后，血脉不充，心失所养。心气虚可进而导致心阳不足，阳气亏虚，鼓动无力，清阳失展，血气行滞，发为心痛。心脏阴血亏乏，心脉失于濡养，拘急而痛。此外，心气心血不足也可由七情所致，"喜伤心"、思虑过度、劳伤心脾等，皆属此例。

5. 肾阳不足

不能鼓舞心阳，心阳不振，血脉失于温运，痹阻不畅，发为心痛；肾阴不足，则水不涵木，又不能上济于心。因而心肝火旺，更致阴血耗伤，心脉失于濡养，而致心痛，而心阴不足，心火燔炽下汲肾水，又可进一步耗伤肾阴。同时心肾阳虚，阴寒痰饮乘于阳位，阻滞心脉，而作心痹，即仲景"阳微阴弦"之谓，这也是心痛的重要病机之一。

总之，胸痹心痛的主要病机为心脉痹阻，其病位以心为主，然其发病多与肝、脾、肾三脏功能失调有关，表现为本虚标实，虚实夹杂。其本虚可有阳虚、气虚、阴虚、血虚，且又多阴损及阳，阳损及阴，而见气阴不足、气血两亏、阴阳两虚，甚或阳微阴竭，心阳外越；其标实有痰、饮、气滞、血瘀之不同，同时又有兼寒、兼热的区别。而痰浊可以引起或加重气滞、血瘀，痰瘀可以互结；阴虚与痰热常常互见，痰热也易于伤阴；阳虚与寒痰、寒饮常常互见，寒痰、寒饮又易损伤阳气等等，复杂多变，临床必须根据症候变化，详察细辨。

【诊断与鉴别诊断】

一、诊断

（一）发病特点

本证每卒然发生，或发作有时，经久不瘥。且常兼见胸闷、气短、心悸等症。七情过极、气候变化、饮食劳倦等因素常可诱发本证。

（二）临床表现

左侧胸膺或膻中处突发憋闷而痛，疼痛性质表现为压榨样痛、绞痛、刺痛或隐痛等不同。疼痛常可引及肩背、前臂、胃脘部等，甚至可沿手少阴、手厥阴经循行部放射至中指或小指，并兼心悸。疼痛移时缓解，或痛彻肩背，持续不解。

心电图应列为必备的常规检查，必要时可做动态心电图、运动试验心电图、标测心电图和心功能测定等。休息时心电图明显心肌缺血（R波占优势的导联上有缺血型 ST 段下降超过 0.05mV 或正常，不出现 T 波倒置的导联上倒置超过 2mm，心电图运动试验阳性）。

参考检查项目有血压、心率、心律、白细胞总数、血沉、血脂分析、空腹血糖。必要时可做血清酶学、血黏度、血小板功能、睾酮、雌二醇、血管紧张素测定。

二、鉴别诊断

1. 胃脘痛

多因长期饮食失节，饥饱劳倦，情志郁结，或外感寒邪，或素体阳虚，脾胃虚寒所致。但其疼痛的发生，多在食后或饥饿之时，部位主要在胃脘部，多有胃脘或闷或胀，或呕吐吞酸，或不食，或便难，或泻痢，或面浮黄、四肢倦怠等证，与胃经本病掺杂而见。而心痛则少有此类症状，多兼见胸闷、气短、心悸等症。

2. 胁痛

胁痛部位主要在两胁部，且少有引及后背者，其疼痛特点或刺痛不移，或胀痛不休，或隐痛悠悠，鲜有短暂即逝者；其疼痛诱因常由情绪激动；而缘于劳累者多属气血亏损，病久体弱者。常兼见胁满不舒，善太息，善暖气，纳呆腹胀或口干、咽干、目赤等肝胆经症状及肝郁气结乘脾之症状，这些都是心痛少见的伴随症状。

3. 胸痛

凡岐骨之上的疼痛称为胸痛，可由心肺两脏的病变所引起。胸痛之因于肺者，其疼痛特点多呈持续不解，常与咳嗽或呼吸有关，而且多有咳唾、发热或吐痰等。心痛的范围较局限，且短气、心悸多与心痛同时出现，心痛缓解，短气、心悸等亦随之而减。

4. 结胸

《伤寒论·辨太阳病脉证并治》："病有结胸，有藏结，其状何如；答曰：按之痛，寸脉浮，关脉沉，名曰结胸也。"捐邪气结于胸中，胸肋部有触痛，颈项强硬，大便秘结或从心下到少腹硬满而痛。发病原因多由太阳病攻下太早，以致表热内陷，与胸中原有水饮互结而成。胸胁有触痛者为"水结胸"；心下至少腹硬痛拒按，便秘，午后微热者为"实热结胸"。结胸虽有痛，但其特点为触痛，或疼痛拒按，与心痛不同，且其伴随症亦与心痛有异。

5. 胸痞

《杂病源流犀烛·胸膈脊背乳病源流》："至如胸痞与结胸有别……大约胸满不痛者为痞。"指胸中满闷而不痛。多由湿浊上壅，痰凝气滞，胸阳不展所致。心痛亦有胸闷，但因胸痞无痛，故易于鉴别。

【辨证论治】

心痛一证多突然发生，忽作忽止，迁延反复。日久之后，正气益虚，加之失治或治疗不当，或不善调摄，每致病情加重，甚至受某种因素刺激而卒然发生真心痛，严重者可危及生命。治疗应根据患者的不同临床表现，把握病情，分别进行处理，以求病情缓解，杜其发展。

一、辨证

（一）辨证要点

1. 辨心痛性质

心痛有闷痛、灼痛、刺痛、绞痛之别，临床中须结合伴随症状，辨明心痛的属性。①闷痛：是临床最常见的一种心痛。闷重而痛轻，无定处，兼见胁胀痛，善太息者属气滞者多；若兼见多唾痰涎，阴天易作，苔腻者，属痰浊为患；心胸隐痛而闷，由劳引发，伴气短心慌者，多属心气不足之证。②灼痛：总由火热所致。若伴有烦躁，气粗，舌红苔黄，脉数，而虚象不明显者，由火邪犯心所致；痰火者，多胸闷而灼痛阵作，痰稠，苔黄腻；灼痛也可见于心阴不足，虚火内炽的患者，多伴有心悸、眩晕、升火、舌红少津等阴虚内热之症。③刺痛：《素问·脉要精微论篇》云："夫脉者，血之府也……涩则心痛。"由血脉瘀涩所致的心痛，多为刺痛，固定不移，或伴舌色紫暗、瘀斑。但是，由于引起血瘀心脉的原因很多，病因不同，心痛的性质也常有不同，故血瘀之心痛又不限于刺痛。④绞痛：疼痛如绞，遇寒则发，得冷则剧，多伴畏寒肢冷，为寒凝心脉所致；若兼有阳虚见症，则为阳虚，乃阴寒内盛，乘于阳位。另外，这种剧烈的心痛也常因劳累过度、七情过极、过食饮酒等等因素而诱发，所以临床见心胸绞痛，又不可为"寒"所囿。

2. 辨心痛轻重顺逆

一般情况下，心痛病情轻重的判别，大致可根据以下几点。①心痛发作次数：发作频繁者重；偶尔发作者轻。②每次心痛发作的持续时间：瞬息即逝者轻；持续时间长者重；若心痛持续数小时或数日不止者更重。③心痛发作部位固定与否：疼痛部位固定，病情较深、较重；不固定者，病情较浅、较轻。④心痛症候的虚实：症候属实者较轻；症候虚象明显者较重。⑤病程长短：一般说来，初发者较轻；病程迁延日久者较重。

总之，判断心痛一证病情的轻重，应把心痛的局部表现与全身状况结合起来进行综合分析，才能得出正确的结论。

心痛一旦发展成为"真心痛"，属于重症，临床须辨其顺逆，以便及时掌握病情发展变化的趋势，采取有效的救治措施。有以下情况出现时，须警惕是真心痛：心胸疼痛持续不止，达数小时乃至数日，有的疼痛剧烈，可引及肩背、左臂、腮、咽喉、脘腹等处，可伴有气短，喘息，心悸慌乱，手足欠温或冷，自汗出，精神委顿，或有恶心呕吐，烦躁，脉细或沉细，或有结代。追溯既往，大多有心痛反复发作的病史。同时，常有过度疲劳、情志刺激、饱食、寒温不调以及患其他疾病，如外感热病、失血、肝胆胃肠疾病等诱发因素。

辨真心痛的顺逆，关键在防厥、防脱，重点应注意以下几个方面。

（1）无论阴虚或阳虚的真心痛都可有厥脱之变；但阳虚者比阴虚者更容易发生厥脱变化。

（2）神委和烦躁是真心痛常见的精神表现。如果精神委顿逐渐有所发展，或烦躁不安渐见加重，应引起充分注意。如出现神志模糊或不清，则病已危重。

（3）真心痛患者大多有气短见症，要注意观察其变化。若气短之症逐渐有加重趋势，应提高警惕，迨见喘促之症，则病情严重。

（4）动辄汗出或自汗也是真心痛的常见症。如果汗出增多，须防止其发生厥脱之变。

（5）剧烈的疼痛可以致厥，于真心痛尤其如此。所以，若见心胸疼痛较剧烈而持续不缓解者，应谨防其变。

（6）手足温度有逐渐下降趋势者，应充分重视，若四肢逆冷过肘而青紫者，表明病已垂危。正如方隅《医林绳墨》中说："或真心痛者，手足青不至节，或冷未至厥，此病未深，犹有可救……"

（7）舌苔变化可帮助我们分析正邪2方面的发展情况。不少真心痛患者，在发生厥脱之前，先有舌质越变越胖，舌苔越来越腻或越滑等变化，也有的变得越来越光红而干，对于这些舌苔变化，都应仔细观察。相反，这些舌象逐渐好转，则往往提示病情在向好的方面发展。

（8）在真心痛中，下列脉象变化应引起高度重视：脉象变大或越来越细，越来越无力，或越变越速，越变越迟，或脉象由匀变不匀，由没有结代脉变为有结代脉等，都表示正气越来越弱，心气越来越不足。

以上这几方面，如果观察细致，则能帮助我们及时掌握病情发展的顺逆趋势，也有利于及时发现厥脱的征象，以便及时用药，这对防脱防厥是有益的。

（二）症候

根据心痛的临床表现，按标本虚实大致可分为如下几种症候。

[寒凝心脉]

症状：卒然心痛如绞，形寒，天气寒冷或迎寒风则心痛易作或加剧，甚则手足不温，冷汗出，短气心悸，心痛彻背，背痛彻心。苔薄白，脉紧。

病机分析：诸阳受气于胸中，心阳不振，复受寒邪，以致阴寒盛于心胸，阳气失展，寒凝心脉，营血运行失畅，发为本证。心脉不通故心痛彻背；寒为阴邪，本已心阳不振，感寒则阴寒益盛，故易作心痛；阳气失展，营血运行不畅，故见心悸气短，手足不温，冷汗出等症。苔白脉紧为阴寒之候。本症候的辨证关键在于心痛较剧，遇寒易作，苔白脉紧。

[气滞心胸]

症状：心胸满闷，隐痛阵阵，痛无定处，善太息，遇情志不畅则诱发、加剧，或可兼有脘胀，得暖气、矢气则舒等症。苔薄或薄腻，脉细弦。

病机分析：情志抑郁，气滞上焦，胸阳失展，血脉不和，故胸闷隐痛，善太息；气走无着，故痛无定处；肝气郁结，木失条达，每易横逆犯及中焦，故有时可兼有脾胃气滞之症。本症候的主症是胸闷隐痛，痛无定处，脉弦，为临床所常见，正如清代沈金鳌《杂病源流犀烛·心病源流》云："心痛之不同如此，总之七情之由作心痛。"

[痰浊闭阻]

症状：可分为痰饮、痰浊、痰火、风痰等不同证候。痰饮者，胸闷重而心痛轻，遇阴天易作，咳唾痰涎，苔白腻或白滑，脉滑；兼湿者，则可见口黏，恶心，纳呆，倦怠，或便软等症。痰浊者，胸闷而兼心痛时作，痰黏，苔白腻而干，或淡黄腻，脉滑；若痰稠，色黄，大便偏干，苔腻或干，或黄腻，则为痰热。痰火者，胸闷，心胸时作灼痛，痰黄稠厚，心烦，口干，大便干或秘，苔黄腻，脉滑数。风痰者，胸闷时痛，并见舌謇偏瘫，眩晕，手足震颤麻木之症，苔腻，脉弦滑。

病机分析：痰为阴邪，其性黏滞，停于心胸，则窒塞阳气，络脉阻滞，酿成是证。痰饮多兼寒，故其痰清稀，遇阴天易作；"脾为生痰之源"，脾虚运化无权，既能生痰，又多兼湿。浊者，厚浊之义，故病痰浊者，其胸闷心痛可比痰饮者重。痰浊蕴久，则可生热，见痰稠、便干、苔黄腻等痰热之象。痰之兼有郁火或阴虚火旺者，可为痰火之证，伤于络脉则灼痛，扰乱神明则心烦，热伤津液则口干、便秘。阳亢风动，与痰相并而为风痰，闭阻络脉而为偏瘫、麻木，风邪入络而见舌謇、震颤，扰于心胸则为闷痛。此外，痰之为患，也常可因恼怒气逆，而致痰浊气结互阻胸中，猝然而作心胸剧痛。痰浊闭阻一证，变化多端，必须据证详析。

[瘀血痹阻]

症状：心胸疼痛较剧，如刺如绞，痛有定处，伴有胸闷，日久不愈，或可由暴怒而致心胸剧痛。苔薄，舌暗红、紫暗或有瘀斑，或舌下血脉青紫，脉弦涩或结代。

病机分析：因于寒凝、热结、痰阻、气滞、气虚等因素，皆可致血脉瘀滞而为瘀血。血瘀停着不散，心脉不通，故作疼痛如刺如绞，而痛处不移。故《素问·脉要精微论篇》云："夫脉者，血之府也……涩则心痛。"血为气母，瘀血痹阻，则气机不运，而见胸闷；暴怒则肝气上逆，气与瘀交阻，闭塞心脉，故作卒然剧痛；痛则脉弦，舌紫暗、瘀斑，均瘀血之候，瘀血蓄积，心阳阻遏则脉涩或结代。由于致瘀原因有别，故又有寒凝血瘀、热结血瘀、气滞血瘀、痰瘀互结、气虚血瘀等等不同，临床辨证应将各有关症候与本症候，互相参照，以资鉴别。此外，尚须提及的是，无论何因所引起之心痛，即使临床上血瘀的症候不明显，但由于"心主血脉"，《素问·痹论篇》云："心痹者，脉不通。"故总与"心脉痹阻"的病机攸关，在辨证时，对病程短者，应考虑其伴有血脉涩滞的一面；对病程长者，则应顾及其伴有瘀痹心脉的一面。

[心气不足]

症状：心胸阵阵隐痛，胸闷气短，动则喘息，心悸且慌，倦怠乏力，或懒言，面色白，或易汗出。舌淡红胖，有齿痕，苔薄，脉虚细缓或结代。

病机分析：思虑伤神，劳心过度，损伤心气。盖气为血帅，心气不足，胸阳不振，则运血无力，血滞心脉，即《灵枢·经脉》谓："手少阴气绝则脉不通，脉不通则血不流。"故发心痛、胸闷、短气、喘息；心气鼓动无力，则心悸且慌，脉虚细缓结代；汗为心之液，气虚不摄，故易自汗；劳则气耗，故心气不足诸证，易由劳而诱发。若兼见食少乏力，腹胀便溏，或食后易作心痛且慌、气短等，为心脾气虚之证。

[心阴不足]

症状：心胸疼痛时作，或灼痛，或兼胸闷，心悸怔忡，心烦不寐，头晕，盗汗，口干，大便不爽，或有面红升火之象。舌红少津，苔薄或剥，脉细数，或结代。

病机分析：素体阴虚，或思虑劳心过度，耗伤营阴，或火热、痰火灼伤心阴，以致心阴亏虚，心失所养，虚火内炽，营阴涸涩，心脉不畅，故心胸灼痛，心悸怔忡，脉细数或结代；阴不敛阳，心神不宁，故心烦不寐，或有面红升火之象；心火伤津，则口干，大便不爽，舌红而剥；汗为心液，阴虚火劫，迫津外泄而盗汗；虚火上扰，则为眩晕。若素有肝肾阴亏，或心阴亏虚日久，下汲肾阴，以致肾阴不足，不能上济于心，阴虚火旺加重，可更见眩晕耳鸣，五心烦热，颧红升火，舌光绛少苔等症；若心肾真阴亏竭，阴阳之气不相顺接，则可发生心痛增剧，烦躁不安，气短喘息，手足不温，脉微细等厥逆之症。

此外，临床又多见阴伤与气及气阴两虚之证，若本证兼见嗜睡、乏力等症，为阴伤及气；若见胸闷痛，心悸心慌，气短乏力，心烦口干，舌红胖苔薄，或淡胖少苔，脉虚细数，内热不甚明显，则为气阴两虚。另有心脾血虚证，由失血之后，心血不足，或思虑伤脾，脾乏生化之能所致，可见心悸不安，心胸隐痛阵作，头晕目眩，多梦健忘，面色不华，饮食无味，体倦神疲，舌淡苔薄，脉象细弱，皆血虚失荣之故。血为阴类，常称阴血，然心阴虚与心血不足的临床表现尚有区别，不可不辨。

[心阳亏虚]

症状：心悸动而痛，胸闷，神倦怯寒，遇冷则心痛加剧，气短，动则更甚，四肢欠温，自汗。舌质淡胖，苔白或腻，脉虚细迟或结代。

病机分析：素体阳气不足，或心气不足发展，为阳气亏虚，或寒湿饮邪损伤心阳，均可罹致本证。心阳亏虚，失于温振鼓动，故心悸动而胸闷，神倦气短，脉虚细迟或结代；阳虚则生内寒，寒凝心脉，不通则痛，故见心痛，遇冷加剧；阳气不达于四末，不充于肌表，故四肢欠温而畏寒；舌淡胖，苔白或腻，为阳虚寒盛之象。若肾阳素亏，不能温煦心阳，或心阳不能下交于肾，日久均可成为心肾阳虚之证。心肾阳虚，命门火衰，阳不化阴，阴寒弥漫胸中，饮邪痹阻心脉，以致心胸剧痛，胸脘满闷，四肢不温而汗出；肾不纳气，肺气上逆，或阳虚水泛饮邪上凌心肺，则见喘息不得卧，甚则可出现气喘，鼻翼翕动，张口抬肩，四肢逆冷青紫，大汗淋漓，尿少，水肿，烦躁或神志不清，唇舌紫黯，脉微细欲绝等阳气外脱的危重症候。

此外，若本症候兼见腹胀便溏，食少乏力，夜尿频多，腰膝酸软等症，为心阳不足兼脾肾阳虚，其舌苔淡白，脉多沉细无力。

由上可见，心痛的临床表现十分复杂而多变。且上述各种症候也不是孤立的，常可几种虚实症候相兼出现，而各症候之间也可相互转化，临床辨证须灵活掌握，不可拘泥。

二、治疗

(一) 治疗原则

基于本证的病机是本虚而标实，故治疗原则总不外"补""通"二法。然而具体运用时，则又须根据症情的虚实缓急而灵活掌握。实证者，当以"通脉"为主，当审其寒凝、热结、气滞、痰阻、血瘀等不同而分别给予温通、清热、疏利、化痰、祛瘀等法；虚证者，权衡心脏阴阳气血之不足，有否兼肝、脾、肾等脏之亏虚，调阴阳，补不足，纠正有关脏腑之偏衰。本证多虚实夹杂，故在治疗上尤须审度证候之虚实偏重，抑或虚实并重，而予补中寓通、通中寓补、通补兼施等法，此时不可一味浪补，或一味猛攻，总以祛邪而不伤正，扶正而不留邪为要务。如张璐在《张氏医通·诸血门》中所云："但证有虚中挟实，治有补中寓泻，从少从多之治法，贵于临床处裁。"同时，在心痛特别是真心痛的治疗中，防脱防厥是减少死亡的关键。必须辨清症情的顺逆，一旦见到有厥脱迹象者，即应投以防治厥脱的药物，以防止其进一步恶化。若俟厥脱见证明显，始治其厥脱，则必然被动，颇难应手。

（二）治法方药

[寒凝心脉]

治法：祛寒活血，宣痹通阳。方药：以当归四逆汤为主方。本方以桂枝、细辛温散寒邪，通阳止痛；当归、芍药养血活血，芍药与甘草相配，能缓急止痛；通草入经通脉；大枣健脾和营，共奏祛寒活血，通阳止痛之功。若疼痛发作较剧而彻背者，可用乌头赤石脂丸。方以乌头雄烈刚燥，散寒通络止痛；附子、干姜温阳以逐寒；蜀椒温经下气而开其郁；因恐过于辛散，故用赤石脂入心经固涩而收阳气也；若痛剧而见四肢不温、冷汗出等症者，可即予含化苏合香丸，以芳香化浊，温开通窍，每能获瞬息止痛之效。同时，由于寒邪易伤阳，而阳虚又易生阴寒之邪，故临床如见有阳虚之象，宜与温补阳气之剂合用，以取温阳散寒之功，若一味辛散寒邪，则有耗伤阳气之虞。

[气滞心胸]

治法：疏调气机，理脾和血。

方药：用柴胡疏肝散。本方由四逆散（枳实改枳壳）加香附、川芎组成。四逆散能疏肝理气而解胸胁气机郁滞，其中柴胡与枳壳相配可调畅气机；白芍与甘草同用可缓急舒挛止痛；加香附以增强理气解郁之功；川芎为气中血药，盖载气者血也，故以活血而助调气。如胸闷心痛较明显，为气滞血瘀之象，可合失笑散，以增强活血行瘀、散结止痛之功；若兼有脾胃气滞之症，可予逍遥散，疏肝行气，理脾和血；苔腻者为兼脾湿，合丹参饮，调气行瘀、化湿畅中。二方共奏疏调气机、理脾止痛之效；气郁日久而化热者，可与丹栀逍遥散以疏肝清热，见有大便秘结者，可适当配合应用当归龙荟丸，以泻郁火。至如芳香理气及破气之品，只可根据病情的需要，权宜而用，不宜久用，以免耗散正气。

[痰浊闭阻]

治法：温化痰饮，或化痰清热，或泻火逐痰，或息风化痰等法为主，佐以宣痹通阳。

方药：痰饮者以瓜蒌薤白半夏汤或枳实薤白桂枝汤，合苓甘五味姜辛汤去五味子治疗。瓜蒌、薤白化痰通阳，行气止痛；半夏、厚朴、枳实辛苦温行气而破痰结；桂枝温阳化气通脉；茯苓、甘草健脾利水化饮；干姜、细辛温阳化饮，散寒止痛。痰饮之为心痛，常兼有心肾阳虚，治疗亦须顾及。痰浊者，用温胆汤，方以二陈汤的半夏、茯苓、橘红、甘草化痰理气；竹茹、枳实清泄痰热，可加入瓜蒌以助通阳宣痹之力。痰浊化热者，可用黄连温胆汤加郁金，清热而解痰郁血滞；痰火为患，则加海浮石、海蛤壳化痰火之胶结；若心烦不寐，可合朱砂安神丸清心宁神；痰火耗伤阴津则加生地、麦门冬、玄参之属；大便秘结加生大黄或礞石滚痰丸。证属风痰者，选用涤痰汤，方在温胆汤的基础上加胆南星、石菖蒲化痰息风通窍；人参益气补虚，斟酌而用；其他如天竺黄、竹沥、生姜汁、僵蚕、地龙、天麻等清热化痰息风之品也可选用，可参见"中风"、"颤证"等有关篇章。

由于痰性黏腻，阻于心胸，易于窒阳气，滞血运，甚至痰瘀互结，故于祛痰的同时，还宜适当配合应用活血行瘀之品，如丹参、当归、益母草、桃仁、泽兰叶、红花、赤芍、丹皮等。若痰闭心脉，卒然剧痛，因于痰浊者用苏合香丸；因于痰热、痰火、风痰者用行军散，以取即刻启闭、化浊、止痛之效。

[瘀血痹阻]

治法：活血化瘀，通脉止痛。方药：可选用血府逐瘀汤。本方由桃红四物汤合四逆散加牛膝、桔梗而成。当归、川芎、桃仁、红花、赤芍活血祛瘀而通血脉；柴胡、桔梗与枳壳、牛膝同伍，一升一降，调畅气机，开胸通阳，行气而助活血；生地一味，《神农本草经》谓其能"逐血痹"，《本草求真》认为有"凉血消瘀"之功，且又能养阴而润血燥。诸药共成祛瘀通脉、行气止痛之剂。若心痛较剧，可加乳香、没药，或合失笑散，以增强祛瘀定痛的效果。由于瘀血这一病机变化，又可在其他有关证候中相兼而出现，故活血化瘀药的选择，应随临床症候表现的不同而有所区别，如寒凝或阳气亏虚兼血瘀，宜选温性活血之品；热结、阴虚火旺兼血瘀，宜选凉性活血药；气血不足而兼血瘀，宜选养血活血之品；痰瘀互结者，又需根据寒痰、痰热（火）、风痰等不同而分别选用不同性味的活血药，凡此，均应仔细斟酌。此外，心痛与真心痛，标实而本虚，且心痛一证常迁延难愈，故破血之品应慎用，以免多用、久用耗伤正气。瘀血较重须用破血药时，一俟症情有所减轻，即应改用其他活血化瘀的药物。

[心气不足]

治法：补养心气而振胸阳。

方药：用保元汤合甘麦大枣汤加减。方以人参、黄芪大补元气，以扶心气；甘草炙用，甘温益气，通经脉，利血气而治心悸；肉桂辛热补阳，散寒而治心痛，又能纳气归肾，而缓短气、喘息之症，或可以桂枝易肉桂，《本经疏证》谓桂枝有通阳、行瘀之功，故可用以治疗心气不足、血滞心脉之证；生姜可以除去不用，加丹参或当归，养血行瘀；甘麦大枣汤益心气，宁心神，甘润缓急。若胸闷明显而伴心痛者，可加旋覆花、桔梗、红花，以补中下气，宽胸活血。凡心气不足，兼有气滞、血瘀、痰浊者，补心气的药应先选和平轻补之品，视服药后的反应，再考虑是否加重补气之力，而活血理气化痰总应以不伤心气为准绳，破气、破血、泄痰之品应慎用或不用。心脾气虚之证，可用养心汤。此方在保元汤（去生姜）的基础上，加茯苓、茯神、远志、半夏曲，健脾和胃，补心安神；柏子仁、酸枣仁、五味子，养心而敛心气；当归、川芎，行气活血，全方有补养心脾以生气血之功。

[心阴不足]

治法：滋阴养心，活血清热。

方药：用天王补心丹。本方以生地、玄参、天门冬、麦门冬，滋水养阴而泻虚火；人参、炙甘草、茯苓益心气，也寓有从阳引阴之意；柏子仁、酸枣仁、远志、五味子养心安神，化阴敛汗；丹参、当归身养心活血而通心脉；桔梗、辰砂为佐使之品，全方能使心阴复，虚火平，血脉利而使心胸灼痛得解。若阴不敛阳，虚火内扰心神，心烦不寐，舌光红少津者，可予酸枣仁汤清热除烦安神。不效者，可再予黄连阿胶汤，滋阴清火宁神。若脉结代、心悸怔忡之症明显者，用炙甘草汤，方中生地用量独重，配以阿胶、麦门冬、火麻仁滋阴补血，以养心阴；人参、大枣补气益胃，资脉之本源；桂枝、生姜以行心阳；入酒煎煮，与生地相得，其滋阴活血复脉之力益著，即"地黄得酒良"之谓。诸药同用，使阴血得充，阴阳调和，心脉通畅，则心悸、脉结代得以纠正。心肾阴虚者，可合左归饮补益肾阴，或河车大造丸滋肾养阴清热；眩晕心悸明显者，加镇潜之品，如珍珠母、灵磁石之类。如心肾真阴欲竭，亟宜救阴，用大剂西洋参、鲜生地、石斛、麦门冬、山茱萸，参以生牡蛎、五味子、甘草酸甘化阴而敛真阴；心痛甚者，宜兼行血通脉，应择丹皮、芍药、丹参、益母草、郁金、凌霄花等性凉、微寒的活血之品。心胸痛剧不止者，可选用至宝丹。在阴液有渐复之机时，又应及时结合针对病因的治疗，如有火热实邪者，结合清热泻火凉血；有痰火、痰热者，结合清热化痰或泻火逐痰等等，方药参见有关证候。心阴不足若夹有气滞者，理气忌用温燥之品，瓜蒌、郁金、枳实、绿萼梅、玫瑰花、合欢花、金铃子、延胡索等，可供选用。

临床见到阴伤及气者，于养阴之剂中加人参，或天王补心丹中加重人参的用量。气阴两虚者，治当益气养阴并施，可用生脉散，症状较重者可在天王补心丹的基础上，加黄芪、黄精之类。

心脾两虚之证，可用归脾汤，益气补血，心脾双调；或可合用四物汤，以增强归脾汤补血之功。

[心阳亏虚]

治法：补益阳气，温振心阳。

方药：方用人参汤。本方由人参、甘草、干姜、白术四味组成，《金匮要略》用本方治胸中阳微，正气虚寒之胸痹，以温补其阳而逐其寒，正如魏念庭《金匮要略方论本义》谓："以温补其阳，使正气旺而邪气自消，又治胸痹从本治之一法也。"尤在泾《金匮要略心典》亦云："养阳之虚，即以逐阴。"另可加桂枝、茯苓，温阳化气，助逐阴散寒之力，振奋心阳。若心肾阳虚，可合肾气丸，以附子、桂枝（后世多用肉桂）补水中之火；以六味地黄丸壮水之主，从阴引阳，合为温补肾阳之剂，两方合用则温补心肾而消阴翳。若心肾阳虚而兼水饮上凌心肺、喘促水肿者，可与真武汤合用。真武汤以附子之辛热，温补肾阳而驱寒邪，且与芍药同用，能入阴破结，敛阴和阳；茯苓、白术健脾利水；生姜温散水气。两方合用则可温补心肾而化寒饮。阳虚寒凝心脉、心痛较明显者，可选择加入鹿角片、川椒、吴茱萸、荜茇、良姜、细辛、川乌、赤石脂等品。若因寒凝而兼气血滞涩者，可选用薤白、沉香、檀香、降香、香附、鸡血藤、泽兰、川芎、桃仁、红花、延胡索、乳香、没药等偏于温性的理气活血药。如突然心胸剧痛，四肢不温而汗出者，宜即含服苏合香丸，温开心脉，痛减即止，不宜多服久服，以免耗散阳气。至如心肾阳虚而见虚阳欲脱的厥逆之证时，则当回阳救逆，用参附汤或四逆加人参汤回阳救逆；或予六味回阳饮（炮姜改干姜），此方用四逆加人参汤回阳救逆，熟地从阴引阳，当归和血活血，为救治厥逆的有效之剂；若兼大汗淋漓，脉微细欲绝等亡阳之证，应予回阳固脱，用参附龙牡汤，重加山茱萸。

此外，对心阳不足兼脾肾阳虚者，可用人参汤合右归饮治疗，兼补心脾肾之阳气。

（三）其他治法

1. 中成药

（1）复方丹参滴丸：每次 3 粒，每日 3 次。功效：活血化瘀，理气止痛。适用于心绞痛发作，辨证属气滞血瘀者。

（2）麝香保心丸：每次 1～2 粒，每日 3 次。功效：芳香温通，益气强心。适用于心绞痛发作，辨证属寒凝血瘀者。

（3）冠心苏合丸：嚼碎服，1 次 1 丸，每日 1～3 次。功效：理气，宽胸，止痛。适用于心痛有寒者。

（4）速效救心丸：含服每次 4～6 粒，每日 3 次。功效：行气活血，祛瘀止痛。适用于心痛有瘀者。

2. 针刺

（1）针刺膻中、内关，每日 1 次。留针 20～30 分钟，捻转 3～5 分钟。

（2）心包经及心经两经俞穴（厥阴俞透心俞）及募穴（膻中透巨阙）为主穴，心包经的经穴内关为配穴。

（3）主穴：华佗夹脊，第 4、第 5 胸椎，内关；配穴：膻中，三阴交。

（4）主穴：膻中透鸠尾，内关，足三里；配穴：通里，神门，曲池，间使，乳根，命门。

（5）主穴：心俞，厥阴俞；配穴：内关，足三里，间使。

（6）针刺内关、膻中，或内关、间使。

（7）针刺心俞，厥阴俞配神门、后溪、大陵。

（8）耳针：主穴：心，神门，皮质下；配穴：交感，内分泌，肾，胃。

（9）耳针：主穴：心，皮质下，神门，肾；配穴：肾上腺等。

3. 膏药穴位敷贴

通心膏（徐长卿、当归、丹参、王不留行、鸡血藤、葛根、延胡索、红花、川芎、桃仁、姜黄、郁金、参三七、血竭、椿皮、穿山甲、乳香、没药、樟脑、冰片、木香、人工麝香、硫酸镁、透骨草），敷心俞、厥阴俞或膻中。

4. 推拿疗法

据报道，按摩腹部上脘、中脘、下脘、神阙、关元、心俞、厥阴俞或华佗夹脊压痛点等治疗心痛有效。

总之，胸痹心痛发作时均要立即口服速效治疗药物，待病情缓解后再按具体病情，辨证论治。真心痛亦称心厥，属临床危急重症，需要及时诊断及救治。病情严重者常合并心脱、心衰等危候，可参考相关篇章进行辨证论治。

【转归及预后】

胸痹心痛一证，以膻中或左胸部反复发作疼痛为特点。可分为虚、实两端，但实证可转为虚证，虚证也可兼有邪实，以致虚实夹杂，变化多端。尽管如此，只要辨证论治正确、及时，克服一方一药统治胸痹心痛的倾向，一般都能使病情得到控制或缓解。有些患者可因各种因素导致心胸剧痛，持续不解，伴见气短喘息，四肢不温或逆冷青紫，烦躁，神志不清，尿少水肿，脉微细等阳虚阴竭之证，古代医家称为"真心痛"，为胸痹心痛中的危重不治证候。但是随着医疗经验的不断丰富，早有医家对此提出异议，如陈士铎《辨证录·心痛门》曰："人有真正心痛，法在不救。然用药得宜，亦未尝不可生也。"虞搏《医学正传》也云："有真心痛者……医者宜区别诸证而治之，无有不理也。"中华人民共和国成立以后，特别是近20年来，加强了中医药治疗真心痛的研究，使治疗方法日趋完善，因此病死率明显下降。但真心痛病情危急，临床诊治必须仔细、果断、正确，稍有疏忽，则易于贻误生命。

第三节　不　　寐

【定义】

不寐即失眠，指经常不易入寐，或寐而易醒，时寐时醒，或醒而不能再寐，甚至彻夜不寐，醒后常见神疲乏力，头晕头痛，心悸健忘，心神不宁，多梦等症。由于外感或内伤等病因，致使心、肝、胆、脾、胃、肾等脏腑功能失调，心神不安而成本病。不寐在古代书籍中称为"不得眠"、"目不瞑"，亦有称为"不得卧"者。

【病因病机】

人的正常睡眠是由心神所主，阳气由动转静时，人即进入睡眠状态；反之，阳气由静转动时，人即经入清醒状态。清代林佩琴《类证治裁·不寐论治》中说："阳气自动而之静，则寐；阴气自静而之动，则寤。"可见，人的正常睡眠是阴阳之气自然而有规律的转化的结果。如果这种规律遭到破坏，就可能导致不寐发生。张景岳在《景岳全书·不寐》中也持这种观点不寐的病因病机大致可分为外感和内伤两方面。由外感引起者，主要见于热病过程中；由内伤引起者，则多由于情志不舒、心脾两虚、阴虚火旺、心肾不交、心虚胆怯、痰热内扰、胃气不和所引起。一般来说，因外感所致的不寐，实证较多；因内伤所致的不寐，虚证为主。本篇着重论述内伤所致的不寐，现将其病因病机分析如下。

1. 情志所伤

情志活动以五脏的精气为物质基础。情志之伤，影响五脏，都有可能使人发生不寐，尤以过喜、过怒、过思和过悲更为常见。因为这些情志的活动往往耗损五脏的精气，使脏腑功能失调。其中与心、肝、脾三脏关系最为密切。心藏神，劳心过度，易耗血伤阴，心火独炽，扰动神明；或喜笑无度，心神涣散，神魂不安，均易发生不寐。肝藏血，血舍魂。由于数谋而不决，或暴怒伤肝，或气郁化火，皆可使魂不能藏，从而发生不寐。脾藏意，主思，思虑过度则气结，气机不畅，必然影响脾的健运功能，以致气血化源不足，不能养心安神，以致不寐。

2. 心脾两虚

劳心过度，伤心耗血；或妇女崩漏日久，产后失血；病后体虚，或行大手术后，以及老年人气虚血少等等，均能导致气血不足，无以奉养心神而致不寐。正如《景岳全书·不寐》中说："无邪而不寐者，必营血之不足也，营主血，血虚则无以养心，心虚则神不守舍。"

大吐、大泻、饮食、劳倦等伤及脾胃，致使胃气不和，脾阳不运，食少纳呆，气血化生的来源不足，无以上奉于心，亦能影响心神而致不寐。如清代郑钦安《医法圆通·不卧》所说："因吐泻而致者，因其吐泻伤及中宫之阳，中宫阳衰，不能运津液而交通上下。"

3. 心肾不交

心主火，肾主水，肾水上升，心火下降，水火既济，心肾交通，睡眠才能正常。《清代名医医案精华·陈良夫医案》对此有所论述："心火欲其下降，肾水欲其上升，斯寤寐如常矣。"若禀赋不足，或房劳过度，或久病之人，肾精耗伤，水火不济，则心阳独亢，心阴渐耗，虚火扰神，心神不安，阳不入阴，因而不寐。

4. 血虚肝旺

清代唐容川《血证论·卧寐》说："肝病而不寐者，肝藏魂，人寤则魂游于目，寐则魂返于肝。若阳浮于外，魂不入肝，则不寐，其证并不烦躁，清醒而不得寐，宜敛其阳魂，使入于肝。"说明肝病不寐是由于血虚肝旺，魂不守舍。暴怒伤肝，或肝受邪后，而致不寐者均属同一病机。

5. 心虚胆怯

平时心气素虚者，遇事易惊，善恐，心神不安，终日惕惕，酿成不寐。正如《类证治裁·不寐论治》中说："惊恐伤神，心虚不安。"若胆气素虚，决断失司，不能果断处事，忧虑重重，影响心神不宁，亦可导致不寐。《素问·奇病论篇》中说："此人者，数谋虑不决，故胆虚气上溢而口为之苦。"又因胆属少阳，具升发之气，胆气升，十一脏之气皆升，各脏腑的功能即能正常活动。若胆气虚者，十一脏皆易受其影响，尤以心为甚，心神不安，则生不寐，正所谓"凡十一脏取决于胆也"（《素问·六节脏象论篇》）。胆虚则少阳之气失于升发，决断无权，则肝气郁结，脾失健运，痰浊内生，扰动神明，不能入寐。正如明代戴思恭《证治要诀·不寐》中所云："有痰在胆经，神不归舍，亦令不寐。"心虚胆怯引起的不寐症状，主要是虚烦不眠，《杂病源流犀烛·不寐多寐源流》中说："心胆俱怯，触事易惊……虚烦寐。"

6. 痰热内扰

唐容川《血证论·卧寐》中说："肝经有痰，扰其魂而不得寐者，温胆汤加枣仁治之。"《类证治裁·不寐论治》中说："由胆火郁热，口苦神烦，温胆汤加丹皮、栀子、钩藤、桑叶。"《景岳全书·不寐》引徐东皋语："痰火扰乱，心神不宁，思虑过伤，火炽痰郁而致不眠者多矣。"说明痰热内扰，也是引起不寐的一个病机。

7. 胃气不和

饮食不节，宿食停滞，或肠中有燥屎，影响胃气和降，以致睡卧不安，而成不寐。《素问·逆调论篇》有"胃不和则卧不安"的论述。

不寐主要和心、肝、脾、肾关系密切。因血之来源，由水谷精微所化生，上奉于心，则心得所养；受藏于肝，则肝体柔和；统摄于脾，则生化不息。调节有度，化而为精，内藏于肾，肾精上承于心，心气下交于肾，阴精守于内，卫阳护于外，阴阳协调，则神志安宁。若思虑劳倦伤及诸脏，精血内耗，心神失养，神不内守，阳不入阴，则每致顽固不寐。

【诊断与鉴别诊断】

一、诊断

（一）发病特点

本病多为慢性病程，缠绵难愈。亦有因急性因素而起病者。

（二）临床表现

本症患者以夜晚不易入眠或寐而易醒，醒后不能再寐，重者彻夜难眠为主要表现，常伴有心悸、头晕、健忘、多梦、心烦等症状及隔日精神萎靡。经各系统和实验室检查未发现有影响睡眠的其他器质性病变。

二、鉴别诊断

1. 健忘

指记忆力差，遇事易忘的一种病症，可伴有不寐，但以健忘为主症，不寐仅是因难以入眠而记忆力差。

2. 百合病

百合病临床也可表现为"欲卧不能卧"，但与不寐易区别，它以精神恍惚不定、口苦、尿黄、脉象微数为主要临床特征，多由热病之后，余热未尽所致，其与不寐的伴随症状也有差别。

【辨证论治】

一、辨证

（一）辨证要点

1. 辨病机

若患者虽能入睡，但夜间易醒，醒后不能再寐者，多系心脾两虚；心烦失眠，不易入睡，又有心悸，口舌糜烂，夜间口干者，多系阴虚火旺；入睡后易于惊醒，平时善惊，易怒，常叹气者，多为心虚胆怯或血虚肝旺等。

2. 辨脏腑

由于所受脏腑不同，表现的兼证也有差异，必须抓住脏腑病变的特点。例如，除不寐主诉之外，尚有不思饮食，或食欲减退，口淡无味，饭后即胃脘胀闷，腹胀，便溏，面色萎黄，四肢困乏，或嗳腐吞酸等一系列症状者，多属脾胃病变；若兼多梦、头晕、头痛、健忘等症状者，则其病在心。

3. 辨虚实

虚证多属阴血不足，责之心、脾、肝、肾。实证多为肝郁化火，食滞痰浊，胃腑不和。

4. 辨轻重

患者少寐或失眠，数日即安者属轻症；若彻夜不眠，数日不解，甚至终年不眠者则病情较重。

（二）症候

[心脾两虚]

症状：患者不易入睡，或睡中多梦易醒，醒后再难入寐，或兼见心悸、心慌、神疲、乏力、口淡无味，或食后腹胀，不思饮食，面色萎黄。舌质淡，舌苔薄白，脉缓弱。

病机分析：由于心脾两虚，营血不足，不能奉养心神，致使心神不安，故失眠、多梦、醒后不易入睡；血虚不能上荣于面，所以面色少华而萎黄；心悸、心慌、神疲、乏力均为气血不足之象；脾气虚则饮食无味，脾不健运则食后腹胀，胃气虚弱则不思饮食，或饮食减少；舌淡，脉缓弱，均为气虚、血少之象。

[阴虚火旺]

症状：心烦，失眠，入睡困难，同时兼有手足心发热，盗汗，口渴，咽干，或口舌糜烂。舌质红，或仅舌尖红，少苔，脉细数。

病机分析：心阴不足，阴虚生内热，心神为热所扰，所以心烦、失眠、手足心发热；阴虚津液不能内守，所以盗汗；心阴不足，则虚火上炎，所以口渴、咽干、口舌糜烂；舌质红，脉细数，为阴虚火旺之征，舌尖红为心火炽。

[心肾不交]

症状：心烦不寐，头晕耳鸣，烦热盗汗，咽干，精神萎靡，健忘，腰膝酸软；男子滑精阳痿，女子月经不调。舌尖红，苔少，脉细数。

病机分析：心主火在上，肾主水在下，在正常情况下，心火下降，肾水上升，水火既济，得以维持人体水火、阴阳之平衡。水亏于下，火炎于上，水不得上济，火不得下降，心肾无以交通，故心烦不寐；盗汗、咽干、舌红、脉数、头晕耳鸣、腰膝酸软，均为肾精亏损之象。

[肝郁血虚]

症状：难以入寐，即使入寐，也多梦易惊，或胸胁胀满，善太息，平时性情急躁易怒。舌红，苔白或黄，脉弦数。

病机分析：郁怒伤肝，肝气郁结，郁而化热，郁热内扰，魂不守舍，所以不能入寐，或通宵不眠，即使入睡也多梦惊悸；肝失疏泄，则胸胁胀满，急躁易怒，善太息。舌红苔黄、脉弦数为肝郁化火之象。

[心虚胆怯]

症状：虚烦不得眠，入睡后又易惊醒，终日惕惕，心神不安，胆怯恐惧，遇事易惊，并有心悸、气短、自汗等症状。舌质正常或淡，脉弦细。

病机分析：心气虚则心神不安，终日惕惕，虚烦不眠，眠后易惊醒，心悸、气短、自汗；胆气虚则遇事易惊，胆怯恐惧；舌质淡，脉弦细，为心胆气虚、血虚的表现。

[痰火内扰]

症状：失眠，心烦，口苦，目眩，头重，胸闷，恶心，嗳气，痰多。舌质偏红，舌苔黄腻，脉滑数。

病机分析：肝胆之经有热、有痰，则口苦、目眩；痰火内盛，扰乱心神，所以心烦、失眠；痰瘀郁阻气机，所以头重、胸闷、恶心、嗳气；舌质红，舌苔黄腻，脉滑数，为痰热之象。

[胃气不和]

症状：失眠兼食滞不化的症状，如脘腹胀满或胀痛，时有恶心或呕吐，嗳腐吞酸，大便

139

异臭，或便秘，腹痛。舌苔黄腻或黄燥，脉弦滑或滑数。

病机分析：饮食不节，胃有食滞未化，胃气不和，升降失常，故脘腹胀痛、恶心、呕吐、嗳腐、吞酸以致不能安睡，即所谓"胃不和则卧不安"；热结大肠，大便秘结，腑气不通，所以腹胀、腹痛；舌苔黄腻或黄燥，脉弦滑或滑数，均系胃肠积热的表现。

二、治疗

（一）治疗原则

1. 注意调整脏腑气血阴阳

不寐主要是由脏腑阴阳失调，气血失和，所以治疗的原则，应着重在调治所病脏腑及其气血阴阳，如补益心脾、滋阴降火、交通心肾、疏肝养血、益气镇惊、化痰清热、和胃化滞等，"补其不足，泻其有余，调其虚实"，使气血调和，阴阳平衡，脏腑的功能得以恢复正常。

2. 强调在辨证治疗的基础上施以安神镇静

不寐的关键在于心神不安，故安神镇静为治疗不寐的基本法则。但必须在平衡脏腑阴阳气血，也就是辨证论治的基础上进行，离此原则，则影响疗效。安神的方法，有养血安神、清心安神、育阴安神、益气安神、镇肝安神，以及安神定志等不同，可以随证选用。

3. 注重精神治疗的作用

消除顾虑及紧张情绪，保持精神舒畅，在治疗中有重要作用，特别是因情志不舒或紧张而造成的不寐，精神治疗更有特殊作用，应引起重视。

（二）治法方药

[心脾两虚]

治法：补益心脾，养心安神。

方药：归脾汤。方中人参、黄芪补心脾之气；当归、龙眼肉养心脾之血；白术、木香、陈皮健脾畅中；茯神、酸枣仁、远志养心安神。脾虚便溏者，宜温脾安神，选用景岳寿脾煎。方中以人参、白术、山药、干姜温脾；炒酸枣仁、远志、莲子肉、炙甘草安神。偏于气虚者，可选用六君子汤加炒酸枣仁、黄芪。偏于血虚者，养血安神，可选用茯神散。

[阴虚火旺]

治法：滋阴降火，清心安神。

方药：常用黄连阿胶汤。方中以黄连、黄芩降火；生地、白芍、阿胶、鸡子黄滋阴，而收清心安神之功。此外，朱砂安神丸、天王补心丹亦可酌情选用。

[心肾不交]

治法：交通心肾。

方药：交泰丸。方中黄连清心降火，少佐肉桂，以引火归元，适用于心火偏旺者。若以心阴虚为主者，可用天王补心丹；如以肾阴虚为主者可用六味地黄丸加夜交藤、酸枣仁、合欢皮、茯神之类。

[肝郁血虚]

治法：疏肝养血安神。

方药：酸枣仁汤加柴胡。方中酸枣仁养肝血、安心神；川芎调畅气血、疏达肝气；茯苓、甘草宁心；知母清热除烦；酌加柴胡加强疏肝的作用。肝郁化火者，可用丹栀逍遥散加忍冬藤、夜交藤、珍珠母、柏子仁之类。

［心虚胆怯］

治法：益气镇惊，安神定志。

方药：可选安神定志丸加炒酸枣仁、夜交藤、牡蛎。亦可选用温胆汤加党参、远志、五味子、炒酸枣仁。心虚胆怯，昼夜不寐，证情重者，可选用高枕无忧散。

［痰火内扰］

治法：化痰清热，养心安神。

方药：可用清火涤痰汤。方中用胆南星、贝母、竹沥、姜汁化痰泄浊；柏子仁、茯神、麦门冬、丹参养心安神；僵蚕、菊花息风定惊；杏仁、橘红豁痰利气。得效后可改为丸剂，服用一段时间，以巩固疗效。一般轻症可用温胆汤。

［胃气不和］

治法：和胃化滞。

方药：轻症可用保和丸或越鞠丸加山楂、麦芽、莱菔子。重症者宜用调胃承气汤，胃气和，腑气通即止，不可久服。如积滞已消，而胃气未和，仍不能入睡者，可用半夏秫米汤，以和胃气。

（三）其他治法

1. 单方验方

（1）炒酸枣仁 10～15g，捣碎，水煎后，晚上临睡前顿服。

（2）炒酸枣仁 10g，麦门冬 6g，远志 3g，水煎后晚上临睡前服。

（3）酸枣树根（连皮）30g，丹参 12g，水煎一两个小时，分 2 次在午休及晚上临睡前各服 1 次，每日 1 剂。

2. 食疗

酸枣仁粥：炒酸枣仁 20g，牡蛎、龙骨各 30g，粳米 100g。先以 3 碗水煎煮酸枣仁、牡蛎、龙骨，过滤取汁备用，粳米加水煮粥，待半熟时加入药汁再煮至粥稠，代早餐食。适用于心脾两虚之不寐。

3. 中成药

（1）归脾丸：6g，每日 2 次。适用于心脾两虚之不寐。

（2）知柏地黄丸：6g，每日 2 次。适用于阴虚火旺之不寐。

（3）逍遥丸：8g，每日 2 次。适用于肝郁气滞或化火之不寐。

（4）保和丸：6g，每日 2 次。适用于胃气不和之不寐。

4. 针灸

（1）体针：主穴选四神聪、神门、三阴交；配穴选心脾两虚配心俞、脾俞，心肾不交配心俞、肾俞、太溪，心胆气虚配心俞、胆俞，肝阳上亢配太冲，脾胃不和配足三里。留针30 分钟，每日 1 次，10 次为一个疗程。

（2）耳穴：主穴选神门、心、皮质下、垂前；配穴：心脾两虚配脾、小肠，心肾不交配肾，心胆气虚配胆，肝阳上亢配肝、三焦，脾胃不和配胃、肝，痰热内扰配耳背、心、脾。

操作：将王不留行贴附于0.6厘米×0.6厘米大小胶布中央，用镊子夹住贴敷在选用的耳穴上，嘱患者每日自行按压3～5次，每次3～5分钟，使之产生酸麻胀痛感，3～5日更换1次，双耳交替施治，5次为一个疗程。

【转归及预后】

不寐一证，虽可分为心脾两虚、阴虚火旺、心肾不交、肝郁血虚、心虚胆怯、痰火内忧、胃气不和等若干证型，但由于人体脏腑是一个整体，在疾病状态下常可以互相影响，加之本病病程一般较长，故其转归变化亦多种多样。要之，不外虚实之间的转化和由某一脏腑病变而转致多脏腑的病变两方面。如肝郁气滞，疏泄不行，既可能因郁久化火而耗伤肝血，并进一步上灼心阴，下汲肾水；又可能因木横克土，影响脾胃运化功能，导致化源不足，而为心脾气血衰少；或因肝郁气滞、脾运不健而生痰留瘀，等等。

本病的预后，当视具体病情而定。病程不长，病因比较单纯，在治疗上又能突出辨证求本、迅速消除病因者，则疗效较好；病程长，证见虚实夹杂，特别是正难骤复而邪实又不易速去者，则病情往往易于反复，治疗效果欠理想，且病因不除或治疗失当，又易产生变证和坏证，如痰热扰心证者，如病情加重有成狂或癫之势。

第四节 多 寐

【定义】

多寐指不分昼夜，时时欲睡，呼之能醒，醒后复睡，精神困顿萎靡，不能自主，甚至不分地点、场合，卧倒便睡的病症。亦指一般所谓嗜睡。其发病原因主要由于阳气不足或脾虚湿盛所致。

【病因病机】

多寐的主要病位在心，与脾、肾关系密切。主要由于饮食失调，情志不遂，年老体衰，头部外伤等原因，导致痰湿困阻，脾气不足，阳气虚衰，瘀血阻窍，心气不足，精气亏损，而致气血阴阳失调，无以奉养心神，心神失养而致多寐。本病主要以虚证为本，实证为标，临床多见虚实夹杂之证。

1. 痰湿困扰

久居卑湿之地，或长时间涉水冒雨而感受湿邪，以致湿邪束表，阳气不宣；或过食生冷、肥甘，饮酒无度，以致脾胃受损，湿从内生。湿为阴邪，其性重着黏腻，弥散于肌肤分肉之间，阳气痹阻，久留于阴，即成多寐。

脾胃虚弱，运化无权，则使谷不化精而成痰湿。痰湿壅滞，阳气不振，亦成多寐。

2. 脾气不足

思虑劳倦，饮食不节，损伤脾胃，运化无权，化源不充，而致气血亏虚，亦成多寐。明代徐春甫《古今医统大全·倦怠嗜卧门》中说："脾胃一虚，则谷气不充，脾亦无所禀，脾运四肢，即禀气有亏，则四肢倦怠，无力以动，故困乏而嗜卧也。"亦即此意。

3．阳气虚衰

年老体虚，肾气衰惫，脾肾不足，阴寒内生。亦有亡血失精，肾阴先亏，阴病及阳，而致阴阳俱虚，故委顿困倦，而成多寐。

4．瘀血阻窍

头部外伤，血脉瘀阻；惊恐气郁，气机逆乱，气血失调；痰浊入络，阻塞血络。凡此种种，均可使气血运行不畅，阳气痹阻而成多寐。

5．心气不足

多由禀赋不足，或病后失调，或思虑劳心过度，心血暗耗，或劳役不节，伤及心气，以致心气不振而成多寐。

6．精气亏损

年高体衰，或大病久病后，肾气亏虚，阴阳俱损，不能化生精气充养脑髓，或房劳过度，阴精耗损，而脑为髓之海，肾阴亏虚，髓海不足，脑失其用，神明不爽，以致多寐。

综上所述，多寐的主要病位在心，与脾、肾关系密切。其病机有虚实不同，实证由于痰湿困扰，瘀血阻窍，或痰瘀互结，以致清阳不升，浊阴不降，阳气痹阻不能上奉于脑而致多寐。虚证则由脾气虚弱，或心肾阳气亏虚，或精气不足，心神失养，髓海空虚而致多寐。实证与虚证又可相互转化，或由实致虚，或虚中夹实，以至于虚实互现。

【诊断与鉴别诊断】

一、诊断

（一）发病特点

本病患者多有反复发作史。

（二）临床表现

患者不论白天黑夜，不分场合地点，精神委顿，随时可以入睡，若呼之亦能觉醒，但未几又入睡，严重影响正常生活、工作、学习，因此不得不以此为主诉求医就诊。

至于一般慢性患者，年老体衰，精神困倦，睡眠较多，虽可按多寐病机辨证，但不能称为多寐。发热患者，或热病后期，昏昏欲睡，这是热病邪正相争的表现，应根据热病的病情辨证，亦不应以多寐论治。各系统及实验室检查应排除能导致意识障碍的严重器质性病变和感染性疾病。

二、鉴别诊断

1．昏迷

多寐者整日嗜睡，有时会和昏迷混淆，但多寐虽然也可终日昏睡，但呼之能醒，对周围的事物有反应，能够分辨环境和认识亲人，神志清楚。昏迷的特点是不省人事，神志不清，意识丧失，是临床上一个严重的症候。有少数浅昏迷患者，虽然偶有呼之能醒者，但最多不过稍能睁目示意而已，与多寐完全不同。

2．厥证

厥证是由阴阳失调，气机逆乱所引起的。以突然昏倒，不省人事，伴有四肢逆冷为其特征。多寐者则病史较长，虽整日昏昏欲睡，但呼之能醒。厥证一般多有诱因，或正值大病之际，呼之不应，而且伴有四肢逆冷，脉微欲绝等阴阳离决之象，两者当不难鉴别。

【辨证论治】

一、辨证

(一) 辨证要点

1. 区分虚实

多寐的辨证要点，主要是区分虚实。如前所诉，多寐的主要病机为阳气衰微，但导致阳气衰微的则有阳气不足和阳气痹阻。阳气不足为虚证，阳气痹阻则多为实证，两者病因不同，治法亦异。需详加辨证，才能进行正确的治疗。

2. 明辨标本

多寐虽分虚实，但由于病程较久，症状都较为复杂，往往都是虚中夹实，实中有虚。因此在辨证当中，应详加审察，根据患者病史、体质、神态、临床见证、舌脉表现等，判断何者为本，何者为标，在治疗上才能有的放矢。

(二) 症候

[湿邪困脾]

症状：头蒙如裹，日夜昏昏嗜睡，肢体沉重，或见浮肿，胸脘痞闷，纳少泛恶。苔腻，脉濡。

病机分析：湿邪外束，内困脾土，运化失司，湿浊停留，清阳不升，故头蒙如裹，昏昏欲睡；脾主四肢，湿浊困脾，则四肢沉重，甚至浮肿；湿阻中州，则胸脘痞闷，纳少泛恶，苔腻、脉濡为湿邪内困之征。

[痰浊痹阻]

症状：精神萎顿，昼夜嗜睡，胸闷脘胀，形体肥胖。苔厚，脉滑。

病机分析：脾运不健，水谷不化精微而成痰浊，痰浊痹阻，阳气不振，故见精神委顿，昼夜嗜睡；痰浊壅滞，气机不畅，故胸闷多痰；形体肥胖为痰湿之躯；苔厚、脉滑均为痰湿之征。

[脾气不足]

症状：精神倦怠，嗜睡，饭后尤甚，肢怠乏力，面色萎黄，纳少便溏。苔薄白，脉微弱。

病机分析：脾虚气弱，运化无权，脾气不足，清阳不升，则神倦嗜睡，饭后尤甚；脾运不健，故纳少便溏，肢怠乏力；面色萎黄，脉虚弱，均属脾虚气弱之象。

[阳气虚衰]

症状：精神疲惫，整日嗜睡懒言，畏寒肢冷，健忘。舌淡苔薄，脉沉细无力。

病机分析：年高久病，肾气亏虚，命门火衰，阳气虚衰，故见精神疲惫，嗜睡懒言；阳气不足，不能温煦肌表四肢，故畏寒肢冷；髓海不足故健忘；舌淡苔薄，脉细无力。均为阳气虚衰的表现。

[瘀血阻滞]

症状：头昏头痛，神倦嗜睡，病程较久，或有头部外伤史。舌质紫暗或有瘀斑，脉涩。

病机分析：瘀血阻络，故见头昏头痛；瘀血阻滞，阳气痹阻，故见神倦嗜睡；脉涩，舌质紫暗或有瘀斑，均为瘀血之征。

[肾精亏虚]

症状：倦怠嗜卧，神情呆滞，思维迟钝，任事精力不支，记忆力减退，懒言少语，耳鸣耳聋，腰膝酸软。舌质淡，脉细弱。

病机分析：年高久病或房劳过度损耗肾中精气，导致肾精亏虚不能充养脑髓，则倦怠嗜卧，神情呆滞，思维迟钝，记忆力减退；肾精不足则不能充养耳窍则耳鸣耳聋，腰膝酸软；舌质淡，脉细弱则是肾精亏虚的舌脉表现。

[心气不足]

症状：精神萎靡，嗜睡难醒，健忘易惊，心悸气短，自汗，动则汗出，面色少华。舌质淡红，苔薄白，脉沉细无力。

病机分析：多由禀赋不足，或病后失调，或思虑劳心过度而使心气受损，心气不足，运血无力，心失所养，故见精神萎靡，嗜睡难醒，健忘，心悸气短；汗为心之液，心气虚无力固摄则自汗，动则尤甚；心其华在面，心气虚则面色少华；舌质淡红，苔薄白，脉沉细无力则为心气不足的征象。

二、治疗

（一）治疗原则

治疗多寐，气虚者当从健脾入手，阳虚者当以温肾为主，湿困者当以化湿，痰痹者当以化痰，瘀阻者当以活血，心气不足者则补益心气，精气亏损者则补益肾精。若病程延久，病情复杂者又当灵活变通之。

（二）治法方药

[湿邪困脾]

治法：燥湿，健脾，醒神。

方药：太无神术散。此方为平胃散之变方，方中苍术燥湿健脾；藿香芳香化浊；陈皮理气和中；厚朴、生姜宽中理脾除湿；草、枣调和诸药，理脾胃；菖蒲醒脾、提神、开窍。湿浊得化，脾胃健运，则神爽身清矣。

若湿邪久蕴，每易化热，证见苔腻而黄，脉濡略数，口黏而苦，溲黄，心中懊恼，治当清热化湿，香燥之品宜减量，或加黄芩、栀子、通草、薏苡仁等。

[痰浊痹阻]

治法：化痰醒神。方药：温胆汤加减。方中二陈化痰和中；竹茹清痰热除烦止呕；枳实下气宽胸；茯苓健脾化湿；加生酸枣仁以醒神。若痰郁化热加黄芩、黄连、黛蛤散、胆南星、石菖蒲、远志等。

[脾气不足]

治法：健脾益气。

方药：香砂六君子汤加减。方中四君子汤健脾益气；二陈汤化痰和中；木香、砂仁醒脾开胃。若脾虚下陷见气短、脱肛，可用补中益气汤益气升阳。若气血俱虚，兼见气短心悸，面白无华，可用人参养荣汤化裁。

[阳气虚衰]

治法：益气温阳。

方药：附子理中丸加减。方中附子、干姜辛热温阳，附子重在温肾，干姜重在温脾；人参健脾益气，大补元气；甘草和中益气，共奏温补脾肾之功。脾肾阳旺，嗜睡自退。水谷得运，则精神自振。若属阴精久亏，阴病及阳而阴阳俱衰。证见疲惫嗜卧，腰膝冷痛，溲频不禁，法当以右归饮阴阳双补，甚至可加鹿角胶、紫河车等血肉有情之品，以峻补精血。

[瘀血阻滞]

治法：活血通络。

方药：通窍活血汤加减。方中赤芍、川芎、桃仁、红花活血化瘀；麝香、葱白通阳开窍；姜、枣调和营卫。若兼有气滞者加青皮、陈皮、枳壳、香附理气以和血；兼有热象者加黄芩、栀子；兼有阳虚者加桂枝、附子；兼有痰浊者加半夏、陈皮、白芥子等。

[肾精亏虚]

治法：益精填髓。

方药：河车大造丸加减。方中熟地、紫河车、龟板补益精血；人参大补元气；麦门冬、枸杞子、山茱萸养阴生津；杜仲、益智仁温补肾阳；牛膝则引药下行，共奏补肾填精，补髓益脑之功。兼阳虚可加附子、肉桂、鹿茸；头晕目眩者加天麻、菊花、钩藤、石决明，以平肝息风。

[心气不足]

治法：补益心气。

方药：养心汤加减。方中黄芪、人参以补养心气，气行则血行；当归、川芎补血、活血，行气则心有所养；茯苓、半夏曲健脾和胃，则气有所生；肉桂引火归元以助阳气；茯神、五味子、柏子仁以养心安神；远志以开窍醒神；甘草调和诸药，共奏养心安神、醒神开窍之效。若恶风，怕冷，肢厥，加附子、桂枝、防风；多梦加生龙骨、生牡蛎。

（三）其他治法

1. 单方验方

（1）商陆花阴干，捣末，水送服 1g。治人心昏塞，多忘喜卧。

（2）大麦蘖一升，川椒 30g 并炒，干姜 60g 捣末，每服 2g，开水送，每日 3 次。治脾虚多寐，食毕尤甚。

（3）马头骨烧灰，水送服 2g，每日 3 次，做枕亦良。主治喜眠。

（4）生酸枣仁 30g，全梃腊茶 60g（或以绿茶代），以生姜汁涂，炙微焦为散，每服 6g，水煎温服。治肝热多寐。

2. 针刺

针刺的治则：理气化痰，调神醒脑为主。湿浊困脾、气血亏虚、肾精不足者针灸并用补法或平补平泻。以督脉为主，可以针刺百会、四神聪、印堂、丰隆、足三里。湿浊困脾加脾俞、三阴交；气血亏虚加气海、心俞、脾俞；肾精不足加关元、肾俞。

耳针：取脑点、枕、内分泌、脾、肝、神门。每次选用 3～5 穴，毫针浅刺，留针 30 分钟，也可用王不留行贴压。

梅花针法：选百会、风池、太阳等穴，常规消毒后，以梅花针轻轻叩打之，力度掌握在皮肤微微出血为佳。每日 1 次，10～15 次为一个疗程。

足浴疗法：以黄连 15g，肉桂 10g，置盆内，加入开水后闷泡 15～30 分钟，待药液温度降至 50°左右后，浴足，并反复揉搓，每日早晚各 1 次。

【转归及预后】

多寐的转归与致病因素有较密切的关系。湿邪困脾或痰浊所致的多寐，只要治疗得当，效果比较满意。但由于湿性重浊黏腻，不易速化，治疗进展缓慢，不可急于求成。若治疗不当，脾胃之气愈伤，痰湿不化，进一步可致虚实夹杂之证。脾虚日久，后天化源不足，可引起阴阳气血亏损，导致全身其他病变。

多寐的预后一般良好，实证疗效较佳。虚证患者，特别是老年体衰、阳气不足者，则疗效较差。

第五节　健　　忘

【定义】

健忘又称"善忘""多忘""喜忘"，是指记忆减退，遇事易忘的一种病症。健忘多因心脾虚损、髓海不足、心肾不交、痰瘀痹阻等，使心神失养，脑力衰弱所致。

【病因病机】

本病之病因，较为复杂。或因房事不节，肾精暗耗；或因思虑过度，劳伤心脾；或因案牍劳形，耗伤心血；或因禀赋不足，髓海欠充；或痰饮瘀血，痹阻心窍；或年老体弱，神志虚衰；或伤寒大病，耗伤气血等，均可引起健忘的发生。兹将病因病机简述如下。

1. 心脾两亏

心主神志，脾志为思，若思虑过度，劳心伤神，致心脾两亏，心失所养，心神不宁，而成健忘。如《三因极一病证方论·健忘证治》中说："脾主意与思，意者记所往事，思则兼心之所为也……今脾受病，则意舍不清，心神不宁，使人健忘，尽心力思量不来者是也。"

2. 心肾不交

大病久病，身体亏虚，或房劳过度，阴精暗耗，肾阴亏虚，不能上承于心；心火独亢，无以下交于肾，心肾不交则健忘。《辨证录·健忘门》曰："肾水资于心，则智慧生生不息；心火资于肾，则智慧生生无穷……两不相交，则势必至于两相忘矣。"

3. 髓海空虚

肾藏精、生髓，上通于脑。脑为元神之府、精髓之海。《类证治裁·健忘论治》曰："老人健忘者，脑渐空也。"年迈之人，五脏俱衰，精气亏虚，不能上充于脑，髓海空虚，神明失聪，则健忘。

4. 痰迷心窍

饮食不节，过食肥甘，或思虑忧戚，损伤脾胃，脾失健运，痰浊内生；或情志不畅，肝郁化火，炼液为痰；痰浊上犯，心窍被蒙，失于聪敏，则致健忘。《古今医统大全·健忘》曰："过思伤脾，痰涎郁滞，虑愈深而忘愈健，宜理脾寡欲，则痰涎既豁而神斯清，何健忘之有？"

5. 气滞血瘀

情志失调，肝失疏泄，气机不畅，则气滞血瘀；或痰浊阻滞，血行不畅，则痰瘀互结；脑络痹阻，神失所养，浊蔽不明，使人健忘。《血证论》曰：凡心有瘀血，亦令健忘，内经所谓血在下如狂，血在上喜忘是也。夫人之所以不忘者，神清故也……血在上，则浊蔽而不明矣。凡失血家猝得健忘者，每有瘀血。

总之，健忘病位在脑，在脏属心，与肝、脾、肾关系密切。病属本虚标实，以虚为多。本虚为气血不足，心脾两虚，肾精亏损，髓海不足，心肾不交；标实包括气滞、火郁、痰阻、血瘀。日久病多虚实夹杂，痰瘀互结，数脏同病。

【诊断与鉴别诊断】

一、诊断

（一）发病特点

各年龄人群均可发病，但以中老年人多见。一般起病隐袭，病程较长。也有继发于热病重病、精神心理疾病之后者。

健忘之发生，临床有以此为主症者，亦有为兼症者，诊断时可视健忘的程度和与他症的关系加以分别。

（二）临床表现

记忆减退，遇事善忘，或事过转瞬即忘，重者言谈中不知首尾，即《类证治裁·健忘论治》所谓："陡然忘之，尽力思索不来也。"常伴有心悸、少寐、头晕、反应迟钝等症。

二、鉴别诊断

1. 痴呆

痴呆与健忘均有记忆障碍，且多见于中老年人，但两者有根本区别。痴呆记忆障碍表现为前事遗忘，不知不晓，并伴随有精神呆滞，沉默少语，语无伦次，时空混淆，计算不能，举动不经等认知障碍与人格改变。而健忘是知其事而善忘，未达到遗忘的程度。有少部分健忘患者久治不愈，可以发展为痴呆。

2. 郁证

郁证以情志抑郁为主证，虽有多忘，但属兼证，主要表现为神志恍惚，情绪不宁，悲忧欲哭，胁肋胀痛，善太息，或咽中如有异物梗阻等。而健忘以遇事善忘为主，无情志抑郁之证。郁证以中青年女性多见，健忘多发于中老年人，且男女均可发病。

【辨证论治】

一、辨证

（一）辨证要点

1. 详审病因

引起健忘之原因甚多，当仔细分辨。如年老而健忘者，多缘五脏俱损，精气亏虚；劳心过度而健忘者，缘心脾血虚之故；禀赋虚弱、神志不充者，缘先天不足，肾虚髓空；忧思太过、操劳过度者，以后天受损，脾虚精血不足居多。

2. 明辨虚实

健忘之证，虚者十居八九，但亦有邪实者。其虚多责之心、脾、肾之不足，其实则有痰气凝结与瘀血内停之不同。虚者可见体倦乏力、心悸少寐、纳呆语怯、腰酸耳鸣等症状，舌质淡，或边有齿痕，脉多沉细无力或尺弱。其实者多有语言迟缓，或神思欠敏等症状，舌苔白厚腻，或舌质暗，脉多滑数或弦大。

（二）症候

[心脾两亏]

症状：记忆减退，遇事善忘，精神倦怠，气短乏力，声低语怯，心悸少寐，纳呆便溏，面色少华。舌质淡，舌苔薄白或白腻，脉细弱无力。

病机分析：心藏神，脾主思，心脾两亏，则神志失藏，故记忆减退，遇事善忘；脾虚则气血生化不足，气虚则倦怠乏力，气短，神疲；心血虚则心悸，少寐；脾失健运，痰湿内生，则纳呆便溏，舌苔白腻；舌质淡，舌苔白，脉细弱无力，均为心脾两亏之征象。

[心肾不交]

症状：遇事善忘，心烦失眠，头晕耳鸣，腰膝酸软，或盗汗遗精，五心烦热。舌质红，苔薄白或少苔，脉细数。

病机分析：大病久病，或房事不节，伤精耗气，精气亏虚，则脑髓失充，而肾阴亏于下，不能上承于心，心火亢于上，不能下交于肾，水火不济，心肾不交，均致神明失聪，遇事善忘；阴亏于下，阳亢于上，则头晕耳鸣；阴虚火旺，虚火内扰，心神不安，精关不固，则五心烦热，心悸失眠，盗汗遗精；肾为腰之府，肾虚故腰膝酸软。舌质红，苔少，脉细数，均为阴虚火旺之征。

[髓海空虚]

症状：遇事善忘，精神恍惚，形体衰惫，气短乏力，腰酸腿软，发枯齿摇，纳少尿频。舌质淡，舌苔薄白，脉细弱无力。

病机分析：肾主藏精生髓，上通于脑。年老体衰，五脏俱亏，肾精亏虚，脑海不充，神明失聪，则遇事善忘，精神恍惚；肾主骨，其华在发，腰为肾之府，齿为骨之余，肾虚则腰酸腿软，发枯齿摇；肾与膀胱相表里，肾虚气化失司，州都失职，则尿频；精气亏虚则形体衰惫，气短乏力；脾失健运，则纳呆。舌质淡，舌苔白，脉细弱无力为精气虚弱之征。

[痰迷心窍]

症状：遇事善忘，头晕目眩，咯吐痰涎，胸闷体胖，纳呆呕恶，反应迟钝，语言不利。舌质淡，苔白腻，脉滑。

病机分析：脾失健运，聚湿生痰，痰浊上犯，痹阻脑络，蒙蔽心窍，则致健忘，反应迟钝，语言不利；痰浊内阻，清窍不利，则头晕目眩，咯吐痰涎，胸闷；痰阻中焦，运化失司，胃气上逆，则纳呆呕恶；肥人多痰，故本证多见于体胖之人；舌质淡，苔白腻，脉滑，为痰饮之征象。

[气滞血瘀]

症状：记忆减退，遇事善忘，表情淡漠，情绪低落，胸胁胀闷，失眠头晕，唇甲青紫。舌质淡紫或有瘀斑、瘀点，舌苔白，脉弦或涩。

病机分析：七情失调，肝失疏泄，气滞血瘀，脑脉痹阻，则记忆减退，遇事善忘，即所谓"瘀在上则忘也"；肝气郁结，则表情淡漠，情绪低落，胸胁胀闷；气滞血瘀，心神失养，清窍不利,则失眠头晕;瘀血内阻,则唇甲青紫;舌质淡紫或有瘀斑、瘀点,舌苔白,脉弦或涩,为气滞血瘀之征。

二、治疗

(一) 治疗原则

健忘,因虚而致者多,故治疗以补其不足为主要原则。补法之运用,或补益心脾,或交通心肾,或补肾填精,因证而异。若为气郁、痰阻、血瘀等证,当理气开郁、化痰泄浊、活血化瘀,同时兼顾扶正固本。

(二) 治法方药

[心脾两亏]

治法:补益心脾。

方药:归脾汤。方中人参、黄芪、白术、甘草益气健脾;当归、龙眼肉养血和营;茯神、远志、酸枣仁养心安神益智;木香调气,使诸药补而不滞。诸药合用,则气血得补,心神得养,健忘可愈。可合用孔圣枕中丹。兼脘闷纳呆者,加砂仁、厚朴;兼不寐重者,加夜交藤、合欢皮、龙齿。

[心肾不交]

治法:交通心肾。

方药:心肾两交汤化裁。方中熟地、山茱萸补肾益精;人参、当归益气养血;麦门冬、酸枣仁养阴安神;白芥子祛痰以宁心;黄连、肉桂上清心火,下温肾阳,交通心肾。如此,俾心肾交泰,水火既济,精足则神昌,健忘自可向愈。此外,朱雀丸、生慧汤等亦可酌情选用。

[髓海空虚]

治法:填精补髓。

方药:扶老丸。方中有人参、黄芪、白术、茯苓益气补脾;熟地、山茱萸、当归、玄参、麦门冬滋阴补肾;柏子仁、生酸枣仁、龙齿养心安神;石菖蒲、白芥子涤痰开窍。本方补后天以养气血,滋肝肾以益精髓,养荣健脑,宁心益智。若病重虚甚者,可合用龟鹿二仙膏,以加强补肾填精之功;伴心悸失眠者,可用寿星丸;偏于气阴亏虚,可用加减固本丸;阴阳两虚,可用神交汤。

[痰迷心窍]

治法:涤痰通窍。

方药:导痰汤加石菖蒲、远志、白芥子。方中半夏、陈皮、茯苓、甘草燥湿健脾化痰;枳实行气化痰;胆南星化痰开窍。加用石菖蒲、远志、白芥子,以增涤痰开窍、宁心益智之功。若属热痰或痰郁化热,加竹沥、郁金、黄连;伴气虚,加党参、白术、黄芪;痰瘀互结,加丹参、川芎、红花、桃仁,或合用血府逐瘀汤。

[气滞血瘀]

治法:行气开郁,活血通络。

方药:气郁为主用逍遥散,血瘀为主用血府逐瘀汤。逍遥散中柴胡、薄荷疏肝行气醒脑;白芍、当归养血活血柔肝;白术、茯苓、甘草益气祛痰宁心。血府逐瘀汤中当归、生地、赤芍、川芎养血活血；桃仁、红花、牛膝活血化瘀；柴胡、桔梗、枳壳行气开郁；甘草调和诸药，调中和胃，顾护正气。两方气血并治，各有侧重，当因证选用。若肝郁气滞，心肾不交，可用通郁汤。下焦蓄血而健忘者，可用抵当汤下之。

（三）其他治法

1. 单方验方

远志、石菖蒲等分煎汤，代茶饮。

2. 中成药

开心丸（《圣济总录·心脏门》）：远志、石菖蒲、白茯苓、人参四味，按4∶3∶3∶2的比例配方，为末，炼蜜制丸如梧桐子大。每服三十丸，米饮下，日再服，渐加至五十丸。

3. 针灸

（1）取穴百会、中脘、足三里。用艾条温灸百会30分钟，中脘针后加灸，足三里针刺补法，留针30分钟，每日治疗1次。

（2）耳针取穴心、肾、脑干、皮质下、内分泌反应点，采取耳穴压丸法。方法是：将药丸（王不留行、莱菔子）粘在0.8平方厘米的医用胶布上，找准穴位压痛点贴上，每次每穴连续按压10下，每日按压3～5次，隔星期换压另一侧耳郭。按压时以局部出现酸、麻、胀、痛感为度。

4. 推拿

头部按摩：用十指指腹均匀搓揉整个头部的发根，从前到后、从左到右，次序不限，务必全部揉到。其重点揉搓穴位是百会、四神聪、率谷。反复3次。

【转归及预后】

健忘一病由于病因不同病机复杂，其转归预后亦各不相同。青壮年患病每因饮食不节，思虑劳倦，或房劳过度，其证多属心脾两虚，心肾不交，或挟气郁痰蒙。大多经过治疗与调摄，病情可以改善与治愈。但若不重调摄，未予治疗或治之失当，则可能病情加重，证趋复杂，脾虚者挟痰，肾亏者髓减，气郁而化火，痰阻而挟瘀，终致虚实夹杂，迁延难愈。中老年患病每因年迈体虚，久病失养，疾病迁延等，其证多属精气亏虚，髓海不足，五脏虚损，痰瘀互结。阴虚火旺，心肾不交，虚多实少，治疗较难。年迈之人记忆力逐渐减退本是生理现象，若无他疾，无须药物干预，注重调摄即可。但有部分长期失治、误治的老年健忘者有可能转为痴呆病。

第七章　脾胃病证

第一节　呕　吐

【定义】

呕吐又名吐逆，是指食物或痰涎等由胃中上逆而出的病证。古人谓：有声有物谓之"呕"；有物无声谓之"吐"；有声无物谓之"哕"（干呕）；只吐涎沫谓之"吐涎"。由于临床呕与吐常兼见，难以截然分开，故合称呕吐。本病乃胃失和降，气逆于上所致，凡外感、内伤，或饮食失节以及他病有损于胃者，皆可发为呕吐。至于妊娠恶阻，则属于妇科范畴，本篇不予讨论。

【病因病机】

1. 外邪犯胃

由于感受风寒暑湿火热之邪或秽浊之气侵犯脏腑，使胃失和降，水谷随气逆而上，即发生呕吐。一般说，猝然而呕吐的，多是邪客胃腑，在长夏多为暑湿之邪所干，在秋冬多乃风寒所犯。然而，在外邪所致呕吐中，又以寒邪致病最为常见，这是因为寒邪最容易损耗中阳，使邪气凝聚胸膈，动扰胃腑之故。

2. 饮食所伤

由于饮食不节，温凉失调，饥饱无常，因过食生冷油腻不洁食物，停滞不化，伤及胃腑，致胃气不能下行，便上逆为呕吐；或因脾胃运化失常，导致水谷不能化生精微，停痰留饮，积于中脘，痰饮上逆，亦可发生呕吐。

3. 肝郁犯胃

情志拂逆，木郁不达，肝气横逆犯胃，以致肝胃不和，胃气上逆而作呕吐。如张景岳所云："气逆作呕者，多因郁怒致动肝气，胃受肝邪，所以作呕。"（《景岳全书·呕吐》）至于忧思伤脾，脾失健运，食难运化，胃失和降而发生呕吐的，是情志失调所致呕吐的另一种表现。

4. 脾胃虚弱

由于脾胃虚寒，中阳不振，不能腐熟水谷，化生气血，造成运化与和降失常，可引起呕吐。或因病后胃阴不足，失其润降，亦可引起呕吐。

5. 其他

如胃有痈脓，服食有毒食物或药物，以及蛔虫扰胃等，都可引起呕吐。

综上所述，可见引起呕吐的原因很多，其主要病位在胃，但病机与肝脾有密切关系。

张景岳在《景岳全书·呕吐》对呕吐的病因病机作了简要概括："呕吐或因暴伤寒凉，或暴伤饮食，或因胃火上冲，或因肝气横逆，或痰饮水气聚于胸中，或表邪传里，聚于少阳、阳明之间，皆有呕吐，此皆呕吐之实邪也。所谓虚者，或其本无内伤，又无外感而常为呕吐者，此既无邪，必胃虚也。"此说既能贯彻源流，又有自己的见解，对于我们认识呕吐的病因病机是很有帮助的。

【诊断与鉴别诊断】

一、诊断

（一）发病特点

本病以呕吐宿食痰涎，或苦味、酸味水液诸物，或干呕等主症作为主要诊断依据。

（二）临床表现

若是风寒外邪犯胃致呕吐的，则苔白，脉浮紧；风热外邪致呕吐的，则舌质红，舌苔薄黄，脉浮数；属饮食停滞致呕吐的，则舌苔厚腻，脉滑；属肝气犯胃致呕吐的，则舌边红，苔薄腻，脉弦；脾胃虚寒致呕吐的，则舌质淡，苔白润，脉细弱；胃阴不足致呕吐者，则舌红滓少，脉细数。应结合主症和病史作综合分析。

二、鉴别诊断

1. 反胃

反胃又称胃反，是以食后脘腹胀满、朝食暮吐、暮食朝吐、宿食不化为特征，可见于幽门梗阻等疾病。由于反胃多属缓慢起病，缠绵难愈，使脾胃长期受损，人体缺乏水谷精微营养，故病者可见形体消瘦，面色少华，神倦乏力等症。而呕吐有虚实之不同，实证呕吐，多数起病急剧，食入即吐，或不食亦吐；虚证呕吐，多数时吐时止，无一定规律，或干呕恶心，但多吐出当日之食物。

2. 噎膈

噎膈的症状主要是饮食咽下困难。轻者食物间或可入，但量不多；重者水饮可入，食物难入；更严重的汤水难下，虽或勉强吞下，其人日益消瘦，面色苍黄，津液枯槁，大便秘结如羊屎状。呕吐病变部位主要在胃，而噎膈病变部位主要在食管、贲门。一般呕吐，多数能治愈，预后较好；而噎膈多数预后不良，治疗困难。

3. 霍乱

霍乱的临床特征为起病急骤，来势凶险，上吐下泻，腹痛，泻下如米泔，患者迅即消瘦，肢冷脉沉微。而呕吐一证，多不伴有腹泻，亦少有危在顷刻之变，除非是剧烈呕吐不止，常不会像霍乱那样在短时间内造成阴津枯竭，阳气欲绝的危候。

【辨证论治】

一、辨证

（一）辨证要点

1. 辨实呕与虚呕

首先应详辨虚实。实证呕吐，多因外邪、饮食、七情犯胃所致，发病急骤，病程较短。虚证呕吐，常为脾胃虚寒，或胃阴不足，失其和降而成。其发病缓慢，病程较长。实证有邪，去其邪乃愈；虚证无邪，全由胃气之虚所作，当温中健脾，滋养胃阴，扶正降逆为主，待胃气恢复，升降得宜，呕吐便可自愈。

2. 辨主症和兼症

呕吐是以食物或痰涎水液诸物从胃中上逆而出为主症。但其所因不同，兼症也不相同。如因寒滞者兼腹痛，因食滞者兼胀闷，因气逆者兼见胀痛连于胁下，因外感者兼头痛恶寒；虚寒呕吐，则必兼一派虚寒征象等。

3. 辨可下与禁下

就一般而论，呕吐不宜用下法，其理为呕吐病在胃，不应用下药攻肠。同时，呕吐能使胃中停滞之宿食或不洁之物从上排出，下之无益。若呕吐之属于虚者，下之更有虚虚之弊。若呕吐之属于外邪者，当逐邪外达，其呕自止，亦不宜攻里而引邪深入。所以《金匮要略·呕吐哕下利病脉证治》曾有"病人欲吐者，不可下之"之训。《医宗金鉴·呕吐哕总括》亦谓："初吐切不可下，恐逆病势也。"但下法又并非所有呕吐都绝对禁忌，如呕吐因于肠胃实热，又兼大便秘结的，必要时就可用下法。因为人体是一个整体，上下相互联系，下既不通，势必上逆而呕，通其大便可折其上逆之势。《金匮要略·呕吐哕下利病脉证治》就有"食已即吐者，大黄甘草汤主之"的记载，《医宗金鉴·呕吐哕总括》亦指出：若"大小二便闭而不行，宜攻下也"。可见呕吐禁用下法，既有原则性，又有灵活性。可下与否，当因证而宜。

4. 辨可吐与止吐

呕吐大多属于病理现象，故一般均可选用降逆止呕之剂，冀其胃气调和，使呕吐自止。但也不是对所以呕吐一概不问病因均用止呕之剂。例如，有些呕吐是机体驱邪外出的抗病表现，此时应因势利导，使其邪去正安，无须止呕。胃有痈脓、痰饮、食滞、误吞毒物等所引起的呕吐，就是机体排除胃内有害物质的一种反应，可让其吐出，则邪去病除。所以何者可吐，何者不可吐，亦应当严格辨证来掌握。

（二）症候

实证

[外邪犯胃]

症状：突然呕吐，起病较急，如感受寒邪，兼见发热恶寒，头痛，无汗，舌苔薄白，脉浮紧；如感受风热，兼见发热恶风，头痛自汗，舌质红，舌苔薄黄，脉浮紧；如感受暑湿，多是时当暑令，呕吐兼见发热汗出，心烦口渴。舌质红，舌苔黄腻，脉濡数。

病机分析：外邪致吐，主要是由于感受风寒、风热、暑湿之邪，动扰胃腑，阻遏中焦，使胃失和降，浊气上逆，所以突然呕吐，来势较急。由于邪束肌表，故见发热头痛恶寒；暑湿秽浊之气阻于胸腹，气机失宣，故见胸脘痞闷，故舌苔黄腻，脉象濡数。

[饮食停滞]

症状：呕吐酸腐，脘腹胀满，暖气厌食，腹痛，吐后反觉舒服，大便或溏或结。舌苔厚腻，脉滑。

病机分析：饮食不当，食滞停积，使脾胃运化失常，中焦气机受阻，胃气上逆，食随逆上，故呕吐酸腐；食伤胃脘，积滞内阻，不通则痛，故脘腹胀满作痛，大便或溏或结。舌苔厚腻，脉滑，是食滞停阻之征。[痰饮内阻]症状：呕吐痰涎清水，胸脘痞闷，不思饮食，头眩心悸，或呕而肠鸣有声。舌苔白腻，脉滑。

病机分析：由于中阳不运，聚湿生痰，痰饮留聚，胃气不降，故脘闷食不得下，反上逆而呕吐清水痰涎；痰浊上泛，影响头目，并及心阳，使清阳之气不升，故眩晕心悸；舌苔白腻，脉滑，是痰浊内阻之象。[肝气犯胃] 症状：呕吐吞酸，嗳气频作，胸胁满痛，烦闷不舒，每遇情志刺激，则呕吐吞酸更甚。舌边红，苔薄腻，脉弦。病机分析：肝气不疏，横逆犯胃，胃失和降，故呕吐吞酸，嗳气频作，胸胁满痛；由于气郁化热，热聚胸膈，故烦闷不舒；舌边红，苔薄腻，脉弦，是肝气郁滞之象。

虚证

[脾胃虚寒]

症状：饮食稍多即欲呕吐，时作时止，胃纳不佳，食入难化，胸脘痞闷，口干而不欲多饮，面白少华，倦怠乏力，喜暖恶寒，甚则四肢不温，大便溏薄。舌质淡，苔薄白，脉细弱。

病机分析：脾主运化，胃主受纳，脾胃虚寒，中阳不振，腐熟与运化无能，故饮食稍有不慎，即易作呕。由于脾胃阳虚，气不外达，故面色㿠白，倦怠无力，四肢不温；又由于中焦虚寒，气不化津，故渴不欲饮或口淡不渴；脾虚失于健运，故大便溏薄。舌质淡，苔白润，脉细弱，是虚寒之象。

[胃阴不足]

症状：呕吐反复发作而量不多，或时作干呕，恶心，口燥咽干，饥不思食，脘部有嘈杂感。舌红津少，苔少，脉细数。

病机分析：热病之后，或肝郁化火，或反复呕吐，均能耗伤胃阴，以致胃失濡养，气失和降，导致呕吐反复发作，或时作干呕、恶心，似饥而不欲食；津液不得上承，因而口燥咽干。舌红津少，脉细数，为津液耗伤，阴虚有热之象。

二、治疗

(一) 治疗原则

由于呕吐病机主要是胃失和降，气逆于上，所以治疗上对于邪实所致呕吐者，大抵重在祛邪，冀其邪去正安。如外邪犯胃者，宜疏邪解表和胃；饮食停积者宜消食导滞；痰饮内阻者宜温化痰饮；肝气犯胃者宜调肝解郁，兼以和胃降逆。偏于虚者重在扶正，对脾胃虚寒者宜温运脾胃，对胃阴不足者宜养阴润燥，并兼降逆止呕。

治疗呕吐要注意药物的配伍宜忌，一般含油质多及有腥臭气味之药物，多不宜用作止呕之剂，如瓜蒌仁、桃仁、阿魏等。而陈皮、生姜、半夏、代赭石等，多为治呕要药，可辨证选用。

(二) 治法方药

实证

[外邪犯胃]

治法：疏解表邪，和胃降逆。方药：风寒犯胃者可用藿香正气散为主方加减；风热犯胃者可用银翘散加减；暑湿致呕者可用新加香薷饮为主方加减。藿香正气散为芳香化湿剂，具有解表散寒、健胃止呕作用。方中藿香、紫苏、厚朴疏邪化浊；半夏、陈皮、茯苓、大腹皮降逆和胃，均为治疗风寒犯胃呕吐的要药。如兼夹宿食，证见胸闷、腹胀者，可去白术、甘草、大枣，加神曲、麦芽、鸡内金等消食导滞。风热犯胃用银翘散，可去桔梗之升提，加竹茹、橘皮，取其清热和胃、行气止呕之功。新加香薷饮具有解表祛暑、化湿和中作用，方中香薷是解表祛暑主药，扁豆花、厚朴和中化湿，行气止呕；金银花、连翘清热解毒，是暑湿犯胃作呕之常用方药。

[饮食停滞]

治法：消食化滞，和胃降逆。

方药：保和丸为主方加减。本方为消食导滞常用方剂，方中神曲、山楂、莱菔子消食化滞；连翘清积滞中伏热；陈皮、半夏、茯苓和胃降逆。胃热甚者，可加芦根、黄连；胃寒甚者，可去连翘加干姜、砂仁；如积滞较多，腹满便秘者，可加大黄、枳实，导滞通腑，使浊气下行，邪有出路。如属饮食不洁之物或饮食过量，症见脘腹疼痛，欲吐不得吐者，可先用盐水（温开水加食盐适量）内服，随用鹅毛或棉签探喉取吐，因势利导，冀其邪去病除。

[痰饮内阻]

治法：温化痰饮，和胃降逆。方药：二陈汤合苓桂术甘汤加减。二陈汤和胃降逆，桂枝温化痰饮，白术、茯苓、甘草健脾祛湿，二方合用，标本兼顾。如痰郁化热，阻遏中焦，胃失和降而出现口苦胸闷，恶心呕吐，舌红，苔黄腻，脉滑数，可用温胆汤以清热和胃，除痰止呕。

[肝气犯胃]

治法：疏肝理气，和胃降逆。方药：初起可用半夏厚朴汤为主方；如气郁化热，可用四逆散合左金丸加减。半夏厚朴汤是行气开郁，和胃降逆之剂，对于七情郁结，气滞痰阻，或咳或呕者适宜。方中用苏叶行气开郁，半夏、茯苓、厚朴、生姜降逆止呕。如果气郁化热、烦闷不舒，呕吐酸水，可用四逆散合左金丸疏肝理气，清热止呕；若兼大便干结，腑气不通，可加大黄通腑泄热；如火郁伤阴，症见口燥咽干，胃中灼热，舌红少苔者，宜适当少用香燥药，酌加沙参、石斛等以养胃阴；若属胃气虚弱，常因情志刺激，精神紧张而发生呕吐的，可用旋覆代赭石汤以补虚降逆，和胃止呕。至于呕吐苦水之"呕胆"证，则应清泄胆火，降胃止呕，可用二陈汤加黄芩、黄连、生姜等。

虚证

[脾胃虚寒]

治法：温中健脾，和胃降逆。

方药：理中丸或六君子汤为主方。理中丸是温补脾胃，治疗中焦虚寒的要方。人体的升清降浊，全赖中气主持，若中焦虚寒，阳气不足，清浊升降失常，便可发生吐泻诸证。而理中丸温理中阳，适用于中焦虚寒，脾胃阳虚之呕吐证。六君子汤亦是健脾止呕之剂，可以选用。如呕吐痰涎清水者，可加桂枝、吴茱萸温中降逆。若泛吐清水，又兼脘冷肢凉者，还可加附子、肉桂等温阳散寒。以上皆为治疗虚寒呕吐常用而有效之方药。

[胃阴不足]

治法：养阴润燥，降逆止呕。

方药：麦门冬汤为主方。胃气以下行为顺，上行为逆。方以麦门冬清火养阴，人参、甘草、大枣、粳米益气生津，半夏降逆止呕，对于胃阴不足之呕吐，可以选用。但如阴伤过甚，半夏剂量不宜过大，以免温燥劫阴，并可酌加石斛、天花粉等药，增加生津养胃作用。若呕吐频作者，可加姜竹茹、陈皮、枇杷叶等和降胃气。大便干结者，加火麻仁、白蜜润肠通便，通降腑气。

（三）其他治法

1. 中成药

（1）保和丸：适用于四时感冒，见发热头痛，消化不良，肠胃不适，恶心呕吐等症，每服 6～9g，每日 2～3 次，开水送服。

（2）藿香正气丸：适用外感风寒、内伤湿滞所致恶心呕吐，每服 6～9g，每日 3 次，开水送服。但伤暑气虚伴呕逆者，不宜选用。

（3）理中丸：适用中焦虚寒，健运失职，喜唾涎沫，呕吐腹痛，每服 5～8g，每日 3 次，开水送服，胃阴不足者不宜用。

（4）玉枢丹：适用于感受暑温时泻、秽浊之气，忽然呕吐，用此药以解毒辟秽止呕，每次 0.6g，每日 2 次，吐止停服。

2. 单方验方

（1）生姜嚼服，适用于干呕吐逆不止（《备急千金要方》）。

（2）干呕不息，蔗汁温服半升，每日 3 次，入姜汁更佳（《肘后方》）。

（3）胃冷呕逆，气厥不通，母丁香 3 个，陈橘皮一块，去白，水煎热服（《十便良方》）。

（4）百合 45g，鸡子黄 1 枚，用水洗百合浸 1 夜，当白沫出，去其水，再用清水煎，加鸡子黄，搅匀再煎，温服，适用于神经性呕吐。

（5）芦根 90g，切碎，水煎服，适用于胃热呕吐。

（6）陈皮 3g，白米一小撮，水煎，姜汁冲服，适用于胃炎呕吐。

（7）豆蔻 15g，生姜汁 1 匙，将豆蔻研末，用生姜汁为丸，每服 1～3g，开水送服。适用于胃寒呕吐。（以上 7 方，录自《常见病验方研究参考资料》）

3. 针灸疗法

主穴内关、中脘。配穴：足三里、公孙、丰隆、阳陵泉、肝俞、脾俞、隐白。针法：先针主穴，中等强度刺激手法，宜留针。如食滞呕吐加针公孙、足三里，痰多加丰隆，肝逆犯胃刺肝俞、脾俞、阳陵泉。

灸法：脾胃虚寒宜灸隐白、脾俞。

内关，补则温中和胃，泻则调气畅中；中脘能通降胃腑之气；肝俞、脾俞、阳陵泉平肝和胃；艾灸隐白、脾俞能健脾温胃，和中止呕。

【转归及预后】

疾病的过程，是一个不断变化的过程，其转归，常和致病原因、罹患时间久暂、正气亏损情况、治疗正确与否、素体禀赋强弱都有密切关系。就一般呕吐而论，本病并非凶险大病，如果及时治疗，药证合拍，多能向愈。但如果失治或治疗不当，其转归就不一样。如实证呕吐，若治疗失宜，缠绵不愈，脾胃受损，就有可能转化为虚证呕吐。又如肝气犯胃，郁而化热，耗伤胃阴，就可变为胃阴不足之呕吐。再如呕吐中虚，多食滋补，使虚中夹食滞不化，这些都可能造成本病的虚实之间互相转变。

呕吐的预后，就一般而论，初病呕吐，正气未虚，若能正确治疗，大多预后良好。倘若呕吐日久，反复不愈，耗伤气阴，致脾胃虚弱，病情必缠绵难复。若呕吐而饮食难进，形体消瘦，脾胃衰败者难治。《医宗金鉴·呕吐哕总括》指出呕吐而见面色青，指甲黑，中痛不止，肢厥不回者凶。大抵呕吐出现这些症状时，多表示预后不佳。

第二节 反 胃

【定义】
反胃是以脘腹痞胀，宿食不化，朝食暮吐，暮食朝吐为主要临床表现的一种病。

【病因病机】
反胃多由饮食不节，酒色过度，或长期忧思郁怒，损伤脾胃之气，并产生气滞、血瘀、痰凝阻胃，使水谷不能腐熟，宿食不化，导致脘腹痞胀，胃气上逆，朝食暮吐，暮食朝吐。

1. 脾胃虚寒

饥饱失常，嗜食寒凉生冷，损及脾阳，以致脾胃虚寒，不能消化谷食，终至尽吐而出。思虑不解，或久病劳倦多可伤脾，房劳过度则伤肾，脾伤则运化无能不能腐熟水谷；肾伤则命火衰微，不能温煦脾土，则脾失健运，谷食难化而反。

2. 痰浊阻胃

酒食不节、七情所伤、房室、劳倦等病因，均可损伤脾胃，因之水谷不能化为精微而成湿浊，积湿生痰，痰阻于胃，逐使胃腑失其通降下行之功效，宿食不化而成反胃。

3. 瘀血积结

七情所伤，肝胃气滞，或遭受外伤，或手术创伤等原因可导致气滞血瘀。胃络受阻，气血不和，胃腑受纳、和降功能不及，饮食积结而成反胃。

4. 胃中积热

多由于长期大量饮酒，吸烟，嗜食甘脆肥浓、高粱厚味，经常进食大量辣椒等辛烈之品，均可积热成毒，损伤胃气，而成反胃之证。抑或痰浊阻胃，瘀血积结，郁久化热。邪热在胃，火逆冲上，不能消化饮食，而见朝食暮吐，暮食朝吐。此即《素问·至真要大论篇》病机十九条中所说"诸逆冲上，皆属于火"、"诸呕吐酸……皆属于热"之意。

由此可见，本病病位在胃，脾胃虚寒、不能腐熟水谷是导致本病的最主要因素，但同时与肝、脾、肾等脏腑密切相关。除气滞、气逆外，还有痰浊、水饮、积热、瘀血等病理因素共同参与发病过程，而且各种病因病机之间往往相互转化。痰浊、水饮多为脾胃虚寒所致；痰浊、瘀血等可使气虚、气滞、食停，同时也可郁久化热；诸因均可久病入络，而成瘀血积结。

【诊断与鉴别诊断】
一、诊断
（一）发病特点
反胃在临床上较为常见，患者以成年人居多，男女性别差异不大，对老年患者要特别提高警惕，注意是否有癌肿等病存在。

（二）临床表现

本病一股多为缓起，先有胃脘疼痛，吐酸，嘈杂，食欲不振，食后脘腹痞胀等症状，若迁延失治或治疗不当，病情则进一步加剧，逐渐出现脘腹痞胀加剧，进食后尤甚，饮食不能消化下行，停积于胃腑，终致上逆而呕吐。其呕吐的特点是朝食暮吐，暮食朝吐，呕出物多为未经消化的宿食，或伴有痰涎血缕；严重患者亦可呕血。患者每因呕吐而不愿进食，人体缺乏水谷精微之濡养，日见消瘦，面色萎黄，倦怠无力。由于饮食停滞于胃脘不能下行，按压脘部则感不适，有时并可触及包块；振摇腹部，可听到漉漉水声。脉象，舌质，舌苔，则每随其或寒或热，或虚或实而表现不同，可据此作为进一步的辨证依据。

二、鉴别诊断

1. 呕吐

从广义言，呕吐可以包括反胃，而反胃也主要表现为呕吐。但一般呕吐多是食已即吐，或不食亦吐，呕吐物为食物、痰涎、酸水等，一般数量不多。反胃则主要是朝食暮吐，暮食朝吐，患者一般进食后不立即呕吐，但因进食后，食物停积于胃腑，不能下行，至一定时间，则尽吐而出，吐后始稍感舒畅。所吐出的多为未经消化的饮食，而且数量较多。

2. 噎膈

噎膈是指吞咽时哽噎不顺，饮食在胸膈部阻塞不下，和反胃不同。反胃一般多无吞咽哽噎，饮食不下是饮食不能下通幽门，在食管则无障碍。噎膈则主要表现为吞咽困难，饮食不能进入贲门。噎膈虽然也会出现呕吐，但都是食入即吐，呕吐物量不多，经常渗唾痰涎，据此亦不难做出鉴别。

【辨证论治】

一、辨证

（一）辨证要点

1. 注意呕吐的性质和呕吐物的情况

反胃的主要特征是朝食暮吐，暮食朝吐，因此在辨证中必须掌握这一特点。要详细询问病史，例如呕吐的时间、呕吐的次数、呕吐物性状及多少等，这对于辨证很有价值。

2. 要细辨反胃的症候

反胃的辨证可概括为寒、热、痰、瘀4个主要证型。除从呕吐物的性质内容判断外，其他症状、脉象、舌质、舌苔、患者过去和现在的病史、身体素质等，均有助于辨证。

（二）症候

[脾胃虚寒]

症状：食后脘腹胀满，朝食暮吐，暮食朝吐，吐出宿食不化及清稀水液，吐尽始觉舒适，大便溏少，神疲乏力，面色青白，舌淡苔白，脉细弱。甚者面色苍白，手足不温，眩晕耳鸣，腰酸膝软，精神萎靡。舌淡白，苔白滑，脉沉细无力。

病机分析：此证之主要病机是脾胃虚寒，即胃中无火。因胃中无火，胃失腐熟通降之职，不能消化与排空，乃出现朝食暮吐，暮食朝吐，宿食不化之症状，一旦吐出，消除停积，故吐后即觉舒适。《素问·至真要大论篇》云："诸病水液，澄澈清冷，皆属于寒。"患者吐出清稀水液,故云属寒,大便溏少,神疲乏力,面色青白,亦属脾胃虚寒;舌淡白,脉弱,均为阳气虚弱之症。其严重者面色苍白,手足不温,舌质淡白,脉沉细无力,为阳虚之甚;腰酸膝软,眩晕耳鸣属肾虚;精神萎靡属肾精不足神气衰弱之征。这些表现,是由肾阳衰弱,命火不足,火不生土,脾失温煦而致,此属脾肾两虚之证,较之前述之脾胃虚寒更为严重。

[胃中积热]

症状:食后脘腹胀满,朝食暮吐,暮食朝吐,吐出宿食不化及混浊酸臭之稠液,便秘,溺黄短,心烦口渴,面红。舌红干,舌苔黄厚腻,脉滑数,

病机分析:朝食暮吐,暮食朝吐,宿食不化,是属反胃之症。《素问·至真要大论篇》说:"诸转反戾,水液浑浊,皆属于热。"今患者吐出混浊酸臭之液,故属于热证。内热消烁津液,故口渴便秘,小便短黄;内热熏蒸,故心烦,面红。舌红干,苔黄厚,脉滑数,皆为胃中积热之征。

[痰浊阻胃]

症状:经常脘腹胀满,食后尤甚,上腹或有积块,朝食暮吐,暮食朝吐,吐出宿食不化,并有或稠或稀之痰涎水饮,或吐白沫,眩晕,心下悸。舌苔白滑,脉弦滑,或舌红苔黄浊,脉滑数。

病机分析:有形痰浊,阻于中焦,故不论已食未食,经常都见脘腹胀满。呕吐白色痰涎水饮,或白沫,乃痰浊之征;痰浊积于中焦,故可见上腹部积块;眩晕乃因痰浊中阻,清阳不升所致;心下悸为痰饮阻于心下;舌苔白滑,脉弦滑,是痰症之特征;舌红,苔黄浊,脉滑数者,是属痰郁化热的表现。

[血瘀积结]

症状:经常脘腹胀满,食后尤甚,上腹或有积块,朝食暮吐,暮食朝吐,吐出宿食不化,或吐黄沫,或吐褐色浊液,或吐血便血,上腹胀满刺痛拒按,上腹部积块坚硬,推之不移。舌质暗红或兼有瘀点,脉弦涩。

病机分析:有形之瘀血,阻于胃关,影响胃气通降下行,故不论已食未食,经常都见腹部胀满;吐黄沫或褐液,解黑便,皆由瘀血阻络,血液外溢所致;腹胀刺痛属血瘀;上腹积块坚硬,推之不移,舌暗有瘀点,脉涩等皆为血瘀之征。

二、治疗

(一)治疗原则

1. 降逆和胃

以降逆和胃为基本原则,阳气虚者,合以温中健脾,阴液亏者,合以消养胃阴,气滞则兼以理气,有瘀血或痰浊者,兼以活血祛痰。病去之后,当以养胃气、胃阴为主。如此,方能巩固疗效,促进健康。

2. 注意服药时机

掌握服药的时机,也是治疗反胃的一个关键。由于反胃患者,宿食停积胃腑,若在此时服药,往往不易吸收,影响药效。故反胃患者应在空腹时服药,或在宿食吐净后再服药,疗效较佳。

（二）治法方药

[脾胃虚寒]

治法：温中健脾，和胃降逆。

方药：常用丁蔻理中汤。方中以党参补气健脾，干姜温中散寒；寒多以干姜为君，虚多以党参为君；辅以白术健脾燥温；甘草补脾和中，加白豆蔻之芳香醒胃，丁香之理气降浊，共奏温阳降浊之功。吐甚者，加半夏、砂仁，以加强降逆和胃作用。病久脾肾阳虚者，可在上方基础上，加入温补命门之药，如附子、肉桂、补骨脂、吴茱萸之类；如寒热错杂者，可用乌梅丸。

除上述方药之外，尚可用丁香透膈散，或二陈汤加味。如《证治汇补·反胃》说："主以二陈汤，加藿香、蔻仁、砂仁、香附、苏梗；消食加神曲、麦芽；助脾加人参、白术；抑肝加沉香、白芍；温中加炮姜、益智仁；壮火加肉桂、丁香，甚者用附子理中汤，或八味丸。"又介绍用伏龙肝水煎药以补土，糯米汁以泽脾，代赭石以镇逆。《景岳全书·反胃》用六味回阳饮，或人参附子理阴煎，或右归饮之类，皆经验心得之谈，可供临床参考。

[胃中积热]

治法：清胃泻热，和胃降浊。

方药：常用竹茹汤。方中竹茹、栀子清胃泄热，兼降胃气；半夏、陈皮、枇杷叶和胃降浊。热重可加黄芩、黄连；热积腑实，大便秘结，可加大黄、枳实、厚朴以降泄之。久吐伤津耗气，气阴两虚，表现反胃而唇干口燥，大便干结，舌红少苔，脉细数者，宜益气生津养阴，和胃降逆，可用大半夏汤加味。《景岳全书·反胃》谓："反胃出于酒湿伤脾者，宜葛花解酲汤主之；若湿多成热，而见胃火上冲者，宜黄芩汤，或半夏泻心汤主之。"亦可随意选用。

[痰浊阻胃]

治法：涤痰化浊，和胃降逆。

方药：常用导痰汤。方中以半夏、南星燥湿化痰浊；陈皮、枳实以和胃降逆；茯苓、甘草以渗湿健脾和中。痰郁化热者，宜加黄芩、黄连、竹茹；若体尚壮实者可用礞石滚痰丸攻逐顽痰。痰湿兼寒者，可加干姜、细辛；吐白沫者，其寒尤甚，可加吴茱萸汤；脘腹痞满、吐而不净者可选《证治汇补》木香调气散（白豆蔻、丁香、木香、檀香、藿香、砂仁、甘草）行气醒脾、化浊除满。吐出痰涎如鸡蛋清者，可加人参、白术、益智仁，以健脾摄涎。如《杂病源流犀烛·噎膈反胃关格源流》云："凡饮食入胃，便吐涎沫如鸡子白，脾主涎，脾虚不能约束津液，故痰涎自出，非参、术、益智不能摄也。"

[瘀血积结]

治法：祛瘀活血，和胃降浊。

方药：常用膈下逐瘀汤。方中以香附、枳壳、乌药理气和胃，气为血帅，气行则血行；复以川芎、当归、赤芍以活血；桃仁、红花、延胡索、五灵脂以祛瘀；丹皮以清血分之伏热。可再加竹茹、半夏以加强降浊作用；吐黄沫，或吐血，便血者，可加降香、田七以活血止血；上腹剧痛者可加乳香、没药；上腹结块坚硬者，可加鳖甲、牡蛎、三棱、莪术。

（三）其他治法

（1）九伯饼（《证治汇补》）：天南星、人参、半夏、枯矾、枳实、厚朴、木香、甘草、豆豉为末，老米打糊为饼，瓦上焙干，露过，每服一饼，细嚼，以姜煎平胃散下，此方加阿魏甚效。

（2）壁虎（即守宫）1～2只（去腹内杂物捣烂），鸡蛋1个。用法：将鸡蛋一头打开，装入壁虎，仍封固蒸熟，每日服1个，连服数日。（《常见病验方研究参考资料》）

（3）雪梨1个、丁香50粒，梨去核，放入丁香，外用纸包好，蒸熟食用。（《常见病验方研究参考资料》）

【转归及预后】

反胃之证，可由胃痛、嘈杂、泛酸等证演变而来，一般起病缓慢，变化亦慢。临床所分4证，可以独见，亦可兼见。病初多表现为单纯的脾胃虚寒或胃中积热，其病变在无形之气，温之清之，适当调治，较易治疗。患病日久，反胃频繁，除影响进食外，还可损伤胃阴，常在脾胃虚寒的同时并见气血、阴液亏虚；同时多为本虚而标实，或见寒热错杂，或合并痰浊阻胃或瘀血积结，其病变在有形之积，耗伤气血更甚，较难治疗。此时治疗时应注重温清同进、补泻兼施，用药平稳，缓缓图之。

久治不效，应警惕癌变可能。年高体弱者，发病之时已是脾肾两亏，全身日见衰弱，4种证候可交错兼见，进而发展为真阴枯竭或真火衰微之危症，则预后多不良。

第三节　吐　　酸

【定义】

吐酸又称泛酸，是指以泛吐酸水为主症的病证。酸水由胃中上泛，若随即咽下者，称为吞酸；不咽下而吐出者，则称吐酸。吐酸作为脾胃病的一个症状，常与嘈杂、暖气、胃痛、痞满等病证同时出现。本证多由饮食不节、肝气犯胃、肝火内郁、脾胃虚弱而成。

【病因病机】

吐酸作为脾胃病证，其病因病机与呕吐、痞满、胃痛、噎膈、反胃等有相似之处，不外饮食、情志、寒邪客胃及脾胃虚弱诸方面。

1. 饮食失调

饮食不节，过食肥甘厚味或醇酒煎炸食物，损伤脾胃，湿热内生，或进食腐败变质之品，使食不消化，胸膈郁塞，胃气不和而致吞酸嗳气。

2. 寒邪犯胃

暴受风寒，寒邪犯胃，胃阳被遏，湿浊内停，郁而成酸。或过食生冷，中阳受伤，寒滞客于脾胃，而成本证。

3. 七情内伤

郁怒伤肝，使肝木疏泄功能被遏，气机阻滞，逆乘脾胃，而致两胁胀痛，嗳气吞酸；或因思虑伤脾，脾胃受损，中阳不足，痰浊内聚，酿而成酸。

4．脾胃虚弱

禀赋不足，或劳倦内伤，脾胃受损，食少运迟，形成嗳气吐酸或泛吐清涎酸水之证。

综上所述，本病多由肝气郁结，胃气不和而发，这是病机的重点。其中有偏寒、偏热之不同，属于热者，多由肝郁化热而致；属于寒者，可因寒邪犯胃，或素体脾胃虚寒而成；饮食停滞而泛酸嗳腐者，是由食伤脾胃之故。根据五行学说，肝属木，在味为酸，因此古人十分强调吐酸为肝病。如高鼓峰《四明心法·吞酸》云："凡为吞酸尽属肝木，曲直作酸也……总是木气所致。"但临床上尚需审证求因，不可一概而论。

【诊断与鉴别诊断】

一、诊断

本病以酸水由胃中上泛，或随即咽下，或由口中吐出作为主要诊断依据。其症状可单独出现，但常与胃痛、嗳气兼见。热证吐酸，舌质红，苔黄腻，脉弦数；寒证吐酸，舌质淡，苔薄白，脉沉迟或缓弱。可根据病史、主症、舌脉做出诊断。

二、鉴别诊断

嘈杂吐酸与嗜杂，均属胃病，既可单独出现，也可同时出现。两者在病因和病机上有许多相同之处，但临床表现不一。吐酸是口吐酸水或泛酸，胃中不适；嘈杂是指胃中空虚，似饥非饥，似辣非辣，似痛非痛，胸膈懊恼，莫可名状，或得食而暂止，或食已而复嘈杂。

【辨证论治】

一、辨证

（一）辨证要点

首当明辨寒热。清代李用粹《证治汇补·吞酸》说："大凡积热中焦，久郁成热，则本从火化，因而作酸者，酸之热也。若寒客犯胃，顷刻成酸，本无郁热，因寒所化者，酸之寒也。"从舌脉辨，热证吐酸，多见舌质红，苔黄厚，脉弦数；寒证吐酸，多见舌质淡，苔薄白，脉沉迟。

（二）症候

［食积不化］

症状：吞酸，嗳腐，其气酸臭，胃脘饱闷胀痛，不思饮食，大便不爽，矢气臭。舌苔浊腻，脉滑。

病机分析：饮食自倍，肠胃乃伤。饮食失节，暴饮暴食，致使食积内停，阻滞脾胃气机升降，故吞酸嗳腐，胃闷胀痛，食少而大便不爽。舌苔浊腻，脉滑均是饮食积滞不化之象。

［肝气犯胃］

症状：吞酸，嗳气频频，胸膈痞闷，心烦，恶心，食少。舌淡红，苔薄，脉弦细。

病机分析：情志不畅，肝失条达，肝胃气机不和，故心烦、胸膈痞闷；肝木乘胃，胃失和降，则吞酸嗳气，恶心食少。舌淡红，苔薄，脉弦细符合肝气犯胃之象。

［肝胃郁热］

症状：吐酸时作，胃脘痞闷，口苦咽干，或心烦易怒，两胁胀痛。舌质红，苔黄，脉弦滑或数。

病机分析：吐酸时作，胃脘痞闷，口苦咽干，是由郁热互结，胃浊不降之故；心烦易怒，两胁胀痛，是因情志失和，肝火内郁，胃失和降之故。舌质红，苔黄，脉弦滑或数，是肝胃郁热之象。

[脾胃虚寒]

症状：吐酸时作时止，中脘胀闷，喜唾涎沫，饮食喜热，四肢不温，大便溏薄。舌淡红，苔薄白，脉沉迟。

病机分析：由于饮食失调，劳倦内伤致脾胃虚弱，运化失常，故吐酸时作，中脘胀闷；若病久伤阳，过食生冷，寒积胃中，或风寒犯胃，阳气被遏，以致喜吐涎沫，大便溏薄。舌淡苔白，脉沉迟，是脾胃虚寒之象。

二、治疗

（一）治疗原则

1. 疏肝和胃

由于吐酸和肝郁化火、胃失和降关系密切，而治肝可以安胃，对于热证吐酸，宜用辛开苦之品泄肝安胃。《丹溪心法·吞酸》谓："吞酸者，湿热郁积于肝而出，伏于肺胃之间……宜用炒吴茱萸顺其性而折之，此反佐之法也，必以炒黄连为君。"又说："冬月倍吴萸，夏日倍黄连。"可见朱氏正是利用这种苦辛通降，寒热并用，开郁与降逆相济的方法，以收泄肝与和胃之功效。

2. 健脾温中

如脾胃虚弱或中焦寒滞所致的吐酸，则宜用健脾益气或温中散寒方法进行治疗。理中汤和香砂六君子汤、吴茱萸汤加丁香等，皆可随证选用。丁香味辛无毒，凡中焦寒滞，气有不顺而吐酸者，极为相宜。夹食滞的可予消导和胃；兼湿浊留滞的可予除痰化湿。《景岳全书·吞酸》谓："凡胃气未衰，年质壮盛，或寒或食，偶有所积而为酸者，宜用行滞温平之剂，以二陈汤、平胃散、和胃饮之类主之；中气微寒者，宜加减二陈汤或橘皮汤，甚者宜温胃饮"；"脾胃气虚及中年渐弱，而饮食减少，时见吞酸、吐酸者，惟宜温补脾胃，以理中汤、温胃饮、圣术煎之类主之，切不可用寒凉消耗等药。"这些论述论可资借鉴。

3. 和胃制酸

吐酸总由胃中酸水上泛所致，此为各类症候之共性症状，故在辨证论治的基础上，均可酌加煅瓦楞子、乌贼骨、白螺蛳壳等中和胃酸之品以治标，可以收到更好的效果。

（二）治法方药

[食积不化]

治法：消食和胃。

方药：保和丸加减。方中山楂、神曲、莱菔子分别能消肉食、酒食、面食之积，合用可消一切饮食积滞；半夏、陈皮和胃降逆，茯苓健脾止泻，连翘清热散结，诸药合用，使食积得消，胃气得和，则吐酸自止。

[肝气犯胃]

治法：疏肝解郁，理气和胃。

方药：越鞠丸合逍遥散加减。本证起于忧思过度，情志不畅，肝气郁结，病及脾胃。病源在于气机拂郁，越鞠丸治气、血、痰、火、湿、食六般郁，以行气解郁为先，气行血行，痰、火、湿、食诸郁自解。越鞠丸配合逍遥散具如下功能：香附合柴胡，行气疏肝解郁；川芎合当归、白芍，养血活血柔肝；苍术合白术，燥湿健脾；神曲合茯苓、甘草，消食和胃；尤用栀子清郁除烦，以防气有余而化成火。两方合用，疏肝和胃，恰对病机，故吐酸可除。

[肝胃郁热]

治法：泄肝和胃，苦辛通降。

方药：左金丸合丹栀逍遥散或龙胆泻肝汤加减。左金丸用黄连配吴茱萸，方中重用黄连为主药，直折其肝火上炎之势；吴茱萸为辅药，辛通下达以开郁结。对肝郁化火，胃失和降所致暖气吐酸、口干口苦、两胁胀痛等症，确有疗效。为增强疏肝泄热、和胃制酸的作用，可合丹栀逍遥散或龙胆泻肝汤加减，前者主要针对肝气郁久化热犯胃而见心烦抑郁者，后者主要针对肝经火热较炽而见口苦舌红者。

[脾胃虚寒]

治法：健脾益气，温中散寒。

方药：健脾益气用香砂六君子汤加减；温中散寒用黄芪建中汤合吴茱萸汤加减。香砂六君子汤方中参、术、苓、草甘温益胃，有健运之功；加陈皮、半夏、木香、砂仁行气降逆，适用于脾胃气虚、湿停气滞之证。如湿浊留恋中焦，舌苔白腻不化者，可再加藿香、佩兰、苍术、厚朴之属以加强化湿醒脾的作用。若脾胃之阳不振、虚寒内生而见四肢不温，便溏舌淡，则需用黄芪建中汤合吴茱萸汤，以黄芪建中汤温阳益气，以吴茱萸汤散寒暖胃，尚可酌加川椒、豆蔻仁之类以增强温中和胃之力。

（三）其他治法

（1）荜茇15g，姜汁制厚朴30g，为末，入热鲫鱼肉研，和丸绿豆大。每次米饮下20丸，治胃冷口酸流清水，心下连脐痛。

（2）浙贝母30g，乌贼骨36g，甘草30g，上药共微炒研末，每服6g，每日3次。

（3）乌贼骨120g，香附120g，蜜适量。前二昧炒焦研末，蜂蜜熬数沸后，调和药末为丸，每丸重10g，每服1丸，日服3次。

（4）鸡蛋壳若干，去内膜洗净，候干后（或炒黄后）研极细末，成人每服3g，每日2次，开水送服，治胃酸过多、嘈杂。

（5）煅牡蛎、煅鸡蛋壳等份。共研末，每服4.5g，每日3次，治胃酸过多、嘈杂。

（6）番石榴30g，焙干研极细末，过筛，每日3次，每服9g，饭前半小时服，治胃酸过多、嗜杂。

（7）海螵蛸120g，砂仁30g，共研末，每服3g，开水送服，治胃寒呕酸。

（8）诃子、藿香、白豆蔻各6g，共研末，每服3g，姜汤送下，治恶心吐酸。

（9）木贼草18g（微炒），乌贼骨、大黄各9g，共为细末，每服6g，开水送服，早晚各服1次。

【转归及预后】

吐酸病位在胃，食积不化，久治不愈可致脾胃虚弱；脾胃虚弱亦易致食积不化；肝气犯胃日久，气有余便成火而可以转变为肝胃郁热，两者最终也可导致脾胃虚弱。一般而言，吐酸经过正确治疗,均能向愈。倘若吐酸是伴随其他疾病而发,则其转归及预后常与他病的进退有密切关系。前人有"酸久成噎"的告诫,临床确有此种情况存在,不可不慎。《证治汇补·吞酸》指出:"吞酸,小疾也,然可暂不可久,久而不愈,为膈噎反胃之渐也,若脉两关俱弦者,尤其慎防,以木来凌土故耳。"临证时不可忽视,必须见微知著,细心辨证以防微杜渐。

第四节　痞　　满

【定义】

痞满是指以心下痞塞、胸膈满闷、触之无形、不痛为主症的病证。多因起居失调、饮食不化、气郁痰凝、脾胃虚弱,导致脾失健运,升降失常而成。

【病因病机】

痞满的病因病机,可以分作以下几个方面来论述。

1. 误下伤中

伤寒邪在肌表,医者反攻其里,以致误下伤中,邪气乘虚结于心下,而成痞满。此外,也有伤寒之邪,由表及里,入于胸次、胃口,而为痞满不能饮食者。

2. 饮食阻滞

由于过饮过饱,或恣食生冷,损伤中阳,影响脾胃的纳化升降,遂至心下痞满不舒,饮食不进。

3. 痰气壅塞

多由脾胃失健,不能运化水湿,酿生痰浊,痰气壅塞中焦,使清阳不升,浊阴不降,而为胀满;痰气上逆于胸中清旷之地,而为胸闷。

4. 七情失和

情志失和,气机乖乱。如多思则气结,暴怒则气上,悲忧则气郁,惊恐则气乱等,气机逆乱,升降不利,于是见痞满等症。

5. 脾胃虚弱

平素脾胃不健,中气久虚,或饥饱不匀,或食生冷硬物,或肥甘厚味不节,或病中过用寒凉克伐之剂,重耗脾胃之气,或病后胃气未复,皆能导致胃纳呆钝,脾运失健,而为窒塞痞满。

【诊断与鉴别诊断】

一、诊断

痞满以自觉心下闭塞不通,胸膈满闷不舒,而外无胀急之形,但满而无痛等症作为主要诊断依据。

二、鉴别诊断

痞满应与胀满、胸痹、结胸等病证鉴别。

1. 胀满

胀满腹内胀急，外见腹部胀大之形；痞满则是心下或胸脘自觉满闷不舒，而外无胀急之形可察。

2. 胸痹

胸痹是指胸中痞塞不通，因而引起胸膺部内外疼痛的病证。临床以胸闷、胸痛、短气三大症状为主。如《金匮要略·胸痹心痛短气病脉证治》说："胸痹不得卧，心痛彻背"、"胸痹气急胸满，胸背痛，短气。"痞满则是指心下痞塞满闷，虽然亦可因影响胸中清阳流通而出现阻室不舒，但并无胸痛等表现，两者不难鉴别。

3. 结胸

结胸是指从心下至少腹硬满而痛，手不可近的为主症的病证。而痞满则但满而不痛，手亦可按。

【辨证论治】

一、辨证

（一）辨证要点

1. 辨有邪无邪

痞满有虚实之异，有邪者为实，无邪者为虚，实者邪气实，虚者正气虚。因此首当辨别邪之有无。如伤寒表邪未解，误下成痞；或感受寒邪，外邪乘虚入腑，留恋胸膈；或饮食无度，食积难消；或情志刺激，气机郁结等，皆属有邪，即以邪气实为其主要矛盾。若非因食滞、气滞，感受外邪，而因脾胃阳微，胃纳呆钝，脾运不健，则属虚证痞满，以正气虚为其主要矛盾。

2. 辨虚实寒热

痞满以不能食，或食少不化，大便利者为虚，能食而大便闭者为实。痞满时减而喜按者为虚，痞满无时或减，或兼有疼痛拒按者为实。脉弦急而滑，骤然胸中痞闷，乃肝气与食滞而成者为实；脉弦，或沉弦，或涩，或虚大无力，气口为甚，此日久脾胃受伤，或过服克伐药物所致，此则为虚；胸膈痞闷而寸口脉沉滑，或迟滑者，为有停滞，应辨为实。舌苔黄腻、黄燥，舌质红，脉滑数，恶心、口苦，口渴喜饮而痞满者为热；舌苔白腻，或薄白，舌质淡，脉沉迟、沉涩，口不渴或渴不思饮而痞满者为寒。

（二）症候

实证

［饮食积滞］

症状：胸脘痞满，痞塞不舒，嗳腐吞酸，或恶心呕吐，或能食而大便不通，腹满拒按。舌苔厚浊，脉弦滑。

病机分析：饮食损伤脾胃，胃气壅塞，脾气不能健运，以致熟腐水谷与运化精微之职失常，使食滞聚而不散，故见胸脘满闷，痞塞不舒，手不可按；胃失和降，胃之浊气上逆，所以恶心呕吐，嗳腐吞酸；食滞久郁而化热，胃热则消谷善饥，并可耗灼大肠津液，以致能食而大便不通。苔厚，脉弦滑，均为食滞之象。

[痰湿内阻]

症状：胸脘痞塞，满闷不舒，头目眩晕，胸闷不饥，恶心欲吐，身重倦怠，或咳痰不爽，小便黄涩。舌苔浊腻，脉滑。

病机分析：素体痰湿内盛，或因饮食无节，恣食肥甘炙煿，醇酒厚味等物，或因劳倦，或惊恐忧思之扰，以致脾不运化，胃失顺降，使痰湿内生，聚而为患，故见胸脘痞塞，满闷不舒；痰湿阻于中焦，清浊升降失常，清阳不升，浊气上逆，蒙蔽清空，故见头目眩晕，胸闷不饥，恶心欲吐；又因湿性重着，所以身重倦怠。苔浊腻，脉滑，均是痰湿之象。

[肝郁气滞]

症状：胸脘不舒，痞塞满闷，心烦易怒，两胁作胀，或时作叹息。舌苔薄白，脉弦。

病机分析：情志不和，暴怒伤肝，七情郁结，气机阻室不畅，肝木郁而不伸，故见胸脘不舒，痞塞满闷，两胁作胀；肝气被郁而不得条达，故心烦易怒。

虚证

[脾胃虚弱]

症状：胸脘不舒，痞塞胀满，时宽时急，不知饥，不欲食，喜热喜按，得温则舒，四肢不暖，气短乏力，体倦懒言，大便稀溏。舌淡苔白，脉沉细或虚大无力。

病机分析：素体脾胃虚弱，或病后中气不足，或误进攻下克伐之剂，戕伤中气，以致脾胃阳微，中寒不运，胸失清旷，故胸脘满闷不舒；脾胃虚弱，纳化功能呆钝，所以不知饥、不欲食；中气久虚，精微不化，故体倦懒言，少气乏力；四肢不暖，喜热喜按，大便稀溏，舌淡脉细等，皆属脾胃虚寒之象。此外，亦有因误下，热邪内陷，热邪与痰、食、水相合，而为虚实并见之痞证者。

二、治疗

（一）治疗原则

1. 首分虚实

凡治痞满，首先要分辨虚实，以一般治法而论，亦不外虚者补之，实者泻之，审证确实，才能避免虚虚实实之误。但本病临床上以虚实互见为多，所以消补兼施之法最为常用。

2. 中病即止

由于本病主要表现为心下痞满不舒，故一般常用理气通导之法，但应中病即止，不可过剂，尤不宜长期服用；对于虚证，误用理气通导，则虚者更虚，脾胃纳化不行，则痞满益剧。

（二）治法方药

实证

[饮食积滞] 治法：消导和胃。方药：保和丸或平胃散加减。二方都为饮食不节、过饱伤中而设。保和丸中的山楂，善消油腻；神曲善消酒食；莱菔子善消面食；半夏、陈皮，行气、化滞、开结；茯苓健脾利湿，俾积滞消，胃气和，痞满自除。若食积较重，痞满胀痛者，加枳实、厚朴；食积化热，烦躁，苔黄，脉滑数者，加黄连；兼大便秘结者，加大黄、槟榔以导滞通便；食积而脾虚者，加白术，即《丹溪心法》的大安丸，是为消补兼施之方。平胃散适用于湿阻脾胃，运化失司，胃失和降，痞满纳呆，恶心嗳气，大便自利等症。方中

苍术燥湿运脾；厚朴行气除满；陈皮化滞；甘草和中；姜枣调和脾胃。

脾虚食少，宿食不清，或稍稍多食即见脘腹痞满者，宜枳术丸。此方以白术为主，健脾助运；辅以枳实，消痞除满，是为补重于消、寓消于补之剂。原方"以荷叶裹烧饭为丸"，取荷叶升养脾胃清气，使升降得宜，脾胃调和，则痞满自除。

［痰湿内阻］

治法：祛湿化痰，顺气宽中。

方药：平陈汤加减。方中苍术燥湿健脾；厚朴除满宽胸；陈皮理气化痰；半夏燥湿化痰；茯苓益脾；甘草和中。俾气顺痰降，而痞开满除。此外，还可酌加前胡、枳壳或枳实、桔梗、旋覆花、薤白之类，以调理气机升降。

如胃气虚弱，痰浊内阻，气逆不降，而心下痞硬，噫气不除者，用旋覆代赭汤益气和胃，降逆化痰。

如素有痰结气聚，又感风寒，引动宿恙，表邪仍在者，用香苏散加葱、豉、枳、桔，表散外邪，畅气宽中。邪传上焦，尚未入胃，胸胁痞满，或痛或呕者，用柴胡枳桔汤和解表里，以宽痞气。

［肝郁气滞］

治法：疏肝解郁，理气消滞。

方药：越鞠丸加减。此方为通治气、血、痰、火、湿、食六郁之剂，实际上重点仍在调气，盖气行则血行，痰、火、湿、食诸郁亦易于消解。临床运用时，可视具体情况加减，如气郁甚者，酌加枳壳、木香；湿盛加茯苓、泽泻；痰多加半夏、陈皮；气郁化火，合左金丸、川楝子；气虚加党参等。如因暴怒伤肝，气逆胁胀，胸膈痞满者，用解肝煎。此方以半夏、茯苓、砂仁、陈皮和胃；生姜、厚朴、苏叶理气开痞；白芍柔肝；如再加柴胡、枳壳，则为调和肝胃，导滞疏郁，升降互用之方。气虚之体，而兼肝郁气滞者，不宜专用香散耗气，可用四磨饮。方中用人参益气扶正；槟榔、沉香、乌药俱磨浓水，煎三五沸，温服，理气而不伤正，补气而不壅中。

虚证

［脾胃虚弱］

治法：补气健脾，升清降浊。

方药：补中益气汤加减。方中黄芪、党参、白术、炙甘草鼓舞脾胃清阳之气；陈皮理气化滞；升麻、柴胡协同参芪升举清阳；适用于脾胃不足；中气久虚而致气机失畅，升降失宜所致之痞满。阳虚加附子；湿盛加茯苓、泽泻；兼肝郁气滞者合逍遥散以疏肝；胃呆食欲缺乏加砂仁、神曲。俾清阳得升，浊阴自降，升降复常，而胀满斯愈。如偏于脾胃阳虚而致痞满，朝宽暮急，膜胀难忍者，宜用理中汤温补。方中干姜温运中焦，祛散寒邪，振奋脾阳；人参补气益脾；白术健脾燥湿；炙甘草补脾和中，俾脾阳得运，中寒自去，升降如常，痞满乃消。中寒甚者，合吴茱萸汤；气滞者酌加陈皮、木香。若脾胃虚弱系由于命门火衰所致，应脾肾同治，用理中汤加肉桂、附子。若病邪在表，误作里证下之，既损伤脾胃之气，又可致热邪入里，与水、食、痰相合，而为虚实夹杂之证，临床表现为胃气失和，心下痞满，恶心呕吐，下利，宜半夏泻心汤补泻同施。方中人参、大枣、炙甘草补中益气；半夏止呕、散结、除痞；干姜振奋中阳；芩、连苦寒泄热。中虚甚者，重加炙甘草以补中气，即为甘草泻心汤；水热互结，心下痞满，干呕食臭，肠鸣下利者，加生姜，即为生姜泻心汤。

（三）其他治法

1. 外用烫熨法

麸皮 30g，拌炒生姜渣 15g，炒热后用布包裹，揉熨患处，适用于脾胃虚弱，脏寒痞满。

2. 按摩

双手烘热，按摩患处。

【转归及预后】

痞满之证，可因病久而出现虚实转化，由误治而引起的变证亦复不少，如痞满初起，每因七情、饮食或痰滞致病，此时邪气方盛而正气未虚，多属实证。若日久不愈，或时发时止，胸脘痞满而饮食少进，脾胃受损，或过用克伐药物耗伤脾气，则可由此而转为脾胃虚弱。而脾胃虚弱之痞满，又可因复感新邪、七情、饮食所犯，或过服滋腻温补，积滞中宫，也能由正虚转成邪实，或虚实夹杂。此外，伤寒表未解而误下成痞，或既已成痞，医者不辨虚实，一见痞满即作有邪治之，妄行消导泻利克伐之剂，耗损脾气，不但能使虚者更虚，痞满反复不愈，甚至还可进一步发展为气虚中满，治疗上也就愈加棘手。

痞满，若能正确治疗，多能获愈。倘若迁延不愈，导致脾胃虚弱，亦有转成气虚中满之鼓胀者，则其预后欠佳。

第五节 胃 痛

【定义】

胃痛是由于胃气阻滞，胃络瘀阻，胃失所养，不通则痛导致的以上腹胃脘部发生疼痛为主症的一种脾胃肠病证。胃痛，又称胃脘痛。本病在脾胃肠病证中最为多见，人群中发病率较高，中药治疗效果颇佳。

【病因病机】

胃痛的病位在胃，但与肝、脾的关系至为密切。胃与脾互为表里，胃主受纳，腐熟水谷，以和降为顺；脾主饮食精微的运化转输，以上升为常。二者同为后天之本，仓廪之官，在生理上相互配合，在病机上亦相互影响。如劳倦内伤，饥饱无常，每多脾胃同病。肝属木，为刚脏，喜条达，主疏泄。肝气横逆，木旺乘土，或中土壅滞，木郁不达；或肝火亢炽，迫灼胃阴；或肝血瘀阻，胃失滋荣，故胃病亦多关乎肝。根据以上认识，胃痛的病因病机大致可以归纳为以下几点。

1. 郁怒伤肝，肝气犯胃

忧思恼怒，情怀不畅，肝郁气滞，疏泄失职，横逆犯胃，气机阻滞，因而疼痛；气滞日久，可导致瘀血的产生，瘀阻络脉，不通则痛，甚至可见吐血、便血等血证；肝气久郁，化而为火，邪热犯胃，胃脘灼痛；郁热日久，迫灼肝胃之阴，导致胃阴亏虚，胃失濡养，其痛绵绵，经久难愈。

2. 饮食不节，损伤脾胃

暴饮暴食，饥饱无常，最易损伤脾胃之气。或过食生冷，寒积胃脘，气血凝滞不通，而致胃寒作痛；或恣食肥甘辛辣，过饮烈酒，以致湿热中阻，而致胃热作痛，亦皆临床之所常见。

3. 禀赋不足，脾胃虚弱

素体脾胃虚弱，或劳倦内伤，或久病不愈，或用药不当，皆可损伤脾胃。若脾胃虚寒，中阳不运，寒从内生者，则多为虚寒胃痛，常因触冒风寒，饮食不慎而发病；若阴虚火旺，或脾虚血少，木郁不达者，则多为阴虚郁火之胃痛，常因情志悖郁，或进食燥热食物而发病。

本病的发生主要有忧思恼怒导致肝气犯胃，甚则气机郁滞导致气滞血瘀；饮食不节导致食物停积不化；寒邪客胃或湿热中阻；脾胃虚弱导致脾胃虚寒或胃阴亏损。故胃痛有寒热虚实之不同，寒有寒邪客胃和脾胃虚寒，热有肝胃郁热或火郁热结，虚有阴虚阳虚，实有气滞血瘀食积。临床上更有本虚标实，寒热错杂的复杂病机存在。

【诊断与鉴别诊断】

一、诊断

本病以胃脘疼痛为主要症状，其疼痛有胀痛、闷痛、绞痛、钝痛、灼痛、冷痛、饱痛、饥痛、刺痛、隐痛、剧痛，以及食前或食后疼痛、夜间疼痛等，疼痛的类型、程度、时间各有不同。在疼痛的同时，常伴见脘腹胀满，暖气吞酸，嘈杂，恶心呕吐，不思食，大便或结或溏等脾胃症状，以及倦怠乏力，面黄，消瘦，失眠等全身症状。

二、鉴别诊断

1. 心痛

古代文献常把胃痛与心痛混称，其实二者疼痛的部位、性质、程度、伴随症状以及疾病的预后均有很大不同。胃痛的病位在胃脘，即上腹部；而心痛的病位则在胸中。胃痛以钝痛、隐痛为常见，亦有疼痛剧烈如针刺者，但一般不如心痛之剧烈；心痛的疼痛表现为绞痛如割，痛彻胸背。胃痛常伴有脘腹胀满，暖气吞酸，嘈杂，恶心呕吐，纳呆等脾胃病症状；心痛常伴有心悸，胸憋闷，气短，患者常有濒死的感觉。胃痛一般预后较好；心痛一般病情较重，特别是"真心痛"，其疼痛之持续不已者，每每"夕发旦死，旦发夕死"，甚至危殆立至。

2. 腹痛

主要是部位之异。贲门部为上脘，幽门部为下脘，上脘下脘之间为中脘，三部统称胃脘，胃痛即指脘腹部的疼痛。腹痛则包括胁腹、大腹、少腹等部位的疼痛，是指胃脘以下，耻骨毛际以上部位的疼痛。

【辨证论治】

一、辨证

（一）辨证要点

1. 辨缓急

凡胃痛暴作，起病急者，多因外受寒邪，或恣食生冷，或暴饮暴食，以致寒伤中阳；或积滞不化，胃失通降，不通则痛。凡胃痛渐发，起病缓者，多因肝郁气滞，木旺乘土，或脾胃虚弱，土壅木郁，而致肝胃不和，气滞血瘀。

2. 辨寒热

寒性凝滞收引，故寒邪犯胃之疼痛，多伴脘腹胀满拒按，纳呆，苔白，脉弦紧等症。脾胃阳虚之虚寒胃痛，多见隐隐作痛，喜暖喜按，遇冷加剧，四肢不温，舌淡苔薄，脉弱等症。热结火郁，胃失通降之胃痛，多伴烦渴思饮，恶热喜凉，溲赤，便结，苔黄少津，脉象弦数等症。

3. 辨虚实

胃痛而胀，大便闭结不通者多实；痛而不胀，大便不闭结者多虚；喜凉者多实，喜温者多虚；拒按者多实，喜按者多虚；食后痛甚者多实；饥则腹痛者多虚；脉实气逆者多实；脉虚气少者多虚；痛剧而坚，固定不移者多实；痛徐而缓，痛处不定者多虚；新病体壮者多实；久病体衰者多虚；用补法治疗不效者多实；用攻法治疗加重者多虚。

4. 辨气血

胃痛有在气在血之分。一般初病在气，久病在血。凡痛属气分者，多见既胀且痛，以胀为主，痛无定处，时作时止，聚散无形，此乃无形之气痛。凡痛属血分者，多见持续刺痛，痛有定处，舌质紫暗，此乃有形之血痛。其他如食积、痰阻，亦属有形疼痛之列。

（二）症候

[寒凝气滞]

症状：胃痛甚剧，每因受寒感凉或饮食生冷而得之或加重，性喜热食，畏寒喜暖，得热痛减。舌苔白，脉弦紧或弦迟。

病机分析：由于腹部受寒，或过食生冷，而致寒积于中。寒为阴邪，其性凝滞而致气血迟涩，其性收引而致脉细急，故发胃痛。喜温熨，思热饮，舌苔白，均属寒象；弦脉主痛，紧脉及迟脉主寒，寒凝胃痛，故见弦紧或弦迟脉。

[饮食积滞]

症状：胃脘胀满，疼痛拒按，嗳腐吞酸，呕吐，或从胃中反出不消化食物之酸腐臭，不思食，大便秘结或溏滞不爽，伴有大便不尽感。舌苔厚腻而浮，刮之可去，脉滑。

病机分析：食滞中焦，脾胃纳化失常，胃失和降，故胃脘胀痛拒按，Ⅱ区恶不思食；食积胃脘，浊气上逆，故嗳腐吞酸，呕吐不消化食物；腑行不畅则大便难。苔厚腻，脉滑，均为食积内阻之象。

[肝郁气滞]

症状：胃脘攻撑胀痛，痛连两胁，胸闷嗳气，善太息，每因烦恼郁怒而痛作。苔多薄白，脉弦。

病机分析：恼怒忧思，肝郁气滞，不得疏泄，则横逆犯胃乘脾，肝胃不和故胃脘胀满而攻痛；气病多走窜，胁为肝之分野，故痛连胁肋；气郁不舒，胃失和降，则胸闷嗳气，善太息。苔薄白，脉弦，均是肝胃气痛的表现。

[肝胃郁热]

症状：胃脘灼痛，泛酸，嘈杂，口苦口干，烦躁易怒，口气热臭，或牙龈红肿、疼痛、出血。舌红苔黄，脉弦数。

病机分析：肝气郁结日久，气有余便是火，肝火邪热犯胃，故胃脘灼痛；肝胃郁热则泛酸嗜杂，肝胆互为表里，肝热挟胆火循经上乘，迫灼津液，故口苦口干。舌红苔黄，为里热之象，脉弦数是肝胃郁热之征。

［瘀血阻络］

症状：胃脘痛如针刺或刀割，痛处固定，拒按，或见吐血、黑便。舌质紫暗或有瘀斑，舌下静脉迂曲扩张，脉涩或细。

病机分析：胃痛反复发作，气滞血瘀，瘀血阻络，故胃痛如针刺或刀割，痛有定处而拒按；瘀痛日久，损伤络脉，血不循经，上溢则吐血，下溢则便血。舌紫暗，脉涩，均为血瘀之象。

［脾胃虚寒］

症状：胃脘隐隐作痛，绵绵不断，喜暖喜按，得食则减，时吐清水，纳少，乏力神疲，手足欠温，大便溏薄。舌质淡，脉细弱。

病机分析：胃痛日久不愈，脾胃阳虚，纳运不健，胃失温煦，中寒内生，故胃脘隐痛，喜暖喜按；时泛清水，食少，乏力，亦脾胃虚寒之象；脾主四肢，阳气虚衰，不能达于四肢，则手足欠温；脾运失司则便溏。舌淡、脉弱，均为中焦虚寒，阳气不足的表现。

［胃阴亏虚］

症状：胃脘隐痛，口燥咽干，食少，大便干结，舌红少苔，脉细数或细弦。

病机分析：胃痛日久，因寒邪化热，或气郁化火，或胃热素盛，或治疗上长期使用温燥之药，或肝阴虚，肝阳亢，迫灼胃阴，下汲肾水，而致胃液枯槁，郁火内盛，故证见胃脘灼痛，口燥咽干，烦渴思饮；阴伤肠燥则大便干。舌红少津，脉弦细数，亦是阴虚内热的征象。

二、治疗

（一）治疗原则

1. 疏导气机，通则不痛

胃脘痛发病的基本病机亦是"不通则痛"，治疗上多用通法，使脾胃纳运升降复常，气血调畅，其痛自已。清代高士宗指出："通之之法，各有不同，调气以和血，调血以和气，通也；上逆者使之下行，中结者使之旁达，亦通也；虚者助之使通，寒者温之使通……"如寒凝者当散寒行气；食积者当消积导滞；气滞者当疏肝理气；血瘀者当活血化瘀。尤其对于"久痛入络"者需用辛润通络之法。

2. 行气止痛，中病即止

胃痛多兼气滞，所以常用辛香理气药，一般应中病即止，不可过剂，更不宜长服，以免耗气伤阴。

3. 扶助脾胃，从本论治

胃痛日久，脾胃多虚，当细辨而分治。脾胃虚弱者当健脾益气；中阳不足者当温阳益气；阴津亏损者当养阴益胃。如果辨证准确，可收不止痛而痛自止的效果。相反，见痛止痛，往往事倍功半。

（二）治法方药

[寒凝气滞]

治法：温胃散寒，行气止痛。

方药：良附丸合吴茱萸汤加减。方用高良姜、吴茱萸温阳散寒止痛；香附行气止痛，人参、大枣补气助行，共奏散寒行气止痛之效。寒重者，加肉桂、荜茇、荜澄茄；气滞较甚，胀痛并见者，可选用青皮、陈皮、甘松、九香虫、佛手、枳壳、木香之类。如寒热身痛有表证或兼有腹泻者，可用藿香正气散以疏散风寒。如寒邪郁久化热，寒热夹杂，证见胸痞脘胀，不思食，恶心呕吐，胃脘疼痛，有灼热感，口苦口干，舌红，苔黄腻，脉濡数者，用半夏泻心汤辛开苦降，寒热并调。

[饮食积滞]

治法：消导行滞，和胃止痛。

方药：保和丸加减。方中山楂酸温，善消油腻肉滞；神曲辛温，能消酒食陈腐之积；莱菔子辛甘，能宽畅胸腹，消面食积滞，并有导滞通腑作用；陈皮、半夏、茯苓，理气和胃；食滞易生郁热，佐药连翘散结清热，并非等闲之品，以上共成消食和胃止痛之剂。本方莱菔子与茯苓的使用剂量需要根据大便情况定夺，如腹泻便溏次数多，应重用茯苓；如便秘或后滞不爽，需重用莱菔子。若胃痛连及腹痛，大便秘结或里急后重、黏滞不爽，此积滞在肠，宜配合使用木香槟榔丸或枳实导滞丸以荡涤通腑。

[肝郁气滞]

治法：疏肝理气，和胃止痛。方药：逍遥散合柴胡疏肝散加减。柴胡疏肝解郁；白芍、甘草、当归、川芎养血活血，柔肝缓急止痛；香附、枳壳、陈皮理气止痛；木郁则土衰，故以白术、茯苓扶土抑木。痛甚者加金铃子散以增强理气解郁止痛之功，余如香橼、佛手、玫瑰花、绿萼梅等也可选用。若见目光忧郁，神情默默，悲伤欲哭，并用甘麦大枣汤。

[肝胃郁热]

治法：疏肝和胃，泻热止痛。

方药：丹栀逍遥散合清胃散加减。方用丹皮、栀子清肝泻火；柴胡、薄荷疏肝，黄连直泻胃腑之火；白芍、当归、生地养血滋阴；陈皮理气，茯苓、甘草和中。诸药共奏清泄肝胃郁热之效。如火热内盛，灼伤胃络而导致吐血，伴见面赤，便秘，心烦，可用《金匮要略》泻心汤苦寒清泄，直折其火。若伤阴明显，可并用一贯煎和沙参麦冬汤。若热中夹湿，伴舌苔黄腻，恶心，胸闷纳呆，渴不欲饮，肢体困重者，根据湿热偏颇，可选用藿朴夏苓汤、连朴饮、黄连温胆汤之类加减。

[瘀血阻络]

治法：活血化瘀，理气止痛。

方药：丹参饮合失笑散加味。丹参饮方中丹参和血，檀香调气，砂仁和中，药简意赅，其效甚佳；失笑散中蒲黄辛平行血消瘀，五灵脂甘温活血散瘀，尤以五灵脂止痛效果为佳。痛甚者还可加延胡索、乳香、没药。由于气为血帅，气行则血行，故于用活血化瘀药的同时，可酌加枳壳、青皮、佛手等以行气；气虚者可加党参、白术、黄芪以益气。党参与五灵脂古有相畏之说，其实不必顾忌，二药相伍，益气活血，相得益彰。血瘀气滞疼痛较剧者，可试用血府逐瘀汤或膈下逐瘀汤。若血瘀胃痛伴吐血便血，参照"血证"有关内容议治。

[脾胃虚寒]

治法：健脾益气，温中助阳。

方药：黄芪建中汤加减。方中黄芪补中益气；饴糖补虚健中，合桂枝补中阳而散寒；芍药、甘草和中缓急止痛；生姜、大枣健脾胃而和荣卫。若胃寒痛甚，方中桂枝改肉桂，并可加良附丸、吴茱萸汤以增强温中散寒行气止痛之效；如泛吐清水较多者可加艾叶、陈皮、半夏、茯苓以降逆和胃；若吐酸水者可去饴糖加左金丸、瓦楞子、海螵蛸。痛止之后，可服用六君子丸或香砂六君子丸以温健脾胃，巩固疗效。

[胃阴亏虚]

治法：养阴益胃，缓急止痛。

方药：芍药甘草汤合一贯煎加减。方中芍药、甘草酸甘化阴，缓急止痛；取生地、沙参、麦门冬、枸杞子滋阴益胃，当归、川楝子理气活血止痛。如兼津枯便秘，需加大生地、当归的用量；如反便溏，则需酌量减少甘润之品，并配伍茯苓、白术、山药；如阴虚兼有内热，烦闷口干，欲呕，可投竹叶石膏汤甘寒清胃泄热；如口渴明显，可再加芦根、石斛、天花粉等。

（三）其他治法

1. 中成药

（1）仲景胃灵片（肉桂、高良姜、延胡索、小茴香、砂仁、白芍、牡蛎、炙甘草等），适用于寒凝气滞之胃痛，每次 2～4 片，每日 3 次。

（2）安中片（桂枝、延胡索、砂仁、煅牡蛎、小茴香、高良姜、甘草等），适用于寒凝气滞之胃痛，每次 2～3 片，每日 3 次。

（3）胃苏颗粒（紫苏梗、香附、陈皮、佛手等），适用于气滞型胃脘胀痛，每次 1 包，每日 3 次。

（4）玄胡止痛颗粒（延胡索、白芷），适用于气滞血瘀的胃痛，每次 1 包，每日 3 次。

（5）附子理中丸（附子、干姜、人参、白术、甘草）蜜丸，适用于脾胃虚寒之胃痛，每次 1 丸，每日 2 次。

2. 单方验方

（1）吴茱萸沸水泡过 14 粒，白开水吞下。治寒凝气滞之胃痛。

（2）良姜末 3 分，米汤调下。治寒凝气滞之胃痛。

（3）二味散：小茴香 30g，枳壳 15g，炒，研末，盐酒调服，每次 6g，治气滞胃痛。

（4）延胡索炒研末，用 3～5 分，开水送下。治气滞血瘀之胃痛。

（5）胃气痛方：五灵脂 30g，半生半炒熟，为末，每服 3g，用热酒调服，如不饮酒，以开水调下。治血瘀之胃痛。

（6）莱菔子 15g 水煎，送服木香面 4.5g。治食积胃痛。

（7）鸡内金、香橼皮各 10g，共研细末，每服 1～2g。治食积胃脘胀痛。

（8）黄连 18g，甘草 3g，水煎温服。治肝胃郁热之胃痛。

（9）砂仁 30g，研为细末，以水调成糊状，涂于患者脐窝处，外以纱布覆盖，胶布固定，每日换药 1 次。治饮食停滞型胃痛。

（10）郁金 30g，研为极细粉末，用时取药末 6g，以水调成糊状，涂于患者脐窝内，外以纱布覆盖，胶布固定，每日换药 1 次。本方适用于肝气犯胃型胃痛。

（11）芒硝 30g。将芒硝布包平摊，置于患者肚脐上，外用胶布固定，再用布带围裹，敷 12 小时取下，每晚 1 次。本方适用于胃部手术后引起的残胃炎。通常连用 2～4 次。

3. 针灸疗法

主穴：足三里、内关、中脘。寒邪犯胃者加公孙、脾俞、胃俞。饮食停滞者加梁门、下脘。脾胃虚寒者加脾俞、胃俞、章门。肝气犯胃者加太冲、期门、阳陵泉。实证用泻法，虚证用补法，寒证中脘、脾俞、胃俞加用灸法。

【转归及预后】

临床上，胃痛虽表现为不同证候，但各证候之间在病因病机上常可相互关联、相互影响，甚至互为因果。如寒凝胃中，气机为外邪壅滞，则可导致气滞，又易于招致食积胃脘；日久终致脾胃受损而虚弱。饮食停积影响脾胃运化，可变生湿热；影响气机升降，土壅木郁可加重气滞；并可或蕴热于内，或致虚于脾。肝郁气滞不除，初病在气，久病及络，导致血瘀；气郁久化火，可致肝胃郁热；郁热进一步灼伤胃津可致胃阴亏损。脾胃素虚、胃阳不振，既易感寒受冷，又易积食停滞。大抵，病之初起多见寒凝、食积、气滞、热郁、血瘀等实证，邪气久羁，消耗正气，病机由实转虚，气血不足，或为脾胃虚寒，或为胃阴亏虚。临床上更有气血同病、虚实互见、寒热夹杂等复杂证候出现。

胃痛虽然病位在胃，但胃与脾相表里，与肠相通，易受肝之疏泄功能的影响，故在临床上常出现与这些脏腑相关联的病证，如呕吐、反胃、吐酸、嘈杂、呃逆、噎膈、泄泻、便秘，以及吐血、呕血、便血等。

急性重症胰腺炎表现为上腹部疼痛剧烈拒按，大汗淋漓，四肢厥冷，脉微欲绝，为虚脱危证，如不急加救治，危殆立至。应与胃痛加以鉴别。胃痛的预后，一般实证易于治疗；虚实夹杂或正虚邪实者，治疗也并不十分困难。胃痛反复发作，每因疼痛持续、进食少而羸弱者，易于出现胃出血并发症，病机表现为脾胃虚寒、气不摄血或血热妄行、瘀久伤络，如仅系大便色黑隐血，根据辨证论治尚易于治疗；如吐血、泻血，来势急暴，出血量多而不止，则治疗相对棘手。胃痛突然引起满腹剧烈疼痛，病情较为严重，预后欠佳，应引起高度重视。

第八章　肝胆病证

第一节　黄　疸

【定义】

黄疸是由于感受湿热疫毒等外邪，导致湿浊阻滞，脾胃肝胆功能失调，胆液不循常道，随血泛溢引起的以目黄、身黄、尿黄为主要临床表现的一种肝胆病证。黄疸为临床常见病症之一，男女老少皆可罹患，但以青壮年居多。

【病因病机】

黄疸的病因，外感源于疫毒侵袭，或饮食不节；内伤则以脾胃虚弱，或宿疾引发。主要病机是肝失疏泄．胆汁溢于血脉，外渗于肌肤，或血败不能华色。病位在肝胆脾胃。黄疸病理因素有湿邪、热邪、寒邪、疫毒、气滞、瘀血，主要以湿邪为主。

1. 疫毒侵袭

疫毒从外入里，侵袭人体，熏蒸肝胆，肝胆失于疏泄，胆汁外溢，上注肝目，下注膀胱，故身目小便发黄。疫毒其性酷烈，易入营血，损及肝肾，陷入心包，蒙蔽神明，则发为急黄重症。

2. 湿热蕴结

湿热之邪，从外侵袭，蕴阻中焦，或酒食所伤、饥饱无常，损伤脾胃，以致运化功能失常，湿浊内生，郁而化热，均可导致湿热交蒸于肝胆，肝失疏泄，胆汁外溢，浸渍于肌肤，下流于膀胱，使面目小便俱黄。

3. 肝胆郁热

由于情志不舒，气机怫郁，或经受大惊大恐，均能伤及肝胆，致使肝失条达，胆失疏泄，郁而化热；胆气不疏，胆汁受热煎熬，日积月累形成结石，阻塞胆液，胆汁排泄不循常道，泛溢于肌肤而发为黄疸。

4. 脾胃虚寒

素体虚寒，湿从寒化，或过服寒凉药，或劳伤太过，脾胃虚弱，不能运化水湿，湿从寒化，以致寒湿阻滞中焦，胆液排泄受阻，渍于肌肤而发黄疸。

5. 气血不足

脾胃素虚，气血乏源，或病后气血亏虚，血败而不华色。脾虚血败，肝血、胆汁失其生化之源，胆腑失养，胆汁疏泄失常，胆汁失约，溢于肌肤而发生黄疸。

6. 瘀血内结

湿热疫毒伏于血分，日积月累正气亏虚，气血失调，形成积聚，日久不消，瘀血阻滞胆道，胆汁外溢亦可产生黄疸。

总之，黄疸的发生，有外感和内伤两端，外感重在湿、毒，内伤以虚、瘀为主。基本病机是肝胆脾胃失常，胆汁不循常道，溢于血脉，渗于肌肤。湿从热化为阳黄，湿从寒化为阴黄。感受热毒、瘟毒则引起急黄重证。阳黄、阴黄、急黄在一定条件下可相互转化。病性有虚实不同。虚实之间可相互转化，实证日久可转化为虚证或虚实夹杂证。

【诊断与鉴别诊断】

一、诊断

（一）发病特点

（1）初起有恶寒发热，纳呆厌油，恶心呕吐，神疲乏力等类似感冒的症状。

（2）有饮食不节，肝炎接触或应用化学制品药物等病史。

（3）黄疸病男女老少均可发生，但以青壮年患者较多。

（二）临床表现

（1）目黄、肤黄、尿黄，以目黄为主。其中以目白睛发黄最有诊断价值，因目白睛发黄是最早出现而最晚消失的指征。

（2）肝脏、脾脏或胆囊肿大，伴有压痛或触痛。

（3）相关血液生化检测及影像学检查有助于诊断。

二、鉴别诊断

1. 黄胖病

黄胖病是因钩虫匿伏肠中，日久耗伤气血而引起面部肿胖色黄，全身皮肤色黄带白的病证。但无目黄、小便黄，可作鉴别。《杂病源流犀烛·黄胖》对这两个病的鉴别诊断有明确的论述："黄胖宿病也，与黄疸暴病不同。盖黄疸眼目皆黄，无肿状；黄胖多肿，色黄中带白，眼目如故，或洋洋少神。虽病根都发于脾，然黄疸则由脾经湿热郁蒸而成；黄胖则湿热未甚，多虫与食积所致，必吐黄水，毛发皆直，或好食生米茶叶土炭之类。"

2. 萎黄

萎黄病多因大失血或大病之后，气血亏耗，致使身面皮肤呈萎黄色的病证，病机重在血虚。《证治要诀·五疸证治》有云："诸失血后，多令面黄……亦有遍身黄者，但黄不及耳目。"与黄疸眼目全耳皆黄、小便黄短可作鉴别。

3. 湿病

湿邪郁蒸也可出现面色黄的情况，但仅表现身黄如烟熏，且两目不黄，伴一身尽痛，黄疸必两目黄染，多无一身尽痛，可作鉴别。《医学纲要》指出："色如烟熏黄，乃湿病也，一身尽痛；色如橘子黄，乃黄病也，一身不痛。"

【辨证论治】

一、辨证

（一）辨证要点

1. 辨阳黄、阴黄、急黄

从发病时间及病程长短来辨别，阳黄起病速，病程短；阴黄起病缓，病程长；急黄起病急骤，变化迅速。从黄疸的色泽及临床的症状进行辨别，阳黄黄色鲜明，伴热证、实证；阴黄黄色晦暗或黧黑，伴虚证、寒证或血瘀证；急黄身黄如金，伴热毒炽盛，或神志异常，或动血，或正虚邪实，错综复杂等危重症。

2. 辨阳黄湿热轻重

阳黄当首辨湿热轻重，热重则见发热口渴，苔黄腻，脉滑数；湿重则见身热不扬，口黏，苔白腻，脉滑偏缓。

3. 辨阴黄虚实不同

阴黄寒湿阻遏、肝郁血瘀多为实证，或虚实夹杂；脾虚血亏为虚证。黄色晦暗，伴脘腹痞闷、畏寒神疲、苔白腻多属阴黄寒湿证；色黄晦暗，面色黧黑，舌质紫暗有瘀斑，多属阴黄血瘀证。目黄、身黄而色淡，伴心悸气短，纳呆便溏，舌淡苔薄等为阴黄虚证。

4. 辨黄疸病势轻重

判断病势轻重顺逆，主要是以黄疸的色泽变化为标志。如黄疸逐渐加深，提示病势加重；黄疸逐渐变浅淡，表明病情好转。黄疸色泽鲜明，神清气爽，为顺证，病轻；颜色晦滞，烦躁不宁，为逆证，病重。

（二）症候

阳黄

[湿热兼表]

症状：黄疸初起，轻度目黄或不明显，畏寒发热，头重身疼，倦怠乏力，脘闷不饥，小便黄。苔薄腻，脉浮弦或浮数。

病机分析：湿热外袭，侵入肌表，气机不宣，阳气被郁，故畏寒发热；湿性重着，阻遏清阳则头重；阻滞经络则身痛，倦怠乏力；湿热内犯中焦，阻于脾胃则脘闷不饥；湿热下注膀胱，则小便色黄；因湿热初袭，肝胆受邪不重，胆液外溢不甚，则见眼目轻度黄染，或不很明显。苔薄腻，脉浮数或浮弦，均为湿热袭表之征。

[热重于湿]

症状：身目黄色鲜明，发热口渴，心烦欲呕，脘腹满胀，饮食减退，小便短赤，大便秘结。苔黄腻或黄糙，舌质红，脉弦数或滑数。

病机分析：热重于湿之证主要是湿热蕴蒸，肝胆失于疏泄，胆汁不循常道而泛溢于肌肤，发为黄疸。因热为阳邪，热重于湿，故身目色黄鲜明；热邪内盛，灼伤津液，故身热口渴；湿热蕴结中焦，运化失常，故饮食减退；胃失和降，浊气上犯，则心烦欲呕；胃腑热盛，腑气不通，故脘腹满胀，大便秘结；湿热下注，邪扰膀胱，气化失利，故小便短赤。舌质红，苔黄腻或黄糙，脉弦数或滑数均为热重于湿之征。

[湿重于热]

症状：身目色黄而不光亮，身热不扬，头重身困，胸脘痞满，食欲减退，口不渴不多饮，便稀不爽，小便短黄。苔厚腻或黄白相间，脉濡缓或弦滑。

病机分析：湿重于热之证主要由于湿遏热伏，肝失疏泄，胆液不循常道，溢于肌肤而发黄疸。因湿为阴邪，湿重于热，故身目色黄而不鲜；湿甚于内，热被湿遏，不能外透，故身热不扬；湿为阴邪故不欲饮；湿困中宫，浊邪不化，脾胃运化功能减退，故胸脘痞满，食欲减退；湿热夹滞，阻于肠道并见大便稀而不爽等症。苔厚腻或黄白相间，脉濡缓或弦滑均为湿重于热之征。

［胆腑瘀结］

症状：黄疸胁痛，高热烦躁，口苦口干，胃纳呆滞，恶心呕吐，腹部满胀，大便秘结，小便短赤。苔黄糙，脉弦滑数。

病机分析：热邪瘀结胆腑，胆失通降，不通则痛，故胁痛；胆汁因其瘀滞而不循常道，或日积月累形成结石，阻塞胆液，泛溢于肌肤，发为黄疸。胆热炽盛，故高热、烦躁、口苦、口干；胆胃不和，故恶心、呕吐、纳呆；腑气不通，故腹满、便秘。苔黄糙，脉弦滑数均为热邪瘀结胆腑之征。

阴黄

［寒湿阻遏］

症状：黄色晦暗，脘闷腹胀，食欲减退，大便溏薄，神疲畏寒。舌质淡胖苔白腻，脉沉细而迟。病机分析：湿从寒化主要涉及太阴脾。脾虚不能运化水湿，湿从寒化或寒湿内阻，阳气不宣，土壅木郁，阻滞胆汁排泄，溢于肌肤而发为黄疸。寒湿均为阴邪，故身目黄色而晦暗；寒湿困脾，运化失调，故脘闷腹胀，食欲减退，大便溏薄；寒湿久留，阳气已虚，气血不足，故见神疲畏冷，四肢无力。苔白腻，舌淡体胖，为阳虚湿浊不化之象；脉沉细而迟，为寒湿留于阴分之征。《类证治裁·黄疸》云："阴黄系脾脏寒不运，与胆液浸淫，外渍肌肉，则发而为黄。"

［瘀血内结］

症状：身目发黄而晦暗，面色黧黑，胁下有癥块胀痛，皮肤可见赤纹丝缕。舌质紫或有瘀斑，脉弦涩或细涩。

病机分析：黄疸日久，瘀血留着，胆汁受阻，故身目发黄而晦暗。瘀血结于胁下，渐成瘕块。瘀血滞塞络道，则见赤纹丝缕等症；舌脉均为瘀血之征。《张氏医通·杂门》所谓"有瘀血发黄，大便必黑，腹胁有块或胀……"说明瘕积聚，亦是产生黄疸的病因之一。本证多为其他黄疸病日久失治演变而来，且多虚实夹杂，有偏热者，亦有偏寒者，当根据脉症加以辨别。

［脾虚血亏］

症状：面目及肌肤发黄，黄色较淡，小便黄，肢软乏力，心悸气短，纳呆便溏。舌淡苔薄，脉濡细。

病机分析：脾胃虚弱，气血不足，血败而不华色，不能营养于内外，故面目肌肤发黄，肌肤不泽，肢软乏力；血虚心失所养则心悸，气不足则气短；脾胃虚弱，运化无权则纳呆便溏。舌淡苔薄，脉濡细，为脾虚血亏之明征。如《景岳全书·黄疸》云："阴黄证：则全非湿热，而总由血气之败，盖气不生血，所以血败；血不华色，所以色败，凡病黄疸而绝无阳证阳脉者，便是阴黄。"

急黄

［热毒炽盛］

症状：黄疸急起，迅即加深，高热烦渴，呕吐频作，脘腹满胀，疼痛拒按，大便秘结，小便短少，烦躁不安。苔黄糙，舌边尖红，扪之干，脉弦数或洪大。

病机分析：热毒入侵，毒性猛烈，熏灼肝胆，则胆汁泛溢，而发为黄疸，且迅速加深；热毒内炽，灼津耗液，则高热烦渴，小便短少；热毒结于阳明，腑气不通，则大便秘结；胃失和降，则呕吐频作；热毒炎上，扰乱神明，故烦躁不安。苔黄糙，舌边尖红，脉弦数或洪大为热毒炽盛之征。

［热毒内陷］

症状：起病急骤，变化迅速，身黄如金，高热尿闭，衄血便血，皮下斑疹，或躁动不安，甚则狂乱、抽搐，或神情恍惚，甚则神昏谵语。舌苔秽浊、质红绛，脉弦细而数。

病机分析：疫邪毒热，其势凶猛，传变迅速，故起病急骤；热毒鸱张，乘势内扰，逼胆汁外溢，故身黄如金；热毒耗灼阴津，热闭膀胱，气化无权，故高热尿闭；毒热侵入营血，迫血妄行，溢于肌肤则成斑疹，上逆则为吐衄，下行则为便血；热毒扰动肝风，轻则肢体颤动，重则狂乱或四肢抽搐；热毒内陷心包，扰乱神明，蒙蔽心窍，轻则神志恍惚、躁动不安，重则神昏谵语。苔秽浊为邪毒侵袭之象；舌红绛为热毒内陷营血之征；脉弦细而数，为热毒内炽，阴精亏损的表现。

二、治疗

（一）治疗原则

1. 祛湿为主

治疗黄疸重在祛湿，通利二便是祛湿的重要途径。若二便通利，则湿能下行，热邪与寒邪也易得泄。阳黄应配以清热解毒；阴黄应配以健脾温化，益气养血，或疏肝活血。急黄则以清热解毒，凉血养阴为治。

2. 活血退黄

黄疸病机过程均可伤及血分，故黄疸不同阶段，均应适当佐以活血化瘀。

（二）治法方药

阳黄

［湿热兼表］

治法：清热，化湿，解表。

方药：麻黄连翘赤小豆汤合甘露消毒丹化裁。方中麻黄、薄荷宣散外邪，用量宜轻，取其微汗之意；藿香、豆蔻仁、石菖蒲芳香化浊；连翘、黄芩清热解毒；滑石、木通、赤小豆淡渗利湿，通小便；茵陈清热利湿退黄；加姜、枣、甘草调和脾胃；合方共为清热利湿，宣散外邪之剂。

若表证解除，麻黄、薄荷即须撤去，不可再投。

［热重于湿］

治法：清热化湿，解毒散结。

方药：用茵陈蒿汤加味。方中茵陈为清热化湿、解毒退黄之要药，用量宜重；栀子、大黄清热散结，荡涤热毒。酌加车前草、猪苓、泽泻，渗利湿邪，使湿热分消，从二便而去。药后大便稍溏，排便次数增加1～2次为度。

如药后大便不溏，可加重大黄用量，有助于黄疸的消退。若热甚有化火之势，出现口苦、渴欲饮冷、苔黄糙者，可合龙胆泻肝汤，清热泻火，化湿退黄。

［湿重于热］

治法：利湿化浊，清热退黄。

方药：用茵陈四苓汤加味。方中茵陈清热解毒，利湿退黄；猪苓、茯苓、泽泻淡渗利湿，通利小便；白术甘温健脾以除湿。并酌加藿香、豆蔻仁芳香化浊，宣利气机，助化湿退黄之力。

若湿困脾胃，便溏尿少，口中甜，可用茵陈胃苓汤，健脾除湿，化气利水。

［胆腑瘀结］

治法：清肝利胆，化湿退黄。方药：清胆汤化裁。方中金银花、连翘、蒲公英、黄芩清热解毒，配柴胡疏达肝胆之气机；大黄、芒硝、枳实泄下通便，以荡涤郁热，配丹参加强祛瘀之力。酌加茵陈、金钱草、海金沙清热利湿以退黄。若胁痛加川楝子、延胡索疏肝行气，开郁通络。

阴黄

［寒湿阻遏］

治法：健脾和胃，温化寒湿。方药：用茵陈术附汤加味。方中茵陈蒿除湿利胆退黄；由于阴黄属寒湿凝滞，故配以附子、干姜辛温之品，温中散寒，而化寒湿；佐以白术、甘草甘温健脾，酌加茯苓、泽泻淡渗利湿，以增强其除湿之功。

［瘀血内结］

治法：活血通瘀，疏肝退黄。

方药：用鳖甲煎丸加减。方中以鳖甲软坚散结通络为主药，用大黄、䗪虫、桃仁等破血攻瘀，疏通肝经络脉之瘀滞；用厚朴、柴胡、蜣螂等行气开郁，调达肝气之郁结；瞿麦、石韦等利水除湿；干姜、黄芩协调阴阳；人参、阿胶等益气养血。其余诸药，或入血分以通瘀，或入气分以解郁，或助正气之虚，或攻邪气之实，共成攻补兼施，寒温并用，调气理血，诸法兼备之方。因肝郁血瘀常为虚寒、寒热错杂之证，故本方较为适合。

如脘腹胀痛，纳呆神倦，食少便溏，脉细弱者，为肝郁脾虚证，当以理脾为主，而兼调肝，用六君子汤加当归、芍药。

［脾虚血亏］

治法：健脾温中，补养气血。

方药：小建中汤加味。方中桂枝配姜枣辛甘合而生阳；芍药配甘草酸甘化阴；饴糖缓中健脾。是方使阴阳既济，中气自主，脾胃健旺，气血滋生，黄即消退。

若偏于气虚者加黄芪、党参；偏于血虚者加当归、熟地；阳虚而寒者，桂枝改用肉桂。

急黄

［热毒炽盛］

治法：清热解毒，泻火退黄。

方药：茵陈蒿汤、黄连解毒汤合五味消毒饮化裁。方中用茵陈清热利湿退黄；取黄芩清上焦之火；黄连清中焦之火；黄檗清下焦之火；栀子清三焦之火；大黄荡涤肠胃之瘀热，以助退黄之力。配五味消毒饮以清热解毒。三方合用有直泄三焦燎原之火，荡涤血分蕴蓄之热毒。对热毒炽盛，正气未衰，确有顿挫之功。

若热深毒重，气血两燔，见大热烦躁，皮肤发斑，齿龈出血，可用清瘟败毒饮，清热解毒，凉血救阴。

[热毒内陷]

治法：清热解毒，凉血救阴。

方药：用犀角散加减。方中犀角（用水牛角代之）是清热解毒凉血之要药，配以黄连、栀子、升麻则清热解毒之力更大，取茵陈清热利湿退黄。加生地黄、玄参、石斛、丹皮清热解毒，养阴凉血。共成清营分鸥张之热毒，救心肝耗灼之阴血的功效。

若热毒动血，迫血妄行，而见吐衄发斑者，则用犀角地黄汤清热解毒，凉血化瘀治疗。

急黄发病急骤，传变迅速，病死率高，必须及时抢救治疗，故按病势发展过程，分为热毒炽盛及热毒内陷。

热毒炽盛，属于邪实而正气尚支，元气未脱，邪毒尚未深陷，清窍蒙而未闭，故应以祛邪解毒为主。用苦寒直折，泻火解毒的方药，必须中病即撤，不可多投。同时观其脉证，酌情取舍，需要时加用凉血养阴之品，以防耗血伤阴之弊。

热毒内陷，为病势继续发展，疫热火毒，内攻心肝，迅速耗伤气阴，而呈现神昏谵语，正虚邪实，错综复杂的症候。在临床上又有痰热互结与痰湿蕴滞之辨。前者予以安宫牛黄丸、紫雪丹之类，清热解毒，开窍镇惊；后者用至宝丹、猴枣散之类，芳香开窍，清心涤痰。

此外，还有黄疸迁延，久病转虚，气血不足，阴阳俱损，肝阴亏耗，时有虚风内动之势，复因伏于血分之湿毒热邪的鼓动，以致呈现意识昏蒙，抑郁烦躁，表情淡漠，视物不清，四肢发凉，蜷卧头伏，呕恶吐衄，为阳气衰微，阴血欲竭之证，急以至宝丹加人参，以扶正固脱开窍为要。

若因热毒煽动肝风，而见颤动、抽搐则加羚羊角、钩藤、珍珠母清热凉肝息风，兼有真阴耗伤者，则宜用三甲复脉汤。如热毒迫血妄行，见吐衄、便血、斑疹者，速投犀角地黄汤加侧柏叶、仙鹤草、地榆炭凉血止血。同时配合西药进行抢救。

(三) 其他治法

1. 单方验方

(1) 茵陈柴苓汤（《医学传灯》）：柴胡、黄芩、半夏、茵陈、甘草、猪苓、泽泻、赤茯苓、麦门冬、赤芍。治疗黄疸热多湿少者。

(2) 茵陈分湿汤（《辨证录》）：白术、茵陈、肉桂、猪苓、半夏。治疗黄疸寒湿困脾者。

(3) 瘴疸丸（《医学入门》）：茵陈、栀子、大黄、芒硝、杏仁、常山、鳖甲、巴豆，为末，蒸饼为丸梧子大，每3丸，米饮下，吐利为效.治疗急黄。

2. 针灸疗法

(1) 体针：阳黄可选合谷、太冲、内庭、足三里、章门、胆俞、阳陵泉、内庭、太冲，针刺用泻法；阴黄可选至阳、脾俞、胆俞、中脘、足三里、三阴交，针刺用平补平泻法；虚证、寒证可加用灸法。每日1次，10日为一个疗程。

（2）耳针：可选肝、胆、脾、三焦等耳穴，配穴：胃，胰，内分泌，神门，交感。每隔3日换另一侧耳穴。

3. 外治法

急黄尿闭腹胀治疗，选用麝香 1g，田螺、葱适量，捣烂外敷神阙穴，或用食盐 1kg，炒热外熨腹部。

【转归及预后】

阳黄、阴黄虽属不同性质的症候，但在一定的条件下可以互相转化。如阳黄治疗不当，迁延日久，脾阳不振，可转为阴黄；阴黄不愈，重感时邪，复加热毒，可加重病情，虚中夹实，病变更为复杂。急黄抢救及时，治疗得当，虽然热毒渐解，但正气渐衰，可形成正虚邪恋之候。

一般阳黄治疗得当预后良好；急黄者邪入心营，耗血动血者预后多不良。阴黄若阳气渐复，黄疸消退，预后良好，久治不愈，化热伤阴动血，黄疸加深，日久转为鼓胀，预后多不良。《金匮要略·黄疸病脉证治》云："黄疸之病，当以十八日为期，治之十日以上瘥；反剧，为难治。"说明黄疸经过10日左右的治疗应逐渐消退，如不退而反剧者，则病属难治。

第二节　鼓　　胀

【定义】

鼓胀系指肝病日久，肝脾肾功能失调，气滞、血瘀、水停于腹中所导致的以腹胀大如鼓，皮色苍黄，脉络暴露为主要临床表现的一种病症。本病在古医籍中又称单腹胀、臌、蜘蛛蛊等。鼓胀又称鼓胀、单腹胀、膨脝、蜘蛛蛊。

【病因病机】

1. 情志所伤

肝主疏泄，性喜条达。若因情志抑郁，肝气郁结，气机不利，则血液运行不畅，以致肝之脉络为瘀血所阻滞。同时，肝气郁结，横逆乘脾，脾失健运，水湿不化，以致气滞、血瘀交阻，水停腹中，形成鼓胀。

2. 酒食不节

嗜酒过度，饮食不节，脾胃受伤，运化失职，酒湿浊气蕴结中焦，土壅木郁，肝气郁结，气滞血阻，气滞、血瘀、水湿三者相互影响，导致水停腹中，而成鼓胀。

3. 血吸虫感染

在血吸虫病流行区，遭受血吸虫感染又未能及时进行治疗，血吸虫内伤肝脾，肝伤则气滞，脾伤则湿聚为水，虫阻脉络则血瘀，诸因素相互作用，终致水停腹中，形成鼓胀。

4. 黄疸、积证失治

黄疸本由湿邪致病，属肝脾损伤之疾，脾伤则失健运，肝伤则肝气郁滞，久则肝脾肾俱损，而致气滞血瘀，水停腹中，渐成鼓胀。积聚之"积证"本由肝脾两伤，气郁与痰血凝聚而成，久则损伤愈重，凝聚愈深，终致气滞、血瘀、水停腹中，发生鼓胀。而且，鼓胀形成后，若经治疗腹水虽消退，而积证未除，其后终可因积证病变的再度加重而再度形成鼓胀，故有"积"是"胀病之根"之说。

5. 脾肾亏虚

肾主气化，脾主运化。脾肾素虚，或劳欲过度，或久病所伤，造成脾肾亏虚，脾虚则运化失职，清气不升，清浊相混，水湿停聚；肾虚则膀胱气化无权，水不得泄而内停，若再与其他诸因素相互影响，则即引发或加重鼓胀。在鼓胀的病变过程中，肝脾肾二脏常相互影响，肝郁而乘脾，土壅则木郁，肝脾久病则伤肾，肾伤则火不生土或水不涵木。同时气、血、水也常相因为病，气滞则血瘀，血不利而为水，水阻则气滞；反之亦然。气血水结于腹中，水湿不化，久则实者愈实；邪气不断残正气，使正气日渐虚弱，久则虚者愈虚，故本虚标实，虚实并见为本病的主要病机特点。晚期水湿之邪，郁久化热，则可发生内扰或蒙闭心神，引动肝风，迫血妄行，络伤血溢之变。总之，鼓胀的病变部位在肝、脾、肾，基本病机是肝脾肾三脏功能失调，气滞、血瘀、水停于腹中。病机特点为本虚标实。

【诊断与鉴别诊断】

一、诊断

（一）发病特点

（1）初期脘腹作胀，食后尤甚，叩之呈鼓音或移动性浊音。

（2）多有黄疸、积聚病史，常与酒食不节、情志内伤，或虫毒感染有关。一般多见于成年男性患者。

（二）临床表现

（1）本病以腹部胀大，皮色苍黄，甚则腹皮脉络暴露为临床典型表现。

（2）腹部胀大，是鼓胀病的主要特征。望诊可见患者腹部突出，平卧时高出于胸部，坐位及走路时突出于身前，四肢不肿，反见消瘦。

（3）鼓胀初起，以气胀为主，患者虽感腹胀，但按之尚柔软，叩之如鼓，仅在转侧时有振水声。鼓胀后期，则腹水显著增多，腹部胀大绷急，按之坚满，并可出现脐心突出，青筋暴露，脉络瘀阻等症状。

（4）患者面色多显萎黄，巩膜或见黄疸，在面部或颈胸部皮肤出现红丝赤缕等，并常伴有乏力、纳呆、尿少、出血倾向等。

二、鉴别诊断

1. 水肿

水肿是指体内水液潴留，泛滥肌肤，引起头面、眼睑、四肢、腹背甚至全身浮肿。严重的水肿患者，还可以出现胸水、腹水，因此需与鼓胀做出鉴别诊断。两者的鉴别要点是：鼓胀为单腹胀大，腹部有青筋暴露，或兼下肢肿胀，上肢及头面一般不肿；水肿则头面四肢皆肿，若有腹部胀大，则绝无青筋暴露等体征。《医学心悟·肿胀》篇云："目窠与足先肿，后腹大，水也；先腹大，后四肢肿者，胀也。"从肿的起始部位鉴别水肿与鼓胀。

2. 肠覃

肠覃属于妇女所患的疾病，病名首见于《灵枢·水胀》。由于寒邪留滞，客于冲任，肠脉之间，结而成块，开始由下腹部发生，逐渐向上增大，最后可大如怀胎足月之状，因此需与鼓胀进行鉴别。两者的鉴别要点是：鼓胀初起，腹部尚柔软，叩之如鼓；鼓胀晚期，腹部坚硬，不能推动。肠覃则始终均为按之坚硬，但推之可以移动。若再配合西医学妇科检查，则更易做出鉴别诊断。

3. 痞满

痞满指腹中自觉有胀满之感，按之柔软，有胀满而无胀急之象。鼓胀可兼有腹满，且有胀急之象，病程长，腹内有积聚之象。

【辨证论治】

一、辨证

（一）辨证要点

1. 辨起病缓急

鼓胀虽然大多为缓慢发病，但在缓慢发病当中又有缓急之分。若鼓胀在半月至一月之间不断进展，则属缓中之急，多为阳证、实证。若鼓胀迁延数月，则为缓中之缓，多属阴证、虚证。

2. 辨鼓胀虚实

鼓胀的虚实，除从上述发病缓急来辨，还需从以下两方面来判断。一是从体质的强弱、年龄大小、神色方面来进行判断。形色红黄，气息粗长者多实；形容憔悴，声音短促者多虚；年轻少壮，气道壅滞者多实；中衰积劳，神疲气结者多虚。二是从临床的症状和体征方面来进行判断。实者腹中常痛，外坚内痛，按之不陷，大便秘结，脉滑数有力等；虚者时胀时减，气虚流滞，按之则濡，大便溏泄，脉弦浮微细等。

3. 辨气结、血瘀、水裹的主次

鼓胀主要是由于气、血、水淤积于腹内，但在疾病发展的各个阶段，气结、血瘀、水裹的主次又有所不同，应辨明主次，才能恰当用药。大凡鼓胀初起一般以气结为主，按压腹部，随按随起，如按气囊。若治疗不当，病情逐渐深入，病变则以水裹或血瘀为主。以水裹为主者，腹部坚满，摇动有水声，按之如囊裹水。若以血瘀为主，则见腹上青筋暴露，面、颈、胸部出现红缕赤痕。

（二）症候

实胀

[气滞湿阻]

症状：腹大胀满，胀而不坚，胁下痞胀或疼痛，纳食减少，食后胀甚，嗳气，小便短少，大便不爽，屎气夹杂。苔白腻，脉弦。

病机分析：本证属鼓胀初起，主要为气机阻滞，兼有少量水湿。肝胆不和，气滞湿阻，升降失司，浊气充塞，故腹大胀满，按之不坚；肝失条达，络气痹阻，则胁下痞胀疼痛；气滞于中，脾胃运化失职，故纳食减少；食后气滞加剧，故饭后胀甚；胃失和降，气机上逆，故嗳气；气壅湿阻，水道不利，故小便短少。气滞湿阻，枢机不利，传导失司，故大便不爽，屎气夹杂。苔白腻为湿阻之象；脉弦为肝失条达之征。

本证若治疗得当，病情较易控制。但若治疗不当，甚至失治误延，水湿不能及时清泄，蓄积于内，则可从寒化或热化，或因气滞日久，瘀血由生，都会使病情进一步加重。

［寒湿困脾］

症状：腹大胀满，按之如囊裹水，胸腹胀满，得热稍舒，身重头重，怯寒肢肿，小便短少，大便溏薄。苔白腻而滑，脉濡缓或弦迟。

病机分析：本证为水湿内蓄，从寒化所致。寒湿停聚，阻滞中阳，水蓄不行，故腹大胀满，按之如囊裹水；寒水相搏，中阳不运，故胸腹胀闷；因属寒湿，故得热稍舒；湿性重浊，寒湿上逆或困阻经络，故头重身重；寒湿内阻，阳气不布，故怯寒；寒湿伤脾，兼伤肾阳，气不下行，水湿不得外泄，故肢肿尿少便溏。苔白腻而滑，脉濡缓或弦迟均为水湿内停及有寒之象。本证应用温阳散寒，化湿利水，可以取得疗效。若水湿较重，迁延日久，治疗不当，则可转为虚胀。

［湿热蕴结］

症状：腹大坚满，拒按，脘腹绷急，外坚内痛，烦热口苦，小便赤涩，大便秘结或溏垢不爽。舌边尖红，苔黄腻或兼灰黑，脉弦数，或见面目色黄。

病机分析：本证为水湿内蓄，从热化之证。湿热互结，水浊停聚，故腹大坚满，脘腹绷急，外坚内痛，拒按；湿热内蒸，迫胆气上逆，故烦热口苦；湿热壅滞肝胆，胆液外溢于肌肤，故见面目色黄；湿热下行，气机不利，故小便赤涩；湿热交结胃肠，故大便秘结或溏垢不爽。苔黄腻或兼灰黑，舌边尖红，脉弦数，乃湿热壅盛之征。

本证经用清热化湿利水之剂，可望获得好转。若因久治不愈，邪深伤络，可成肝脾血瘀之证。或治疗不当，或病势发展急骤，亦能伤阴损阳，累及肝肾而成虚胀。

［肝脾血瘀］

症状：腹大坚满，按之不陷而硬，青筋怒张，胁腹攻痛，面色暗黑，头颈胸部红点赤缕，唇色紫褐，大便色黑。舌紫暗或瘀斑，脉细涩或芤。

病机分析：本证为肝脾气血瘀阻，经隧络脉不通，水气内结所致。瘀血阻于肝脾脉络之中，隧道不通，致水气内聚而腹大坚满，按之不陷而硬，胁腹攻痛，青筋怒张；瘀血不行，病邪日深，则面色黑暗；瘀血阻滞隧络，则头面颈胸可见红点赤缕；阴络之血外溢，渗于肠道则大便色黑。失血则见脉芤，唇色紫褐，舌紫暗或瘀斑，脉细涩均为血瘀之征。

本证属实胀之重症，经用活血化瘀利水，可获缓解。若强求速效，过于攻伐，耗气伤阴，便成肝肾阴虚之证。

虚胀

［脾虚水困］

症状：腹部胀满，肠鸣便溏，面色萎黄，神疲乏力，四肢无力，少气懒言。舌苔薄腻，舌质淡胖有齿痕，脉沉弱。

病机分析：脾居中焦，为运化水湿之枢机，脾虚运化失职，转输失灵，水湿不能泄利，故腹部胀满；水湿内困，水走肠间故肠鸣；升降失常，清浊不分则便溏；脾虚气血不足，血不荣色则面色萎黄；阳气不足，形体失于充养，则少气懒言，神疲乏力，四肢无力。苔薄腻为水湿内停之象；舌质淡，体胖有齿印，脉沉弱为脾气虚弱之征。

本证多由实胀过用攻下逐水之剂，损伤脾胃所致，治以培补脾土，渗泄水湿，可使病情逐渐缓解。若治疗不当，病邪日深，正气续败，损及肾阳，便成脾肾阳虚之证。

[脾肾阳虚]

症状：腹部胀满，入暮较甚，脘闷纳呆，神疲怯寒，肢冷浮肿，小便短少，面色萎黄或发白。舌质淡、体胖嫩有齿痕，脉沉细或弦大重按无力。

病机分析：本证是脾肾阳虚，寒水内蓄之证。脾肾阳气亏虚、寒水停聚，故腹胀满，入夜尤甚；脾阳虚不能运化水谷，故脘闷纳呆；肾阳虚气化不及则小便短少，不能温运四末则怯寒肢冷；阳虚水湿下注，则下肢浮肿。舌质淡胖有齿痕，脉沉细，或弦大重按无力，均属脾肾阳虚之象。

本证治以温补脾肾，散寒利水之剂，部分患者可以获得缓解，带病延年。

[肝肾阴虚]

症状：腹大坚满，甚则青筋暴露，形体消瘦，面色鳖黑，唇紫口燥，心烦失眠，五心烦热，齿鼻有时衄血，小便短赤。舌质红绛少津，脉弦细数。

病机分析：本证多为鼓胀晚期，病久不愈，肝脾两伤，进而伤肾，以致水气停留不化，瘀血不行，故腹大坚满，甚则青筋暴露；气血亏耗，不能荣养肌肤，故形体消瘦；气血不能上荣，反瘀阻不行，故面黑唇紫；阴津不能上承，故口燥；阴虚则内热，虚热扰心则心烦失眠；虚热循经外发，则五心烦热；阴虚火旺，血热妄行，故齿鼻出血；阴虚津少，故小便短赤。舌质红绛少津，脉弦细而数，为肝肾阴亏，热扰营血之象。

本证多由于攻下逐水太过，伤津耗液，以致肝肾阴亏。当治以滋肝肾，养阴血，少佐化瘀，力求好转或带病延年。倘若肝肾阴竭，瘀血日甚，突发他变，便成危候。

二、治疗

（一）治疗原则

1. 攻补兼施为基本原则

鼓胀为本虚标实，虚实夹杂之证。所以，一定要根据患者全面情况，详细辨证，审时度势，或先攻后补，或先补后攻，或攻补兼施，或朝攻暮补。

2. 实证去邪为主，补虚为辅

去邪可根据病情，选用行气、利水、消瘀、化积等治法以消其胀。但用药遣方，勿求速效，千万不要攻伐过猛，遵照《素问·至真要大论篇》"衰其大半而止"的原则，攻邪适度。若有脏腑虚证出现，应适当扶正。

3. 虚证扶正为主，兼顾祛邪

鼓胀晚期，则多属虚证，可根据病情，选用温补脾肾或滋养肝肾等治法以培其本。但由于鼓胀病的病机就是气、水、血瘀结而成，此时虽属本虚，但仍有标实，使用这些治法，又容易助邪增胀，故在补虚的同时应兼顾祛邪。

（二）治法方药

实胀

[气滞湿阻]

治法：疏肝理气，除湿消满。

方药：柴胡疏肝散合平胃散加减。方中柴胡、赤芍、川芎、香附疏肝解郁；苍术、厚朴、枳壳、陈皮理气和中，除湿消满；合方能疏畅肝经郁滞之气、宣通脾经困阻之湿。尿少者加车前子、泽泻以利小便；泛吐清水者加半夏、干姜和胃降逆散寒；腹胀甚者加木香、砂仁行气消胀。若单腹胀大，面色晦滞，尿黄而少，此气滞夹热，宜用排气饮加白茅根、车前草之类，以理气消胀、清热利水。

[寒湿困脾]

治法：温阳散寒，化湿利水。

方药：实脾饮加减。方中以附子、干姜、草果温阳散寒除湿；白术、甘草健脾运湿；大腹皮、茯苓渗湿利水；厚朴、木香宽中理气化湿；合方能使寒去阳复湿自化，气化水行肿自消。若单腹胀大，胸膈胀满，小便不利，此水湿壅滞三焦，可合用廓清散，以行气消胀利水。

[湿热蕴结]

治法：清热利湿，攻下逐水。

方药：中满分消丸加减。方中黄芩、黄连、知母清泄热邪；茯苓、泽泻泻湿利水；枳实、厚朴、陈皮、砂仁宽中行气导滞；白术运脾化湿。合方可起到热清邪退胀可消，气畅滞化水能泄的作用。若水湿困重，暂用舟车丸攻下逐水，得泄即止。若面目俱黄，可合茵陈蒿汤，清化湿热，导热下行。病势突变，骤然大量吐血、下血，为热迫血溢，证情危重，可用犀角地黄汤加减，凉血止血。又有湿热蒙闭心包，神昏谵语，亦属危候，可用至宝丹，以清热化湿开窍。

[肝脾血瘀]

治法：活血化瘀，行气利水。

方药：化瘀汤加减。方中丹参、当归、红花、桃仁养血活血；丹皮、赤芍凉血化瘀；穿山甲、牡蛎软坚破瘀；白术、青皮、泽泻健脾行气利水；合方起到活血化瘀以通络，行气消坚以利水之效。如胀满过甚，体质尚好，能胜任攻逐者，可暂用十枣汤等逐水剂，以导水下行。但须时时注意脾胃之气，不可攻伐太过。未尽之水邪，宜缓缓消之，或攻补兼施，不能强求速效。如病情恶化，由实转虚，可按虚胀论治。

虚胀

[脾虚水困]

治法：补脾益气，化湿利水。

方药：加味异功散加减。方中党参、白术补脾益气；白芍柔肝；橘红、木香、沉香调中行气；茯苓、薏苡仁淡渗利湿。若脾虚夹滞，胸膈满胀，胁肋隐痛，宜用调中健脾丸，以补脾调中，行气消胀。

[脾肾阳虚]

治法：健脾温肾，化气行水。

方药：附子理中汤合五苓散化裁。方中用党参，白术、干姜、甘草益气健脾，以温中阳；肉桂、附子补肾壮阳；茯苓、泽泻、猪苓以渗利水湿。合方起到补脾肾、温阳气、散寒邪、利水湿之效。如下肢浮肿，小便短少者，可加服济生肾气丸，以滋肾助阳，加强利水之功。

[肝肾阴虚]

治法：滋养肝肾，凉血化瘀。

方药：一贯煎合消瘀汤加减。一贯煎能滋肝肾，养阴血；而消瘀汤能化瘀血、消满胀。合方便能起到滋肾清肝、养阴活血、化瘀消胀之效。若内热口干、舌绛少津，可加玄参、麦门冬、石斛以养阴清热；午后潮热，加柴胡、地骨皮以退热除蒸；小便短赤，加猪苓、茅根、通草以养阴利水；若齿、鼻衄血，可加水牛角、茜草炭、丹皮、仙鹤草之类，凉血止血；若阴枯阳浮，可加龟板、生鳖甲、生龙牡之类育阴潜阳；若见神昏谵语，急用紫雪丹、安宫牛黄丸以清营解毒，凉血开窍；若气微血脱，汗出肢厥，脉细欲绝，急用独参汤以扶元救脱。

（三）其他治法

1. 单方验方

（1）大浮萍、糖各 60g，清水 3 碗，煎成 1 碗，分 2 次服，忌盐。

（2）水苋菜 80g，石菖蒲 15g，水煎服。

（3）鲜白接骨根 15～30g，水煎服。

以上 3 个单方，有一定的利水消胀作用。

2. 针灸疗法

（1）体针：阳陵泉、阴陵泉、大都、太冲、天枢、足三里、大肠俞施捻转泻法，留针 15～20 分钟，治疗湿热蕴结型鼓胀。

（2）耳针：肝、脾、食道、贲门、角窝中、肾、内分泌、三焦、肝阳、大肠、小肠每次取 3～4 穴，针用中等强度，留针 10～20 分钟，两侧交换，每日 1 次，10 次为一个疗程，用于各种类型的鼓胀辅助治疗。

【转归及预后】

鼓胀的病因病机比较复杂，虽分为实胀虚胀和各个证候，但在临床上，往往是实中夹虚，虚中夹实，虚实互见。实胀虚胀以及各个证候之间可以相互转化：实胀如攻伐不当，可以转为虚胀。虚胀如一味补益，也会使标实的症状更为明显。气滞湿阻若治疗得当，病情较易控制。但若治疗不当，甚至失治误延，水湿不能及时清泄，蓄积于内，则可从寒化或热化，或因气滞日久，瘀血由生。湿热蕴结与寒湿凝聚本属不同证候，但若过于使用清热或温中的药物，这二型也会互相转化。肝脾血瘀属实胀之重症，经用活血化瘀利水，可获缓解。若强求速效，过于攻伐，耗气伤阴，便成肝肾阴虚之证，倘若肝肾阴竭，瘀血日甚，突发他变，便成危候。

本病病程中会出现各种并发症：以各种血症如鼻衄、齿衄、吐血、便血等最为常见。疾病后期，肝肾衰竭、阴阳离绝，尚可出现无尿、神昏、抽搐、厥逆等危重症。

鼓胀预后，一般较为严重，得病后常不易痊愈。但若治疗得法，调摄有方，病情可以得到较长的缓解，带病延年。由于感染血吸虫引起的鼓胀，只要将体内之血吸虫杀灭，以后注意预防，不再重复感染，预后大多良好。但若治疗不当，调摄无方，则病情继续进展，预后不良。

第三节 痉 病

【定义】

痉病系指由于筋脉失养所引起的以项背强急，四肢抽搐，甚至角弓反张为主要特征的临床常见病。通常起病急骤，病情危重，变化迅速。患者在发病前，可有烦躁不宁、两目凝视、口角颤动等先兆征象，继之项背筋脉肌肉坚硬僵直，肢体手足拘紧挛急。本病可伴发于高热、昏迷等病证过程中，部分危重者可遗留肢体瘫痪等后遗症。

【病因病机】

痉病是以颈项强直、角弓反张、筋脉拘急为主要表现的疾病，常有窍闭、动风之变。故本病病位以脑为本，脏腑经络为标。《景岳全书·痉证》："痉之为病，强直反张病也，其病在筋脉，筋脉拘急，所以反张，其病在血脉，血液枯燥，所以拘挛。"其发病以"急""速""危""残"为病机特点。

1. 外邪侵袭

风寒湿合邪侵袭，错杂致病，壅滞经脉，则气血运行不利，筋脉拘急而成痉病。

2. 热盛阴伤

外感热邪，或里热炽盛，消灼津液，引动肝风，风火相煽；或热邪内结阳明，阴液被伤；或热邪深入营血，窜犯心包，逆乱神明，闭塞经脉，均致筋脉失于濡养，因而拘急发痉。更有感受疫毒之邪，毒损脑髓，是谓疫痉，可致窍闭、风动、外脱之危候。

3. 瘀血内阻

久病不愈，气血耗伤，血行不畅，瘀血内阻，筋脉失养而发痉病。

4. 痰浊阻滞

脾虚不能运化水湿，或肝火灼熬津液，或肺气不宣，蒸灼肺津，则痰浊内生。痰浊窒塞经隧，筋脉失养而成痉病。

5. 气血亏虚

素体气血亏虚，或因亡血，或因汗下太过，以致气血两伤，难以濡养筋脉，因而成痉。

总之，痉病的发生，或因外邪、疫毒、痰浊、瘀血损伤脑髓筋脉，以致窍闭风动；或因气血亏虚，阴津不足，以致筋脉失养而拘急。一般病变起始多为邪实壅盛，病情迁延则多见虚实夹杂之证。

【诊断与鉴别诊断】

一、诊断

（一）发病特点

不论男女老幼皆可发病。部分类型与季节、环境条件相关。通常起病急骤，病情危重，变化迅速。

（二）临床表现

以颈项筋脉肌肉坚硬僵直，肢体手足拘紧挛急为痉病基本临床表现。病因不同，又各自具有相应的证类特征。部分危重患者可遗留肢体瘫痪等后遗症。

凡起于风寒湿邪而患病者，一般先有恶寒发热，头痛，颈项强直，肢体酸重等症状，随即头痛加剧，四肢抽搐，甚则角弓反张。

感受热邪或疫毒而发痉者，颈项强直、手足抽搐、角弓反张多与高热、神昏、谵语、烦躁、痰鸣并见。

由于气血亏虚而致病者，多体质素虚，可有头目昏眩，手足麻木等先兆症状，四肢抽搐幅度较小，或时而瘛疭，手足蠕动。

痉病起于瘀血痰浊阻于脑髓经脉，发病前多有持续性头痛，或伴有恶心呕吐。四肢抽搐，角弓反张同时可出现复视、失明、肢体瘫痪等症状。

风家误下、温病误汗、疮家发汗而致痉者，多有原病史可询。

凡出现持续发痉，面青唇紫，气促而难，脉数急不静，是为气道壅塞之危候，当采取急救措施。

二、鉴别诊断

1. 痫病

痫病是一种发作性的神志异常疾病。其发作有轻重不同，一般见有筋脉拘急、瞤动、抽搐等表现。其特点为发作时多突然仆倒，昏不知人，四肢抽搐，两目上吊，口吐涎沫。发作后可自行苏醒，醒后一如常人。既往多有类似反复发作史。而痉病见于多种疾病过程中，其四肢抽搐，项背强急症状如不经治疗，不会自行恢复，既往无反复发作史。

2. 破伤风

破伤风又称"金疮痉"，临床表现与痉病相似，但病因及治疗与痉病不同，故被视为特殊类型的痉病。破伤风有明显的创伤史，发作时大多始自头面部，筋肉拘挛，延及四肢或全身，有典型的苦笑面容。而痉病则多有原发疾病，无外伤史，临床以项背强急，四肢抽搐，角弓反张为特征，可资鉴别。

3. 厥证

厥证是以突然昏倒、不省人事、四肢逆冷或僵直为主要表现的一种病症，多为气机逆乱所致。而痉病以项背强急、四肢抽搐、口噤、角弓反张为特征，多为风寒湿热，气血亏虚，痰阻血瘀，筋失濡养所致，两者有别。

【辨证论治】

一、辨证

(一) 辨证要点

1. 确定病位

痉病病位在脑髓筋脉，外感致痉在体表，多有表证；内伤发痉在脏腑，与心肝及阳明胃腑密切相关。若痉由心营则见神昏谵语、神明受扰；若痉由肝风则见躁动，脉弦大，筋脉拘急；若痉由阳明，则必见腹满便秘，胃肠实积。

2. 辨别虚实

一般而言，颈项强直，角弓反张，四肢抽搐，频繁有力而幅度大者，多属实；手足蠕动，或时而瘛疭，神疲倦怠者，多属虚。痉病四肢抽搐从大而有力渐转为幅度变小，频率降低，或仅有手足瘛疭，神倦形消，则为邪毒内盛而正气大衰之危重症候。

3. 判断预后

痉病一般起病急骤，传变迅速，险象环生。痉后神清者，一般预后良好，痉后神昏不醒者，预后较差。若痉时面青唇紫，鼻息微弱，大汗肢冷，又多为危候。

（二）症候

[外邪侵袭]

症状：头痛，项背强直，恶寒发热，无汗或汗出，肢体酸重，甚至口噤不能语，四肢抽搐。舌苔薄白或白腻，脉浮紧。

病机分析：风寒湿邪阻滞经络，故头痛，项背强直；外邪侵于肌表，营卫不和，则恶寒发热；湿邪阻滞经络肌肉，故肢体酸重；如寒邪较甚，则见无汗，口噤不得语，甚至四肢抽搐；如风邪偏盛，则见发热不恶寒，汗出。舌苔薄白或白腻，脉浮紧，均为风寒湿邪在表之征。

[肝经热盛]

症状：高热，口噤龄齿，手足躁动，甚则项背强急，四肢抽搐，角弓反张。舌绛少苔，脉弦细而数。

病机分析：由于邪热炽盛，故高热；热盛伤津，筋脉失养，则口噤龄齿，四肢抽搐，角弓反张，手足躁动。舌绛少苔，脉弦细而数，为风阳妄动之征。

[阳明热盛]

症状：壮热，口渴饮冷，腹满便结，项背强急，手足挛急，甚则角弓反张。舌质红、苔黄糙，脉弦数。

病机分析：邪热传入阳明，故壮热；胃热亢盛，故口渴饮冷；热邪内结，腑气不通，故腹满便结；热盛伤津，筋脉失养，故见项背强急，手足挛急，甚则角弓反张。舌质红，苔黄糙，脉弦数，均为阳明热盛之征。

[热入心营]

症状：高热，神昏，谵语，项背强急，四肢抽搐，甚则角弓反张。舌绛苔少，脉细数。
病机分析：热入心营，故见高热，神昏，谵语；热盛伤阴，筋脉失养，故见项背强急，四肢抽搐，甚则角弓反张。舌绛苔少，脉细数，均为热入心营之征。

[瘀血内阻]

症状：头痛如刺，痛有定处，形体消瘦，项背强急，四肢抽搐。舌质紫暗，边有瘀斑，脉象细涩。

病机分析：瘀血阻于头部，故头痛如刺，痛有定处；瘀血内留，血行不畅，筋脉失养，故形体消瘦，项背强急，四肢抽搐。舌质紫暗，或有瘀斑，脉象细涩，均为瘀血之征。

[痰浊阻滞]

症状：头痛昏蒙，胸脘满闷，呕恶痰涎，项背强急，四肢抽搐。舌苔白腻，脉滑或弦滑。

病机分析：痰浊中阻，上蒙清窍，经络阻塞，清阳不升，故头痛昏蒙；痰浊阻滞胸膈，故胸脘满闷，上逆则呕恶痰涎；痰浊阻滞经脉，筋脉失养，故项背强直，四肢抽搐。舌苔白腻，脉滑，均为痰浊的表现。

［气血亏虚］

症状：气血素虚，或因亡血，或误用汗下，继之项背强急，四肢抽搐，伴头目昏眩、自汗、神疲短气。舌质淡红，脉象弦细。

病机分析：气血两虚，不能营养筋脉，故项背强急，四肢抽搐；血虚不能上奉于脑，故头目昏眩；气血不足，故神疲短气而自汗。舌淡红，脉弦细，均为气血亏虚之象。

二、治疗

（一）治疗原则

1. 治标当急

痉病属急危病证，临床宜以解决神昏窍闭、筋脉挛急为首务。或清肝潜阳，息风镇痉；或清泄胃热，存阴止痉；或清心凉血，开窍止痉；或豁痰化瘀，通窍止痉等等。

2. 治本当缓

痉后宜积极治疗原发疾病，或标本兼顾，以杜病情反复。

（二）治法方药

［外邪侵袭］

治法：祛风散寒，燥湿解毒。

方药：羌活胜湿汤化裁。方中以羌活、独活、防风、藁本祛风胜湿。如寒邪较甚，治宜解肌发汗，以葛根汤为主方。方中葛根解肌养筋，舒其牵引；麻黄、桂枝解表散寒；芍药、甘草益阴和里；生姜、大枣调和营卫，如风邪偏胜，治宜和营养津，以瓜蒌桂枝汤为主方。桂枝汤调和营卫，解散表邪；瓜蒌根清热生津、柔和筋脉。若为疫毒浸淫肺卫，可用金银花、连翘、大青叶、板蓝根、薄荷以解毒缓痉。

［肝经热盛］

治法：清肝潜阳，息风镇痉。

方药：羚角钩藤汤加减。方中羚羊角、钩藤、桑叶、菊花凉肝息风以止痉；川贝母、竹茹清热化痰以通络；茯神宁神定志；白芍、生地、甘草酸甘化阴，养血以缓肝急。痉甚或移时又痉者，加全蝎、蜈蚣以助息风镇痉之力。若神昏肢厥者，可酌加紫雪丹。

［阳明热盛］

治法：清泄胃热，存阴止痉。

方药：白虎汤合增液承气汤化裁。方中生石膏、知母清肺胃之热；大黄、芒硝通便泄热以存阴；玄参、麦门冬、生地养阴清热以增液；可加羚羊角、钩藤、僵蚕、地龙等凉肝息风，以助止痉之力。若腹满者，加枳实、厚朴消满除胀；昏迷者，可鼻饲安宫牛黄丸清心开窍。

［热入心营］

治法：清心凉血，开窍止痉。方药：清营汤加味。清营汤方中水牛角清心、凉血解毒；金银花、连翘、竹叶心、清心泄热；生地、玄参、麦门冬滋阴养津。可加羚羊角、钩藤等凉肝息风止痉。热入心营时宜根据病情加用安宫牛黄丸、紫雪丹、至宝丹等"凉开"要药。三者均有清热解毒、镇痉开窍之功。其中安宫牛黄丸长于清心解毒；紫雪丹息风镇痉之力较强；至宝丹化浊开窍之力较优。还可配合清开灵注射液等静脉滴注，以达到醒脑的作用。

［瘀血内阻］

治法：活血化瘀，通窍止痉。方药：通窍活血汤化裁。方中桃仁、红花、川芎、赤芍活血化瘀；麝香、老葱活血通络利窍。可加郁金、地龙、当归尾、水蛭、鸡血藤以助化瘀止痉之效。

［痰浊阻滞］

治法：祛风豁痰，息风镇痉。

方药：祛风导痰汤加减。方中羌活、防风祛风；陈皮、半夏、胆南星、姜汁、竹沥豁痰化浊；枳实、茯苓、白术健脾化湿。若痰郁化热，可用清金化痰丸以清化痰热。若痰浊上壅，蒙闭清窍，突然昏厥抽搐，可急用竹沥加姜汁冲服。还可加天竺黄、石菖蒲、瓜蒌实、远志以助豁痰开窍之力。

［气血亏虚］

治法：益气养血，柔筋缓痉。方药：八珍汤加味。药用人参、茯苓、白术、当归、白芍、熟地、川芎益气补血。配伍钩藤、天麻以息风定痉。烦躁失眠重者，可加炒栀子、夜交藤、百合以除烦安神；心悸不宁者，可加龙骨、牡蛎以潜镇宁心。

（三）其他治法

1. 复方

（1）复方板蓝根注射液（成方）：由连翘、板蓝根、金银花、竹叶、柴胡、生地、大青叶、玄参等药制成，供肌内及静脉注射使用，适用于热盛致痉者。

（2）清热镇痉散：由羚羊角 30g，白僵蚕 24g，蝎尾 18g，蜈蚣、雄黄、琥珀、天竺黄各 12g，朱砂、牛黄各 6g，麝香 2g，共研细末而成，每次服 3g。适用于温热内闭，神昏谵语，颈项强直，牙关紧闭，手足抽搐情况。

2. 针灸

痉病脊背反张，临床循经选穴多取督脉、膀胱经穴位。热盛致痉，可刺水沟、涌泉、十宣、大椎、合谷、阳陵泉等穴。取强刺激手法。

【转归及预后】

痉病的转归及预后，与证候类型及治疗是否得当密切相关。凡感受风寒湿邪或热邪炽盛而引起的痉证，属外感发痉，多属实证。此时正气未虚，只要治疗得当，可较快控制病情。若寒湿郁久化热，则转为瘀血、痰浊，属病情进一步发展。热盛伤阴致痉，或热毒内陷，每致痉厥互见，病情凶险，危及生命。因虚致痉，病势一般不似实证之迅捷，可缓调治本。但在气血亏虚的基础上，每易感受外邪，此时则又属虚中有实，本虚标实，需当明察。至于由瘀血内阻或痰浊阻滞而致的痉病，一般多在久病以后发生。瘀血、痰浊虽为实邪，但多属本虚标实。此外，从病机上看，内伤发痉可以感受外邪而变为外感发痉。外感发痉久治不愈，最后亦能导致内伤发痉。

内伤发痉预后一般较差，应细察病机，审慎调治。根据临床规律，痉病如见口张目瞪，昏昧无知，为肝脾精竭；若见戴眼反折，遗尿，为肝肾精液耗散；若见手足瘛疭，汗出如油如珠，为热毒内耗心营，心液外脱；若加之角弓反张，为肝之精血耗绝，筋脉失养，均属预后不良的征象。

第四节　胁　痛

【定义】

胁痛是指一侧或两侧胁肋部疼痛为主要表现的病证。胁，指胁肋部，位于胸壁两侧由腋部以下至十二肋骨之间。古代又称为袪胁肋痛、季肋痛或胁下痛。

【病因病机】

胁痛的病因为外邪侵袭、肝气郁结、外伤瘀血、失血伤阴。病机主要为湿热阻络、气滞、血瘀，或络脉失养，引发"不通则痛""不荣则痛"。病位主要责之于肝胆。

1. 外邪侵袭

风寒外袭，表邪不解，邪传少阳，留滞经脉，气血凝滞，发为胁痛。正如《医学正传·胁痛》云："外有伤寒发寒热而胁痛者，足少阳胆、足厥阴肝二经病也。"另外，外感湿邪，特别是湿热病邪，极易侵犯肝胆，肝胆失于条达，亦致胁痛。

2. 肝气郁结

肝在胁下，胆附于肝下，其经脉分布于两胁，因此肝胆有病，往往反映到胁肋部位而发生胁痛。肝为将军之官，其性动而主疏泄，若因情志抑郁，或暴怒伤肝，皆能使肝失调达，疏泄不利，气阻络痹而致胁痛。

3. 瘀血停着

气郁日久，血流不畅，逐渐积滞而成瘀血，阻塞胁络，而发生胁痛，或因受外伤，或强力负重，致使胁肋受伤，瘀血停留，阻塞胁络，而致胁痛。

4. 肝阴不足

久病体虚，劳欲过度，或由于各种原因引起的失血，均能导致精血亏损。肝阴不足，血虚不能养肝，使络脉失养而发生胁痛。

总之，胁痛病位主要在肝胆，病因有外感、内伤不同，病性有虚实之别，实者以气滞、血瘀、湿热为主，虚者以肝阴不足为主，病机可相互转化，常见由气及血，气血同病；或由实致虚，由虚致实，虚实夹杂。

【诊断与鉴别诊断】

一、诊断

（一）发病特点

常有情志所伤、饮食不节、感受外邪或外伤病史，多有反复发作史。

（二）临床表现

（1）凡以一侧或两侧胁肋疼痛为主要临床表现者，即可诊断为本病。有胀痛、刺痛、隐痛以及各种兼证的不同。

（2）实验室检查血液生化检查、肝功能、胆囊造影、B超等有助于诊断。

二、鉴别诊断

1. 胃痛

胁痛与胃痛皆可有肝郁的病机，但胃痛的病位在胃脘，兼有嗳气频作、吞酸嘈杂等胃失和降的症状。而胁痛的部位在胁肋，常伴有目眩、口苦等少阳病的症状。

2. 胸痛

胸痛中的肝郁气滞证与胁痛中的肝气郁结证病机基本相同，但是胸痛以胸部胀痛为主，可涉及胁肋，伴有胸闷不舒、心悸少寐，而胁痛是指一侧或两侧胁肋部胀痛为主要表现的病症，常伴有目眩、口苦等，两者有别。

【辨证论治】

一、辨证

(一) 辨证要点

1. 辨外感内伤

外感胁痛，起病较急，大多为湿热病邪侵犯肝胆，临床多有表证，发热恶寒并见，同时伴有黄疸、恶心、呕吐等症状，脉象浮数或弦数，舌质红，舌苔黄腻或白腻。内伤胁痛，起病较缓，没有发热恶寒等表证出现，多由肝气郁结，瘀血阻络或肝阴不足等引起。

2. 辨胁痛性质

疼痛以胀痛为主，走窜不定，时痛时止者，多属肝郁不疏，气阻络痹所致；以重着疼痛为主，痛有定处，触痛明显，疼痛多为持续性，间歇加剧，多为湿热结于肝胆，肝胆疏泄功能受累所致；以刺痛为主，痛有定处，触之坚硬，间歇发作，入夜更剧，多为气滞血瘀，瘀血阻滞经脉所致；以隐痛为主，疼痛轻微，但绵绵不绝，疲劳后可使疼痛加重，按之反较舒适，多属血不养肝，络脉失养所致。

3. 辨症候虚实

根据胁痛的病因，疼痛的性质，以及脉象、舌诊等方面，对胁痛属虚属实，一般不难辨别。在这里要强调的是，在临床上，很多胁痛患者，往往是虚实互见，既有湿热，又有血虚，或是兼有瘀血停着，因此在治疗上就应该统筹兼顾，这样才能做到丝丝入扣，取得满意的效果。

(二) 症候

[邪郁少阳]

症状：胸胁苦满疼痛，兼寒热往来，口苦咽干，头痛目眩，心烦喜呕，耳鸣耳聋。舌苔薄白或微黄，脉弦。

病机分析：外邪侵袭，风寒之邪不解，化热入里，邪郁少阳，少阳经气运行不畅，故胸胁苦满疼痛；邪在少阳，正邪交争，故寒热往来；邪蕴化热伤津，则口苦咽干；少阳邪热上攻，阻遏清阳，故头痛目眩；邪热入里扰心，胆热犯胃，胃失和降，则心烦喜呕；少阳经脉络耳，邪在少阳，阻遏经脉，则耳鸣耳聋。舌苔薄白或微黄，脉弦，乃邪郁少阳之征。

[肝胆湿热]

症状：发热恶寒，胁痛口苦，胸闷纳呆，恶心呕吐，目赤或目黄身黄，小便黄赤。舌质红，舌苔黄腻，脉浮数或弦数。

病机分析：外邪入侵，故见发热恶寒；湿热蕴结于肝胆，肝络失和，胆不疏泄，故胁痛而口苦；湿热中阻，以致胸闷纳呆，恶心呕吐；肝开窍于目，肝火上炎故目赤；湿热交蒸，胆液不循常道而外溢，故见目黄身黄；湿热下注膀胱则尿黄。舌苔黄腻，脉弦数，均是肝胆湿热之征。

[肝气郁结]

症状：胁痛，走窜不定，疼痛每因情志之变动而增减，饮食减少，嗳气频作。苔薄，脉弦。

病机分析：肝气失于条达，阻于胁络，故见胁络胀痛；气属无形，时聚时散，故疼痛走窜不定；情志变化与气之郁结关系最为密切，故疼痛每随情志之变化而有所增减；肝气横逆，常易侵犯脾胃，故见食少嗳气。脉弦为肝郁之象。《杂病源流犀烛·肝病源流》云："气郁，由大怒气逆，或谋虑不决，皆令肝火动甚，以致肤胁肋痛。"

[瘀血停着]

症状：胁痛如刺，痛处不移，入夜更甚，或胁肋下有痞块。舌质紫暗，脉沉涩。

病机分析：气郁日久，气滞血瘀，或跌仆损伤，强力负重，致瘀血停着，痹阻脉络，故胁痛如刺，痛处固定不移，入夜疼痛更甚。瘀血停滞，积久不散，则渐成痞块。舌质紫暗，脉象沉涩，均属瘀血内停之征。《金匮翼·胁痛统论》云："污血胁痛者，凡跌仆损伤，污血必归胁下故也。"

[肝阴不足]

症状：胁肋隐痛，其痛绵绵不休，口干咽燥，心中烦热，头晕目眩。舌红少苔，脉细弦而数。

病机分析：精血亏损，血少不能濡养肝络，故见胁肋隐痛，其痛绵绵不休。阴虚易生内热，故口干咽燥，时觉烦热；精血亏虚，不能上荣，故头昏目眩。舌红少苔，脉弦细而数，均为阴虚内热之征。《金匮翼·胁痛统论》云："肝虚者，肝阴虚也，阴虚则脉绌急，肝之脉贯膈布胁肋，阴虚血燥则经脉失养而痛。"

二、治疗

（一）治疗原则

1. 实证理气活血

胁痛内伤实证多因气滞血瘀，应以理气疏肝，祛瘀通络为主。对于外感湿热导致胁痛的，应以祛邪为主，利湿清热解毒，并应辨明湿重热重，分别用药。

2. 虚证滋阴柔肝

胁痛虚证多若因肝血不足所致，则应滋养肝肾，养血柔肝。在临床中，各个证型常常互相错杂，虚中有实，实中有虚，应详加辨证，审慎用药。

（二）治法方药

[邪郁少阳]

治法：和解少阳。

方药：以小柴胡汤为主方。方中柴胡、黄芩和解少阳；半夏降逆止呕；生姜、大枣调和营卫；甘草调和诸药。减去人参，加郁金、枳壳、香附疏肝行气止痛；若心烦明显，加栀子、豆豉清热除烦；若口渴甚，加石斛、麦门冬生津止渴；若呕甚，加陈皮、竹茹降逆止呕。

[肝胆湿热]

治法：清热利湿。

方药：以龙胆泻肝汤为主方。方中龙胆草泻肝胆湿热；柴胡疏达肝气；黄芩、栀子清热泻火；木通、泽泻、车前子清利湿热。酌加川楝子、延胡索、木香以疏肝和胃，理气止痛。若发热、黄疸者，加茵陈、黄檗，以清热利湿除黄。若疼痛剧烈，呕吐蛔虫者，先以乌梅丸安蛔，继即驱蛔。若湿热煎熬，结成砂石，阻滞胆道，症见胁痛连及肩背者，可加金钱草、海金砂、郁金及硝石矾石散等以利胆排石。若兼胃肠燥热、大便不通、腹胀满者，加大黄、芒硝以泻热通便。

〔肝气郁结〕

治法：疏肝理气。方药：以柴胡疏肝散为主方。方用柴胡疏肝，配香附、枳壳以理气；川芎活血；芍药、甘草缓急止痛。胁痛较重者，酌加青皮、白芥子以增强理气通络止痛的作用。若气郁化火，症见胁肋掣痛，烦热口干，二便不畅，舌红苔黄，脉弦数，可加金铃子散、左金丸、丹皮、栀子等以清肝调气。若肝气横逆，脾运失常，症见胁痛而肠鸣腹泻者，可加茯苓、白术以健脾止泻。若兼有胃失和降，症见胁痛而恶心呕吐者，可加旋覆花、半夏、生姜以和胃止呕。

〔瘀血停着〕

治法：祛瘀通络。

方药：以旋覆花汤加味为主方。方中新绛可用茜草代替，以活血通络；旋覆花理气止痛，葱管通阳行气。酌加归尾、丹参、桃仁、鸡血藤等。瘀血较重者，可用复元活血汤活血去瘀，疏肝通络。方中大黄、桃仁、红花、穿山甲破瘀行滞，当归养血行瘀，柴胡调气散结，气行血活，则胁痛自止。若胁肋下有痞块，而正气未衰者，可加三棱、莪术、地鳖虫等破血消坚之药，亦可用鳖甲煎丸。

〔肝阴不足〕

治法：养阴柔肝。

方药：以一贯煎为主方。方中生地、枸杞子滋养肝肾，沙参、麦门冬、当归养阴柔肝；川楝子疏肝理气止痛，并可酌加合欢花、玫瑰花、白蒺藜等以疏肝调气。心烦加酸枣仁、丹参以养血安神，头目昏晕者加桑葚子、女贞子以补益肝肾。

（三）其他治法

1. 单方验方

(1) 当归龙荟丸（《医学入门》）：当归、青皮、龙胆草、芦荟、青黛、栀子、黄檗、大黄、木香、麝香、黄连。用于湿热甚则两胁痛，诸胁痛皆效。

(2) 青皮（《古今医鉴》）：凡胁痛用青皮，必须用醋炒过，煎服、末服并佳。

(3) 滑氏补肝散（滑伯仁方）：山茱萸、当归、五味子、山药、黄芪、川芎、木瓜、熟地、白术、独活、酸枣仁。用于久病血虚，肝失所养，胁痛阵作。

2. 针灸疗法

(1) 体针：①太冲、阳陵泉、丘墟、中渎、外关、期门、胆俞、肝俞、中脘，用于治疗肝气郁滞型。若瘀血停着，加日月、膈俞、大包、血海、肝俞、胆俞，各直刺1～1.5寸，留针1分钟，用泻法不留针。②肋间神经痛：取患侧支沟，对侧内关。气郁型加双侧太冲，血瘀型取双侧膈俞。

(2) 耳针：取穴肝胆、神门、胸、交感，实证强刺激，虚证轻刺激。留针 30 分钟，或埋皮内针，或用王不留行按压，2～3 日更换 1 次。

【转归及预后】

内伤胁痛各个证候之间可以互相转化。外感胁痛多属湿热蕴于肝胆致病，病久不去，则可见肝胆疏泄失职，气滞血瘀；又可因邪毒久羁而耗劫肝血肝阴，而为虚实错杂之证。肝郁胁痛如久延未治，或治疗不当，日久气滞血瘀，可以转化为瘀血胁痛。久病致虚，或久郁成劳，又可出现肝血不足，虚实互见。

无论外感或内伤的胁痛，只要治疗将养得法，一般预后良好。但也有部分患者迁延不愈，成为慢性，若治疗不得当，演变为癥瘕痞块或肝痈等证，则预后不佳。

第五节　疝　气

【定义】

疝气是指一侧或双侧睾丸、阴囊肿胀疼痛，或牵引少腹疼痛为主要临床表现的一类疾病。因类型不一又各具特征，或见阴囊肿硬发凉；或阴囊水肿状如水晶；或阴囊肿胀，一侧作痛时缓时急；或阴囊一侧肿大，时上时下；或阴囊肿硬、重坠，麻木不知痛痒。疝气可急骤起病，或渐进形成，或由急发而转为慢性过程。

【病因病机】

疝气以睾丸、阴囊肿胀疼痛，或牵引少腹疼痛为临床特征，病位为足厥阴肝经、足少阴肾经、足太阴脾经，以及任脉的循行所过之处，故本病与以上诸经有密切关系。

1. 寒湿凝滞

凡因感受寒湿之邪而致疝气病者，多为素体阳虚，或久居潮湿之地，病邪侵入之后，客于肝肾之经脉，以致寒湿凝滞，聚于阴分，因而成疝。《景岳全书·杂证谟·疝气》谓："必因先受寒湿或犯生冷，以邪聚阴分，此其肇端之始，未有不因寒湿而致然者。"

2. 湿热搏结

湿热搏结而致疝者，或因寒湿之邪，久羁腑络阻痹，郁而化热；或因素有湿热在经，郁遏至久，复感外寒，湿热之邪不得外泄，随经下注于肝经任脉，搏结而成疝作痛。

3. 肝郁气滞

情志抑郁，或愤怒号哭，或久立久坐，致肝失条达，不得疏泄，气机不畅，流窜走注于阴囊睾丸，肿痛而成疝。《医学入门·疝气》说："气疝上连肾腧，下及阴囊，得于号哭忿怒之郁而胀，或劳役坐马，致核肿胀。"

4. 痰结血瘀

痰湿久积，流入下焦，郁结不化，注于肝经任脉而成疝气。或气滞日久，失治误治，或外力损伤，病邪深入血络，瘀血聚而成疝。

5. 气虚下陷

先天禀赋不足，发育不全，气虚下陷，而成偏坠。或素体虚弱，阳气不足，复因操劳过度，或强力举重，以致中气下陷，少腹下坠，睾丸疼痛而成疝气。

总之，寒湿外感，湿热内侵，气虚体弱，痰结血瘀为疝气之主因；情志刺激，外力损伤，劳逸失度等等，又可诱发和加重本病。临床各种因素往往综合致病，如先天禀赋不足者，易因气虚下陷而成疝，若复感寒湿外邪，则寒湿凝滞与气虚下陷并见。情志抑郁，肝郁气滞致疝，若加之湿热内蕴，则气滞与湿热相合为病。任脉主一身之阴，一般见证多偏阴偏寒。本病初期多为寒湿证，郁久可化热；久病耗气，痰湿积聚，血瘀阻络，而成虚实错杂之证。

【诊断与鉴别诊断】

一、诊断

（一）发病特点

发病或急或缓。急性者突然发现睾丸阴囊肿胀疼痛，牵引少腹作痛。常伴有外邪侵袭，或强力负重等诱因。

多数患者起病即成慢性过程，或由急性过程逐渐转为慢性，初起患者自觉睾丸阴囊酸胀下坠，无明显红肿疼痛，渐进诸证加剧，病程迁延。

（二）临床表现

本病以睾丸阴囊肿胀，牵引少腹疼痛，或睾丸坚硬肿坠不知痛痒为主要临床表现。

疝气因类型不同，又各自具有相应的特征：

寒疝：阴囊肿硬发冷，睾丸痛引少腹，喜暖畏寒，舌苔白，脉象沉弦或沉迟。

水疝：阴囊水肿，状如水晶，或痛或痒，或囊湿出水，舌苔薄腻，脉弦。

气疝：阴囊肿胀偏痛，少腹有下坠感或疼痛，时缓时急，舌淡苔薄，脉弦。

狐疝：阴囊一侧肿大，时上时下，如有物状，卧则入腹，立则入囊，胀痛俱作。

癞疝：阴囊肿硬重坠，如升如斗，麻木不知痛痒。

二、鉴别诊断

腹中之疝本篇主要讨论睾丸之疝，应与腹中之疝鉴别。两种疝病虽都可有腹痛症状，但腹中之疝以腹痛为主要症状，无睾丸阴囊肿痛，而睾丸之疝在出现牵引少腹作痛的同时，必有阴囊睾丸肿胀疼痛。

【辨证论治】

一、辨证

（一）辨证要点

1. 注重查体

通过患者主诉及局部检查，根据疝气病的不同特征，判断是属于何种疝气病。

2. 辨别病性

寒滞肝脉者，以阴囊、睾丸疼痛，畏寒为特征。湿热下注者，阴囊、睾丸肿胀疼痛较著；属于虚者，多因劳累而加重；实证疝气，多为气滞血瘀，水湿下注，聚而不散，常见阴囊皮色青紫，触压则痛，阴囊肿胀如水晶。

3. 区别缓急

疝气发病多缓，若突然有物坠入阴囊，疼痛难忍，甚则恶心呕吐，肢冷汗出，则应考虑发生嵌顿或绞窄，是为疝中急症，应积极合理治疗，不可贻误。

(二) 症候

寒疝

[寒实证]

症状：阴囊肿硬而冷，甚则坚硬如石，控睾而痛，畏寒喜暖。舌苔白，脉沉弦。

病机分析：肝脉下络阴器，上抵少腹，阴寒内盛，聚于阴器，凝滞不通，故见阴囊冷痛；寒主收引，故肿而且硬，甚则坚硬如石；寒为阴邪，寒盛则阳气不布，故畏寒喜暖；苔白，脉沉弦，均为阴寒内盛之象。

[虚寒证]

症状：阴囊肿胀而冷，按之不坚，腹中切痛，痛引睾丸，形寒足冷，手足不仁。舌淡苔白，脉沉细而迟。

病机分析：素体肝肾不足，复感寒邪，入于厥阴之络，故阴囊肿胀而冷，按之不坚；阴寒内盛，故腹中切痛，痛引睾丸；形寒足冷，手足不仁，舌淡苔白，脉沉细而迟，均为内寒盛而兼血虚之征。

水疝

[寒湿证]

症状：阴囊肿胀，坠重而痛，如水晶状，囊湿汗出，或少腹按之作水声，小便短少。舌苔薄腻，脉弦。

病机分析：水湿内聚，又感寒邪，寒湿凝滞阴器，气不流畅，经脉不通，故阴囊肿胀，坠重而痛，水湿停聚，浸渍阴囊，故阴囊肿胀如水晶状；水湿外渗则囊湿汗出；水气相搏则少腹按之有声，水湿停聚，下焦气化失常，故小便短少；苔薄腻，脉弦，均为寒湿内阻肝经之征。

[湿热证]

症状：阴囊红肿而痛痒，皮肤破损而出黄水，小便短赤。舌苔黄腻，脉弦数。

病机分析：本证多在寒湿证的基础上发生，由于寒湿之邪久郁而化热，或复感外邪，故见阴囊红肿而痛痒，搔之则易损渗出黄水，甚则恶寒发热；湿热下注则小便短赤；舌苔黄腻，脉弦数，均为湿热内蕴之征。

气疝

[气滞证]

症状：阴囊肿胀偏痛，少腹结滞不舒，痛无定处，以胀为主，时因愤怒、号哭而引发。苔薄，脉弦。

病机分析：愤怒、号哭，导致肝气郁结，气机逆乱，流窜于下，则可使阴囊肿胀偏痛，少腹结滞不舒；气易流窜，故痛无定处，以胀为主；苔薄，脉弦均为肝气不疏之征。

[气虚证]

症状：阴囊肿胀偏痛，反复发作，遇劳则发，少腹胀痛有下坠感，小便短涩不畅。舌淡边有齿印，苔薄，脉弱无力。

病机分析：年老体衰，或劳累过度，劳则气耗，故气虚下陷而见阴囊肿胀偏痛，气虚不能统御，遇劳气虚更甚，故反复发作；少腹胀痛有下坠感，小便短涩不畅，均为气虚下陷之征；舌淡边有齿印、脉弱无力均为气虚之象。

狐疝

症状：阴囊偏有大小，时上时下，似有物状，卧则入腹，立则入囊，胀痛俱作。

病机分析：肝失疏泄，流注无定，聚散无常，故阴囊偏有大小，时上时下，似有物状；卧则气入腹中，入腹则痛止，立则气下入于囊中，而作肿痛。

癀疝

[痰湿郁结]

症状：阴囊肿大粗厚，坚硬重坠，麻木不知痛痒，四肢重着。舌质紫暗，苔白腻，脉滑或沉弦。

病机分析：癀疝之病，多得之于卑湿之地，湿性重着阴沉，厥阴之脉为水湿所阻，初期阴囊肿大，湿郁日久不化，渐至痰凝血滞，郁结于内，故见阴囊肿大粗厚，坚硬重坠；痰湿郁结，气血不畅，故麻木不知痛痒；四肢重着，为湿邪留滞。舌苔白腻，脉滑或沉弦为痰湿内阻之征。若见舌质紫暗，则病已深入血分。[痰热蕴结]症状：阴囊肿大粗厚，坚硬重坠，红肿痒痛。舌质红或紫暗，苔黄腻，脉滑数或弦数。

病机分析：痰湿郁久化热，或痰湿蕴结复感外邪，故除阴囊肿大粗厚，坚硬重坠外，尚有红肿痒痛。舌质红，苔黄腻，脉滑数或弦数均为痰热内蕴之象。

二、治疗

（一）治疗原则

1. 治气为主

疝气病多在气分，故治疝应重视治气的原则。气壮血自行，气和肿自消。

2. 对因治疗

根据寒热虚实具体病情，采用温化、泄热、补中、散结之法。

（二）治法方药

寒疝

[寒实证]

治法：温经散寒，疏肝理气。

方药：椒桂汤化裁。方中以桂枝、川椒、高良姜、吴茱萸、小茴香温经散寒，行气止痛；柴胡、陈皮、青皮疏肝理气；如气滞有寒，可用天台乌药散疏肝理气，加肉桂、吴茱萸以温经散寒。

[虚寒证]

治法：散寒行气，养血和肝。

方药：暖肝煎化裁。方中肉桂为温阳散寒之要药，小茴香、乌药、沉香行气止痛；当归、枸杞子养肝阴而和营血。

水疝

[寒湿证]

治法：化气利水。

方药：五苓散加味。方中猪苓、茯苓、泽泻行水利湿，桂枝通阳化气，白术健脾，可酌加橘核、木香等以助疏肝调气。若有水气聚结，宜加用禹功散以行气逐水。

［湿热证］

治法：泄热利水。

方药：大分清饮化裁。方中猪苓、茯苓、泽泻、车前子渗湿利水，枳壳行气，栀子清利三焦湿热，可加黄檗、龙胆草以助清热利湿之力。

气疝

［气滞证］

治法：疏肝理气。

方药：天台乌药散化裁。方中乌药、木香行气导滞；茴香、高良姜暖下散寒；青皮疏理肝气；槟榔导滞下行；川楝子治疝止痛。

［气虚证］

治法：益气举陷。

方药：补中益气汤加味。方中重用黄芪、党参补益中气；升麻、柴胡升清举陷，以助参芪升阳之功；白术健脾化湿，陈皮和胃理气。若虚中夹滞，可酌加橘核、小茴香、川楝子疏肝导滞止痛，兼肾气虚者加巴戟天、淫羊藿、肉桂等以温阳益肾纳气。

狐疝

治法：疏肝理气。

方药：导气汤化裁。方中川楝子、小茴香、木香疏肝调气，吴茱萸温经散寒，可加乌药、延胡索、青皮、橘核等以暖肝行气。若久病气虚，可加用人参、黄芪、柴胡、升麻之类以益气升阳；血分不足者，宜入当归、白芍以养血柔肝；阴寒内盛，可加肉桂、附片以温经散寒。

癫疝

［痰湿郁结］

治法：行气利湿、软坚消肿。

方药：橘核丸化裁。方中橘核、木香、厚朴、枳实、川楝子行厥阴气分；桃仁、延胡索行厥阴血分；肉桂通阳；昆布、海藻软坚消肿。郁结甚者，可加三棱、莪术之类；痰湿重者，可加苍术、茯苓、半夏、贝母等。偏于气滞者，可用三层茴香丸。

［痰热蕴结］

治法：清热化湿、软坚消肿。

方药：龙胆泻肝汤合橘核丸加减。橘核丸各药功效见前；龙胆泻肝汤以龙胆草、黄芩、栀子苦寒清热，柴胡条达肝气，生地、当归养肝入血，车前子、泽泻清利下焦湿热。

（三）其他治法

1. 针灸治疗

寒疝及水疝以灸为主，狐疝、气疝、癫疝既可针又可灸，主要选用任脉及足厥阴肝经穴位，主穴：大敦、气海、关元、中极、神阙等。

2.盐熨法

以食盐 500～1000g 炒热后用布包，熨少腹部，可使疼痛减轻或缓解。适用于疝气病的寒证。

3.熏洗法

用雄黄 30g，矾石 60g，生甘草 20g 煎水熏洗阴囊，有较好的止痛作用。

4.外敷法

以鲜地骨皮和糯米饭，捣烂后外敷睾丸处，局部感热痒即除。可治睾丸肿痛。

【转归及预后】

疝气起始多为寒疝或气滞；若迁延失治，寒湿久郁化热，或复感外邪，则热毒壅盛，阴囊睾丸可以溃烂成痈，病属实证。疝气病程迁延则可致气虚下陷，病情由实转虚。疝气多属气分病，日久亦能向血分转化，导致痰凝血瘀。尚有部分患者长期痰瘀积聚而成为癌瘤，病情则较凶险。疝气预后大多良好。狐疝患者，有时虽不易根治，但治疗后亦可使症状减轻。由于热毒壅盛而致阴囊溃烂成痈，应积极治疗，密切观察。痰瘀结聚而成癌瘤者，预后较差。

第九章 肾系病证

第一节 淋 证

【定义】

淋证是以小便频急短涩、滴沥刺痛、小腹拘急，或痛引腰腹为主要临床表现的一类病症。因病变类型不一又各具特征，或见尿液红赤，甚至溺出纯血，或尿液浑浊如米泔脂膏样，或随尿液排出砂石。淋证可急骤起病，或渐进形成，反复发作。亦常并发于多种急、慢性疾病过程中。

【病因病机】

淋证以小便频急短涩，滴沥刺痛，小腹拘急为主要病机表现，反映其病位在肾与膀胱，并涉及肝脾心诸脏。多因湿热秽浊之邪蕴结，膀胱气化失常；或因情志失调，气血不畅，水道不利；或劳伤久病，脾肾亏虚，脏腑气化无权所致。淋证在病变发展过程中，可表现为不同的阶段性和不同的病机。

1. 膀胱湿热

湿热多受自于外，亦可由内而生。感于外者，或因下阴不洁，秽浊之邪上犯膀胱；或由他脏邪热移入膀胱，如小肠邪热，或心经火热炽盛，传于其腑，移入膀胱；或下肢感受丹毒，壅遏脉络，波及膀胱。生于内者，多因过食肥甘酒热之品，脾胃运化失常，积湿生热，湿热下注膀胱，由于膀胱为州都之官，津液贮藏之所，气化水始能出，湿热邪气蕴结膀胱，气化失司，水道不利，遂发为淋证。若湿热毒邪客于膀胱，小便灼热刺痛，则为热淋；若膀胱热盛，热伤阴络，迫血妄行，血随尿出，则为血淋；若湿热久蕴，煎熬水液，尿液凝结，日久尿中杂质沉积化为砂石，则为石淋；若湿热稽留，注于下焦，阻滞络脉，脂液不循常道，渗于膀胱，与尿液相混，则为膏淋。总之，在热淋、血淋、石淋、膏淋的初期或急发阶段，膀胱湿热为其主因。

2. 肝郁气滞

郁怒伤肝，肝失疏泄，气血不畅，脉络瘀阻，或气郁化火，气火郁于下焦，以致膀胱气化不利，而成为淋。少腹为足厥阴肝经循行之处，气滞不宣，下焦瘀滞，气化失司，故少腹作胀，小便艰涩疼痛，余沥不尽，发为气淋之实证。

3. 脾肾亏虚

肾与膀胱互为表里，其间经脉连属，水道相通，关系至为密切。或因禀赋不足，先天畸形，年老久病，肾气虚弱；或因产后、劳伤、导尿、砂石积聚，损伤肾气，皆可使外邪易于侵袭膀胱，罹患淋证。久淋不愈，病情缠绵或失治误治，脾肾亏虚，正气耗伤，脏腑功能失调，从而形成各种虚证类型。若肾阴不足，阴虚火旺，虚火扰动，迫血妄行者，则为血淋；

若中气不足，气虚下陷者，则为气淋；若下元不固，精微脂液失于摄纳，尿液滑腻如脂膏者，则为膏淋；病程缠绵，遇劳复发者，则为劳淋。

另外也有淋证日久，或过用通利，或热毒炽盛，损及心气心阴. 虚火盛于上，肾阴亏于下，心肾不交，水火失济，肾失固涩，转为劳淋者，称为"上盛下虚"之证。若淋证过用苦寒，伤中败胃；或恣用辛香，耗气损脾；或淋久不愈，湿热害脾，以致脾气虚弱，中气下陷，而为劳淋及气淋。素体脾虚及思虑劳伤心脾者较易发生。

总之，淋证的基本病机为湿热蕴结下焦，肾与膀胱气化不利。病变部位主要在膀胱与肾，涉及心肝脾诸脏。其病变基本规律，初起湿热为患，多属实证。病程迁延反复则呈现虚实转化。其转归，淋证各型并非绝对彼此孤立，因病变发展规律所致，不同类型之间可存在一定的交叉和联系。在慢性化阶段，常表现为各证型之间参差互见，虚实错杂，多脏受损。

【诊断与鉴别诊断】

一、诊断

（一）发病特点

急性热淋、血淋，通常多见于女性。妊娠期或施行腹部手术后发生率较高。

各种淋证均可迁延反复。长期卧床或兼有消渴、中风、癃闭、肿瘤等其他疾病，特别是人体处于慢性衰弱状态时，患病率往往与年龄呈正相关。

（二）临床表现

小便频、急、短、涩、痛为诸淋之基本表现。尿频日可达十数次以上，尿意急迫，排尿涩滞，灼热疼痛，余沥不尽。

淋证病因不同，又各自具有相应的证类特征：

热淋：起病多急骤，或伴有发热，排尿灼热刺痛，小腹拘急。

血淋：排尿刺痛，尿血或夹血丝、血块。

气淋：小腹胀满较明显，小便艰涩疼痛，尿后余沥不尽。

膏淋：尿液浑浊如米泔水样或滑腻如膏脂，排尿涩滞不畅。

石淋：以尿中排出砂石为特征，发作时小便窘急不能卒出，或尿流中断，尿道刺痛，痛引少腹，或腰腹绞痛，尿出砂石而痛止。临床根据病史，结合影像学检查，有助于确立诊断。

劳淋：病程经久，迁延反复，遇劳诱发或加重，小便淋沥不已，涩痛不著，小腹重坠及尻。

二、鉴别诊断

1. 癃闭

癃闭以排尿困难、小便量少，甚至点滴全无为特点。其小便量少，排尿困难与淋证相似，但淋证尿频而疼痛，虽每次小便量少，但每日排尿总量多为正常。癃闭则无尿痛，每日排出尿量低于正常，严重时小便闭塞，无尿排出。一般来讲，癃闭较淋证为重。预后较差。《景岳全书·癃闭》说："最危最急证也。水道不通，则上侵脾胃而为胀，外侵肌肉而为肿，泛及中焦则为呕，再及上焦则为喘。数日不通，则奔迫难堪，必致危殆。"

2．尿血

血淋和尿血都有小便出血，尿色红赤，甚至溺出纯血等症状，其鉴别要点是有无尿痛。《丹溪心法·淋》谓："痛者为血淋，不痛者为尿血。"血淋多属实证，尿血以虚证多见。

3．尿浊

尿浊是以小便浑浊不清、自如米泔为主症，但尿出自如，无疼痛滞涩感，与淋证不同。

此外，临床尚有淋浊、精浊之证，可伴见尿频、尿痛等类似淋证的症状。但这些病证都各有其临床特点，详见于相关章节。

【辨证论治】

一、辨证

（一）辨证要点

1．明辨类别

由于每种淋证都有不同的病机，各自的临床类型和相应的发展变化规律，因此，辨别其为何种淋证，就是抓住了辨证的纲领，有利于指导辨证，采取针对性治疗措施。以热淋为例，病因湿热毒邪蕴结膀胱所致，属于实证，治宜利尿通淋，清热解毒之法以祛邪。而血淋虽与热淋均属下焦有热，但病机为热伤血络，病性有虚实之别，治疗还须酌情参以清心、凉血、止血之品，故与热淋不同。

2．审察虚实

辨别淋证虚实的主要依据有三：一是病程。淋证初起多因膀胱湿热，其病在腑，属于实证；病久不愈，出现肾气不足、脾虚气陷、气阴两虚等脏气虚损病象，转为虚证或虚实错杂。二是淋证特有的水道不利症状，其中有无尿痛是鉴别虚实的重要指征。《慎斋遗书·淋》说：尿"痛者为实，不痛者为虚"。《证治要诀·淋》说："有小便艰涩如淋，不痛而痒者"属虚。从临床观察所见，尿痛的轻重程度往往与湿热邪气的盛衰成平行关系，尿痛甚者湿热邪气亦甚，随着湿热邪气被清除，尿痛也减轻或消失，这在热淋、血淋尤为明显。在伴有高热恶寒的情况下，有时尿痛反不明显，则属例外。三是小便色泽及全身阴阳失调情况。小便浑浊黄赤多为湿热邪气盛，溺液清白多为邪退或正虚。小便色泽对辨别血淋的虚实有着特别重要的意义。如《医宗必读·淋证》把血淋分为血热、血瘀、血虚和血冷4种。辨别方法是：血热者，尿时灼热刺痛，血色鲜红，脉有力；血瘀者，尿时茎中痛如刀割，血色紫暗有块，小腹硬满，脉沉弦或数；血虚者，尿时疼痛不剧，尿色淡红，脉虚数；血冷者，尿时血色晦暗，面色枯白，脉沉迟。故根据尿血色泽，结合尿痛程度的轻重和其他四诊所见，可作为临床审察虚实的重要参考。

3．区分缓急

淋证可由实转虚，因虚致实，或虚实参差，且各种类型也可相兼或转化。因而辨证时须区分标席缓急。一般而言，正气为本，邪气为标；病因为本，见证为标；旧病为本，新病为标。以劳淋转为热淋为例，劳淋最突出的问题是病情的反复发作与慢性化。从邪与正的关系看，劳淋的正虚是本，热淋的邪实是标。根据急则治标、缓则治本和治病必求其本的原则，当以治热淋为急务，从而确定利尿通淋、清热解毒的治法，选用相应药物，俟湿热已清，转以扶正为主。

（二）症候

[热淋]

症状：小便频数，急迫不爽，尿色黄赤，灼热刺痛，或痛引小腹拘急不适，或伴腰痛拒按；或有寒热，口苦，呕恶；或兼便秘。舌苔黄腻，脉濡数。

病机分析：湿热毒邪，客于膀胱，气化失司，水道不利。盖火性急迫，故溲频而急；湿热壅遏，气机失宣，故尿出艰涩，灼热刺痛；湿热蕴结，故尿黄赤；腰为肾之府，若湿热之邪侵犯于肾，则腰痛而拒按；上犯少阳，而现寒热起伏，口苦呕恶；热甚波及大肠，则大便秘结；苔黄腻，脉濡数，均系湿热为病之象。

[血淋]

症状：实证见尿色红赤，或夹紫暗血块，溲频短急，灼热痛剧，滞涩不利，甚则尿道满急疼痛，牵引脐腹，舌红、苔薄黄，脉数有力；虚证见尿色淡红，尿痛滞涩不著，腰酸膝软，五心烦热，舌红少苔，脉细数。

病机分析：湿热下注膀胱，热伤阴络，迫血妄行，以致小便涩痛而尿中带血。或心火炽盛，移于小肠，热迫膀胱，血热伤络，故血与溲俱下，血淋乃作。《证治准绳·淋》谓："心主血，气通小肠，热甚则搏于血脉，血得热则流行人胞中，与溲俱下。"若热甚煎熬，血结成瘀，则溲血成块，色紫而暗，壅塞膀胱，而现小腹急满硬痛。舌红苔黄，脉数有力，均为实热的表现。

若素体阴虚，或淋久湿热伤阴，或夙患痨瘵，乃至肾阴不足，虚火亢盛，损伤阴络，溢入膀胱，则为血淋之虚证。

[气淋]

症状：实证见小便艰涩疼痛，淋漓不畅，余沥难尽，少腹胀满，甚则胀痛难忍，苔薄白，脉沉弦；虚证见尿频溲清，滞涩不甚，余沥难尽，小腹坠胀，空痛喜按，不耐劳累，面色㿠白，舌质淡，脉虚细无力。

病机分析：肝主疏泄，其脉循少腹，络阴器，绕廷孔。肝郁气滞，郁久化火，气火郁于下焦，或兼湿热侵袭膀胱，壅遏不能宣通，故脐腹满闷，胀痛难受，小便滞涩淋漓。此为实证。

年高体衰，病久不愈，或过用苦寒、疏利之剂，耗气伤中，脾虚气陷，故小腹坠胀，空痛喜按；气虚不能摄纳，故溲频尿清而有余沥；小便滞涩不甚，是为气淋之属虚者。

[石淋]

症状：实证见小便滞涩不畅，尿中排出砂石，或尿不能卒出，窘迫难忍，痛引少腹，或排尿时尿流中断，或腰痛如绞，牵引少腹，连及外阴，尿中带血，苔薄白或黄，脉弦或数；虚实夹杂证见病程迁延，砂石滞留，伴见腰酸隐痛，或少腹空痛，脉细而弱。

病机分析：湿热下注，化火灼阴，煎熬尿液，结为砂石，淤积水道，而为石淋。积于下则膀胱气化失司，尿出不利，甚则欲出不能，窘迫难受，痛引少腹。滞留于上，则影响肾脏司小便之职，郁结不得下泄，气血滞涩，不通则痛，由肾而波及膀胱、阴部。砂石伤络则为尿血。

砂石滞留，病久耗气伤阴，但终因有形之邪未去，而呈虚实夹杂之证。

［膏淋］

症状：实证见小便浑浊如米泔水，置之沉淀如絮状，上有浮油如脂，或夹凝块，或混有血液，尿道热涩疼痛，舌质红，苔黄腻；虚证见病久不已，或反复发作，淋出如脂，涩痛不著，形体日渐消瘦，腰酸膝软，头昏无力，舌淡苔腻，脉细数无力。

病机分析：下焦湿热，阻于络脉，脂液失其常道，流注膀胱，气化不利，不能分清泌浊，故尿液混浊如膏，便时不畅。属于实证。

病久肾气受损，下元不固，不能摄纳脂液，故淋出如脂。伴见形瘦乏力，腰膝酸软等虚象。

［劳淋］

症状：病程缠绵，时轻时重，遇劳加重或诱发。尿液赤涩不甚，溺痛不著，淋漓不已，腰酸膝软，神疲乏力。舌质淡，苔薄，脉虚弱。

劳淋细分还有心劳、脾劳、肾劳之不同：

心劳者，可因思虑劳心而加重。伴见小便滞涩，尿意不尽，小腹微胀，心悸短气，困倦乏力，口干舌燥，失眠多梦，舌尖红，苔薄白，脉细或数等气阴不足，虚热内生征象。

脾劳者，每遇劳倦则病情加重，小腹坠胀，迫注肛门，便意不尽，小便点滴而出，精神困惫，少气懒言，脉细，苔薄白。

肾劳者，多因劳伤日久，兼见腰痛绵绵，小便频数，尿有热感，五心烦热，舌红少苔，脉细或数，属肾阴不足。若兼腰膝酸软，尿频清长，颜面虚浮无华，脉细或沉，舌淡苔薄白者，为肾气虚。并见畏寒怯冷、四肢不温者，为肾阳虚。

病机分析：淋证日久，或病情反复，邪气伤正；或过用苦寒清利，损伤正气，转为劳淋。而思虑劳倦日久，损伤心脾肾诸脏，正气益虚，遂使病情加重。夫肾虚则小便失其所主，脾虚气陷则小便无以摄纳，心虚则水火失济，心肾不交，虚火下移，膀胱失约，劳淋诸证由之而作。

此外，尚有淋证之特殊者，名曰冷淋，亦名寒淋。除具淋证之一般症状外，伴有口鼻气冷，喜饮热汤，肢厥喜温，先寒栗而后溲便等虚寒征象。系因肾气虚弱，复感寒邪，膀胱虚冷，气化失司使然。《诸病源候论·诸淋病候》谓："寒淋者……由肾气虚弱，下焦受于冷气，入胞与正气交争，寒气胜则战寒而成淋。"

二、治疗

(一) 治疗原则

1. 实则清利，除邪务尽

淋证临床须区分病程时序，确立治疗原则。在病变初起或急性发作阶段，多属湿毒瘀热蓄于下焦。治疗重在清利解毒、泄化瘀热。其以膀胱湿热为主者，治宜清热利湿；以热灼血络为主者，治宜凉血止血；气滞血瘀者，理气化瘀；砂石结聚者，涤除砂石。用药应保证足够的剂量和适当的疗程，除邪务尽，以杜病邪上犯及病情迁延反复。

2. 虚则补益，兼顾余邪

正虚不足者，当视其所损脏气而益之，或滋肾，或补中，或益气养阴。虚实夹杂者，多因病程经久，迁延反复，正气已伤，余邪留恋。由于正邪的彼此消长，以致时作时止，缠绵难愈。古人有"淋无虚证"、"淋无补法"之说，意在强调临床纯虚者少。治疗宜注重整体辨析，综合调节脏腑功能，补虚泻实兼顾，或攻补相间而施。此为淋证及其转归的特殊性。

（二）治法方药

[热淋]

治法：清热解毒，利湿通淋。

方药：八正散加减。方中匾蓄、瞿麦、车前子、滑石、灯芯草通淋利湿；栀子、大黄泻热解毒通腑，使湿热从大小便分利而出。热象明显者，酌加金银花、连翘、白花蛇舌草、蚤休、败酱草、土贝母、土茯苓等清热解毒之品；腹胀便秘甚者，加用枳实，并加重大黄用量；小腹坠胀者，加川楝子、乌药以理气疏导。若膀胱湿热毒邪极甚，上犯少阳，伴见寒热、口苦、呕恶者，可合小柴胡汤以和解少阳，通利膀胱，清热解毒。若热毒入血，蔓延三焦，而属热淋急性重证阶段，当急则治其标，用黄连解毒汤合五味消毒饮，清热、泻火、解毒，其时中药可日服 2 剂，昼夜 4 次分服，以顿挫热势。

素体阴虚，舌上少苔，脉细数者，用猪苓汤育阴、利尿、通淋。血虚舌淡脉细，面色萎黄少华者，用五淋散养血通淋。此二方清热解毒之力均嫌不足，热毒较甚者，宜加金银花藤、车前草、紫花地丁等清热解毒之品。

[血淋]

治法：实证宜清热通淋，凉血止血；虚证宜滋补肾阴，清热止血。

方药：实证用小蓟饮子化裁。方中通草、滑石、淡竹叶、栀子、甘草梢清心泻热通淋；生地、炒蒲黄、藕节、小蓟凉血止血。组方体现了"心清则小便利，心平则血不妄行"的治疗原则。病势较重者，加黄芩、白茅根；便秘者加大黄；出血量多，色暗有块者，加三七、琥珀粉、川牛膝等化瘀止血。病情较轻者，用火府丹加白茅根、茜草根。若瘀血停滞，小腹硬，茎中痛欲死者，宜用牛膝膏。体虚者，宜四物汤加桃仁、牛膝、通草、红花、丹皮等。

虚证用知柏地黄汤加味。全方配伍滋补肾阴，清泻虚热。阴虚火旺，灼伤血络，加龟版、阿胶、旱莲草滋阴清热，凉血止血。阴虚湿热未尽，尿痛较著者，用阿胶散育阴止血，清利湿热。肝郁胁痛腹胀者，加白芍、柴胡。下元虚冷者，加肉桂、附子。

[气淋]

治法：实证宜理气和血，通淋利尿；虚证宜补中健脾，益气升陷。

方药：实证用沉香散。本方以沉香降气；石韦、冬葵子、滑石清利湿热；陈皮、王不留行理气活血；当归、白芍、甘草和血柔肝，缓急止痛，标本兼顾。小腹胀满难忍，气滞较剧者，加木香、青皮、乌药、小茴香开郁理气；夹有瘀血，刺痛明显者，加川牛膝、红花、赤芍活血化瘀。临床症状不重者，用假苏散理气通淋。

虚证用补中益气汤。方中黄芪、党参、白术、陈皮、甘草益气健脾；当归补血活血；升麻、柴胡升举清阳。兼血虚肾弱者，用八珍汤加淮牛膝、枸杞子、杜仲，益气养血，双补脾肾。若淋证过用清利，小便失禁者，用固脬汤，益气升阳，补肾固摄。

[石淋]

治法：实证宜清热利湿，通淋排石；虚证宜益肾消坚，攻补兼施。

方药：石韦散化裁。方中石韦、冬葵子、瞿麦、滑石、车前子利水通淋，同时宜加较大剂量的金钱草、海金沙等以增强其消坚涤石作用。腰腹绞痛者，加芍药、甘草以缓急止痛。伴有小便频急，少腹胀满，排尿滞涩作痛，舌苔黄腻，脉滑数或濡数等膀胱湿热征象者，宜八正散清热利湿，加金钱草、石韦、牛膝、枳实等理气活血，消石排石。尿中带血者，加小蓟、生地、藕节、茅根凉血止血。结石盘踞滞留日久，而无明显症状，舌有瘀象，脉弦紧或缓涩者，加乌药、川楝子、白芍，消坚行气化瘀，以助结石移动排除。

若砂石滞留，病程迁延，或过服苦寒清利攻伐，耗气伤阴，或'肾气素虚，而呈虚实夹杂之证，宜攻补兼施。可在消坚涤石基础上酌情配伍黄芪、党参、菟丝子、旱莲草、补骨脂、生地等益气、补肾、滋阴药物。亦可参考陈士铎《石室秘录·治石淋方》的组方思路，选用熟地、山茱萸、泽泻、薏苡仁、车前子、芡实、茯苓、麦门冬、骨碎补、肉桂之类，强肾化水，以助推动结石降下。

凡砂石过大或滞留日久者，不宜盲目攻逐，可根据条件先适当采取机械碎石等疗法，再用中药通淋排石，可缩短疗程，并防止损伤正气。

［膏淋］

治法：实证宜清热除湿，分清泌浊，清心通络；虚证宜补肾固涩。

方药：实证用程氏萆薢分清饮。方中萆薢、石菖蒲清利湿浊；黄檗、车前子清热利湿；白术、茯苓健脾除湿；莲子心、丹参清心活血通络。使湿热去，清浊分，络脉通，脂液重归其道。小便黄热而痛甚者，加龙胆草、栀子；腹胀尿涩不畅者，加乌药、青皮；小便挟血者，加大蓟、小蓟、藕节、白茅根。

虚证用膏淋汤化裁。方中党参、山药健脾；生地、芡实滋肾；龙骨、牡蛎、白芍固涩脂液。可酌情配伍莲须、沙苑蒺藜，以固护下元，摄纳脂液。若脾肾两虚，中气下陷，肾失固摄者，可用补中益气汤合七味都气丸益气升陷，滋肾固涩。

［劳淋］

按肾劳、心劳、脾劳三证分治之：肾劳治法：益肾固摄，兼化湿浊。方药：无比山药丸加减。方中熟地、山茱萸、菟丝子、巴戟天、杜仲、牛膝、肉苁蓉益肾；芡实、金樱子、煅牡蛎、五味子固摄；山药、茯苓、泽泻、薏苡仁化湿利水，使补而不滞。适用于劳淋正气不足，余邪不甚，病情稳定的调补阶段，重在强化脾肾功能。阴虚火旺、五心烦热者，加知母、黄檗；腰痛较著者，加续断、狗脊、桑寄生；湿热未尽，溲黄热痛者，加车前草、金银花藤。肾气虚者，用菟丝子汤。兼血虚脾弱，水湿内停，唇舌淡白，心悸食欲缺乏，面浮肢肿者，与当归芍药散合方。肾阳虚者，用金匮肾气丸。

心劳

治法：益气养阴，交通心肾，佐以清热除湿。

方药：清心莲子饮。方中人参、黄芪益气，麦门冬养阴，石莲子交通心肾，补中有清，清中有涩；黄芩、地骨皮清上焦郁热虚火，有参芪相佐清热不致太过；茯苓、车前子导湿热从小便而出。全方重在调整心肾二脏，清心火，止淋浊。适用于心火上炎，肾阴不足，淋浊遇劳即发者。小肠有热，舌尖红赤，尿痛者合导赤散。

脾劳

治法：扶正培本，补中升陷。

　　方药：补中益气汤。方中人参、黄芪、升麻、柴胡益气补中，升清举陷；白术、陈皮运脾燥湿。肺气亦虚，气化不及州都，小便色黄，加麦门冬、五味子。若脾肾俱虚者，加肉桂、鹿角片、覆盆子、益智仁或缩泉丸，脾肾兼顾。若心脾两亏，无湿热征象者，用归脾汤补益心脾。

　　总之，治疗劳淋在总体上要注意以下事项：其一，劳淋的基本病机是正气已伤，余邪留恋。由于正邪的彼此消长，导致病程缠绵，时作时止。故在多数情况下表现为虚实错杂。治疗重在扶正，兼清余邪。临床宜根据正邪的孰轻孰重，调整扶正培本与祛邪药物的比例。其二，凡慢性病程须注意适当守方。如果一俟症状稍缓，即行停药，由于未能保证足够的剂量和适当的疗程，治疗不彻底则病情迁延反复。其三，劳淋多发于中老年人，应注意患者的脾胃状态，避免过于苦寒或渗利而损伤脾胃。

　　此外，淋证之属冷淋者，治宜《金匮》肾气丸温化肾气。寒凝气滞较著者，用寒淋汤。

（三）其他治法

1. 单方验方

（1）海金沙草、地锦草、薏苡仁、车前草、篇蓄、白茅根、白花蛇舌草、榆白皮、栀子等，任选1～2种，每种30～60g，每日1剂，水煎服；或鲜马齿苋，或酢浆草1握，捣汁，每日3次。治热淋。

（2）黄芩、紫草、棕榈皮、川牛膝各30g，葵花根15g，大豆叶1把，苎麻根10枝，任用1种；或芭蕉根、旱莲草各30g，或栀子、滑石各15g，水煎分3次服，每日1剂。或海金沙、茄叶、赤小豆，或白薇、赤芍各等量，或血余炭、蚕种烧灰，分别加麝香少许，任用一组，均为细末，每次3～5g，每日3次。或生地黄汁加鲜车前草汁，各适量，每日3次。治血淋。

（3）赤芍、槟榔各10g，鸡肠草和石韦各10g，淡豆豉15g，任用一组（种），水煎服，每日3次；或冬葵子为末，每次5g，每日3次；或醋浸白芷，焙干研末，每次3g，每日3次，通草、甘草适量，煎水送下。治气淋。

（4）醋炙鳖甲、牛角烧灰、鱼脑石、鸡内金，任用1种，研末，每次3～5g，每日3次；或金钱草、车前草、葵花子各30g、胡桃肉10枚，任选1种；或石韦、滑石各30g，黑豆60g、六一散30g，水煎服，每日3次；或桃木胶10g烊化，或萱草根1握捣汁，每日3次。治石淋。

（5）飞廉、荠菜花、糯稻根、芹菜根、水蜈蚣、向日葵茎（取中心梗子）、玉米须，任选1～2种，每日用30～60g，水煎服，每日3次；或鲜萆草1握捣汁，加醋适量，每日3次；或羊骨烧灰研细末，每次5g，榆白皮汤下，每日3次；或海金沙、六一散各30g，共研末，每次5g，麦冬煎汤下，每日3次。治膏淋。

（6）菟丝子10g，水煎服，每日3次。治劳淋。

（7）槲叶研末，每服10g，葱白煎汤送下，每日3次；或汉椒根适量，水煎冷服，每日3次。治冷淋。

2. 古方

（1）腹急痛方（《备急千金要方》）：通草、石韦、王不留行、甘草、滑石、瞿麦、白术、芍药、冬葵子。用于寒淋、热淋、劳淋，小便涩，胞中满，腹急痛者。

（2）生附散（《三因极一病证方论》）：生附子、滑石、瞿麦、木通、半夏、生姜、灯芯草、蜜。主治冷淋。

（3）抽薪饮（《景岳全书》）：黄芩、石斛、木通、栀子、黄檗、枳壳、泽泻、甘草。治热蓄膀胱，火炽盛，而不宜补者。

3. 针灸疗法

以针灸治疗肾结石、输尿管上中段结石，促进通淋排石，缓解疼痛。

主穴：肾俞、膀胱俞、京门、照海、天枢。

配穴：中极、三焦俞、阴陵泉、阳陵泉、交信、水道、足三里。

手法：中强刺激，留针 15～30 分钟，每日 1～2 次。

【转归及预后】

淋证的转归，取决于患者体质强弱，感邪轻重，治疗得当与否。临床首先表现在同一类型本身的虚实转化。一般而言，热淋、血淋、气淋实证，在急骤起病阶段，若及早予以清热利湿、凉血解毒、理气疏导等法，积极清除病理因素，阻断病邪深入，祛除诱因，病情多可迅速好转。若湿热未尽，或有形之邪滞留，正气已伤，处于实证向虚证的移行阶段，则为虚实夹杂证候，进而转化为劳淋。反之，劳淋若复感外邪，亦可出现标实为主的热淋、血淋、气淋。其次是淋证类型间的相互转化或同时并见。前者如热淋转为血淋；后者如石淋与热淋、血淋并见。劳淋各种证型之间，则可表现为彼此参差互见，损及多脏的现象。淋证的预后，与正邪盛衰有关。热淋、血淋者，若发生热毒入血，邪热弥漫三焦，可出现高热昏谵等营血重笃证候。若病久不愈，或反复发作，可致脾肾衰败，进而损及多脏，出现癃闭、喘息、心悸、神昏等危象。

第二节 癃 闭

【定义】

癃闭是指小便量少，点滴而出，甚则闭塞不通为主症的一种疾患。以小便不利，点滴而短少，病势较缓者称为"癃"；小便闭塞，点滴不通，病势较急者称为"闭"。亦有始则涓滴而量少，继则闭而不通者。癃和闭虽有区别，但均指排尿困难，只是程度不同，故合称癃闭。

【病因病机】

癃闭为排尿困难，甚则闭塞不通之证，故本病病位在膀胱，与三焦气化攸关。多因中气不足，或肾元亏虚，而致气化不行，关门开阖不利。或因肺失肃降，金令不及州都；脾失转输，升降失度；肝失疏泄，气郁不达，以致湿热、气结、瘀血阻碍气化，导致癃闭。

1. 湿热蕴结

中焦湿热不解，下注膀胱；或湿热素胜，热结下焦，肾热移于膀胱，以致膀胱湿热阻滞，气化不利，小便不通，而成癃闭。《诸病源候论·小便病诸候》谓："小便不通，由膀胱与肾俱有热故也。"饮食偏嗜辛辣酒热肥甘者多发。

2. 肺热气壅

肺为水之上源，热壅于肺，肺气不能肃降，津液输布失常，水道通调不利，不能下输膀胱，则小便不通；若热气太盛，肺热下移膀胱，膀胱因肺失清肃而不利，以致上、下焦均为热气闭阻，小便全无，则其病势迫急，证情重笃，较之前者更甚。

3. 脾气不升

劳倦伤脾，饮食不节，或久病体弱，或过用苦寒之剂，致脾虚而清气不升，浊阴难降，小便因之不利。《灵枢·口问》指出："中气不足，溲便为之变。"

4. 肾元亏虚

年老体弱或久病体虚，肾阳不足，命门火衰，所谓"无阳则阴无以生"，致膀胱气化无权，而溺不得出。或因下焦积热，日久不愈，滓液耗损，导致肾阴不足，所谓"无阴则阳无以化"，也可产生癃闭。

5. 肝郁气滞

七情内伤，肝气郁结，疏泄不及，致使三焦气化失常，水道通调受阻，形成癃闭。且从经脉分布来看，肝经绕阴器，抵少腹，如突受惊恐、剧痛，或因腹腔、妇产、肛肠手术创伤，皆可损伤肝经脉络，以致气血不畅，经气阻滞或经脉挛急，影响膀胱气化，产生癃闭。《灵枢·经脉》云："肝足厥阴之脉……是主肝所生病者……遗溺闭癃。"

6. 尿路阻塞

外力损伤，瘀血败精停蓄；或癥积、结石等有形之邪阻塞尿路，小便难以排出，因而形成癃闭。即张景岳谓："或以败精，或以槁血，阻塞水道而不通也。"

总之，癃闭的发生，与肺、脾、肝、肾、三焦脏腑功能失调密切相关。上焦之气不化，当责之于肺，肺失清肃，则不能通调水道下输膀胱。中焦之气不化，当责之于脾，脾失健运，则不能升清降浊。下焦之气不化，当责之于肾，肾阳亏虚，气不化水；肾阴不足，阴不化阳。加之肝郁气滞，三焦气化不利，以及尿路阻塞，均可导致膀胱气化失常。而湿、热、瘀、滞、虚，又为癃闭主要病理因素。一般说来，本病初期为癃，若病程经久，正气衰败或邪实壅盛，可由癃至闭。临床多见虚实夹杂之证。

【诊断与鉴别诊断】

一、诊断

（一）发病特点

癃闭原发于内伤疾病者，多见于中年以上男性。一般起病缓慢，病程绵长，病情渐进加重。

癃闭继发于外力创伤；或有形之邪停蓄，阻塞尿路；或因三焦为邪热闭阻者，则病势迫急。部分患者证情危殆。

（二）临床表现

本病以排尿困难，小便量少，点滴而出，甚则闭塞不通为典型表现。

（1）临床有起病急缓、症状轻重之别。或小溲涓滴不利，欲解不畅，伴小腹及会阴部作胀，尿道多无痛感。症状逐渐形成，呈进行性加重。或突然起病，小便量少，甚至点滴全无，小腹急痛。病情严重时，还可见头晕、头痛、恶心、呕吐、胸满、喘促、水肿，甚至神昏等症。

（2）癃闭病因不同，则分别具有相应的证类特征。若以湿热蕴结为因者，可兼见小便赤热不爽，口渴，舌红，脉数；若以肺热壅盛为因者，可兼见呼吸急促，咽干，口渴欲饮，舌红，苔薄黄，脉数；若以中气不足，脾气不升为因者，可兼见少腹重胀，肛门下坠，舌淡胖，脉数；若肾虚命门火衰为因者，可兼见排尿无力，腰膝冷而酸软，舌质淡，苔白，脉沉细尺弱；若以肝气郁滞为因者，可兼见多烦善怒，胁腹胀满，舌红，脉弦；若以尿路阻塞为因者，可兼见尿线变细，或断续排出。

（3）因尿路阻塞而致小便不通者，诊察腹部可有膀胱充盈及肿块等阳性体征。

（4）根据年龄、性别、病史，结合影像学及肾功能检查等，有助于进一步明确病因诊断。

二、鉴别诊断

1. 淋证

淋证以小便频数短涩、滴沥刺痛、欲出未尽为特征，其每次小便量少，排尿困难与癃闭相似。但淋证为尿频而疼痛，且每日排尿的总量基本正常；癃闭则排尿时多无痛感，每日排尿总量低于正常，甚则无尿排出。《医学心悟·小便不通》谓："癃闭与淋症不同，淋则便数而茎痛，癃闭则小便点滴而难通。"

2. 关格

关格是指小便不通与呕吐并见的病症，一般多有慢性病史，渐进起病；癃闭以排尿困难为特征性表现，起病或急或缓。癃闭病程经久可发展成为关格。

3. 水肿

水肿是指体内水液潴留，泛溢肌肤，引起头面、眼睑、四肢、腹背甚至全身浮肿的病证。其小便不利，小便量少与癃闭相同，但癃闭多不伴浮肿，可资鉴别。

4. 鼓胀

鼓胀是以腹胀如鼓，皮色苍黄、脉络显露为特征的病症，其每日排尿量明显减少，与癃闭相同。但鼓胀有腹部胀大、腹皮绷紧、青筋显露、面色青黄等体征，则有别于癃闭。

5. 转胞

转胞又名转脬、胞转，是指膀胱受到压迫，缭戾不顺而引起的排尿困难，而癃闭仅指小便不利或闭塞不通，两者有所不同。

此外，或因泄泻，水液偏渗大肠；或因多汗，水从汗泄；或因虚劳、失血、伤精，水随液去者，亦均可致小便量少。然这些病证又各有临床特征，只要详察病史，四诊合参，自不难与癃闭鉴别。

【辨证论治】

一、辨证

（一）辨证要点

1. 细审主症

癃闭，如小便短赤灼热、苔黄、舌红、脉数者属热；如口渴欲饮、咽干、气促者，为热壅于肺；如口渴不欲饮，小腹胀满者，为热积膀胱；如尿线变细，或时而通畅，时而不通，为尿路阻塞；如老年排尿无力，点滴而下或有尿闭者，为肾虚命门火衰；如小便不利兼有小腹重胀、肛门下坠为中气不足。

2．详辨虚实

癃闭有虚实的不同。辨别虚实的主要依据：实证多发病急骤，诱因明显，或见小腹胀满隐痛；虚证多见于高龄及久病体虚之人，起病缓慢，病程绵长。凡因湿热蕴结、浊瘀阻塞、肝郁气滞、肺热气壅所致癃闭者，多属实证；凡因中气不足，清气不升，浊阴不降或因肾精亏耗，命门火衰，气化不及州都导致癃闭者，多属虚证。

各种不同原因引起的癃闭，常互相关联，或互相转化，或彼此兼夹。湿、热、瘀、滞蕴结日久，耗伤正气，而成虚实错杂之证。如湿热久恋膀胱，可导致肾阴亏耗；肝郁气滞，既可化火伤阴，又可导致血瘀阻塞；肾阳虚衰可兼有气滞血瘀；肾阴亏耗，又可兼有下焦积热。因此，对各种证型的癃闭，必须动态观察处理。

3．权衡轻重

初起病"癃"，此后转"闭"者，为病势由轻转重；初起病"闭"，后转成"癃"者，为病势由重转轻。癃闭如见有小腹胀满疼痛、胸闷、气喘、呕吐等症，则病情较重；如见神昏烦躁、抽搐等症，提示病情危笃。

（二）症候

[膀胱湿热]

症状：小便点滴不畅，或短赤灼热，小腹胀满，口苦口黏，或口干不欲饮，或大便不畅。舌质红，苔根黄腻，脉数。

病机分析：湿热壅积于膀胱，故小便不利而热赤；湿热互结，膀胱气化不利，故小腹胀满；湿热内盛，故口苦口黏，津液不布，故但口渴而不欲饮；苔根黄腻，舌质红，脉数或大便不畅，均因下焦湿热所致。

[肺热气壅]

症状：小便涓滴不通，或点滴不爽，咽干，烦渴欲饮，呼吸短促，或有咳嗽。舌苔薄黄，脉数。

病机分析：肺热壅盛，失于肃降，不能通调水道，下输膀胱，上下闭阻，故小便涓滴不通；肺热上壅，气逆不降，故呼吸短促或咳嗽；咽干、烦渴、苔黄、脉数，都是里热内郁之征。

[肝郁气滞]

症状：突发小便不通或通而不畅，胁腹胀满，情志抑郁，或多烦善怒。舌红，苔薄或薄黄，脉弦。

病机分析：七情内伤，气机郁滞，肝气失于疏泄，水液排出受阻，故小便不通或通而不畅；胁腹胀满，为肝气不疏之故；脉弦，多烦善怒，是肝旺之征；苔薄黄，舌红，是肝郁有化火之势。

[尿路阻塞]

症状：小便点滴而下，或尿如细线，甚则阻塞不通，小腹胀满疼痛。舌质紫暗，或有瘀点，脉涩。

病机分析：瘀血败精阻塞于内，或瘀结成块，阻塞于膀胱尿道之间，故小便点滴而下，或尿如细线，甚则阻塞不通；小腹胀满疼痛，舌紫暗或有瘀点，脉涩，均为瘀阻气滞之象。

［中气下陷］

症状：小腹坠胀，时欲小便而不得出，或量少而不畅，精神疲乏，食欲不振，气短而语声低细。舌质淡，苔薄，脉象细弱。

病机分析：清气不升则浊阴不降，故小便不利；中气不足，故气短语低；中气下陷，升提无力，故小腹坠胀；脾气虚弱，运化无力，故精神疲乏，食欲不振；舌质淡，脉细弱，均为气虚之征；

［肾阳衰惫］

症状：小便不通或点滴不爽，排出无力，面色㿠白，神气怯弱，畏寒，腰膝冷而酸软无力。舌质淡，苔白，脉沉细而尺弱。

病机分析：命门火衰，气化不及州都，故小便不通或点滴不爽，排出无力；面色㿠白，神气怯弱，是元气衰惫之征；畏寒，腰膝软无力，脉沉细尺弱，舌质淡，苔白等，都是肾阳不足之征。

［肾阴亏耗］

症状：时欲小便而不得尿，咽干心烦，手足心热，腰膝酸软。舌质光红，脉细数。

病机分析：由于肾阴亏虚，无阴则阳无以化，故时欲小便而不得尿；阴虚生内热，故咽干心烦，手足心热；舌质光红，脉细数，均为阴虚之征。

二、治疗

(一) 治疗原则

1. 以通为用

疏导调节，通利水道是癃闭治疗的基本原则。但通之法，又因证候的虚实而各异，不可滥用。实证治宜清湿热，散瘀结，利气机而通水道；虚证治宜补脾肾，助气化，而达到气化得行，则小便自通的目的。

2. 审因论治

根据引起癃闭的原发病变在肺、在脾、在肾的不同，分析继发病因和诱发因素，实施脏腑兼治。

3. 应急处理

若小腹胀急，小便点滴不下，内服药物缓不济急，应配合导尿或针灸等多种疗法，以急通小便。

(二) 治法方药

［膀胱湿热］

治法：清热利湿，通利小便。

方药：八正散加减。方中篇蓄、瞿麦、白木通、车前子通闭利小便；栀子清化三焦之湿热；滑石、甘草清利下焦之湿热；大黄通便泻火。若舌苔黄厚腻者，可加苍术、黄檗，以加强其清化湿热的作用。若兼心烦，口舌生疮糜烂者，可合导赤散，以清心火、利湿热。老年患者应用八正散宜酌情反佐少量温通之品（如肉桂每次 1. 5～3g），以助气化，通常较单纯清利湿热为佳。若湿热久恋下焦，肾阴耗伤而出现口干咽燥、潮热盗汗、手足心热、舌光红，可改用滋肾通关丸加生地、车前子、牛膝等，以滋肾阴，清湿热而助气化。若湿热壅结三焦，气化不利，小便量极少或无尿，面色晦滞，胸闷烦躁，恶心呕吐，口中尿臭，甚则神昏谵语，宜用黄连温胆汤加石菖蒲、大黄等和胃降逆泄浊。必要时可参考关格的处理措施。

[肺热气壅]

治法：清泄肺热，通利水道。

方药：清肺饮加减。方中黄芩、桑白皮、麦冬清泄肺热，滋养肺阴；配伍车前子、茯苓、栀子等清热通利，使上清下利，则小便自通。如心火旺而见心烦、舌尖红者，可加黄连、竹叶以清心火；若因肺热伤阴，舌红少津，宜加沙参、鲜茅根等甘寒之品，以滋养肺阴；大便不通者，加大黄、杏仁以宣肺通便。肺失宣降而突发小便不利，可用宣开升降法，即在原方的基础上，加入开宣肺气的药物，如桔梗、荆芥之类，此即"下病治上""提壶揭盖"之法；还可加入升提中气的药物，如升麻、柴胡之类，使清气上升则浊气下降，此为欲降先升之义。

[肝郁气滞]

治法：疏调气机，通利小便。

方药：沉香散加减。方中沉香、陈皮疏达肝气；配合当归、王不留行可行下焦之气血；石韦、冬葵子、滑石通利水道；白芍、甘草缓解挛急。若气郁化火，可加柴胡、龙胆草、栀子以清郁火。胁腹胀满较甚者，可合六磨汤化裁。本证候组方应注意配伍通利下焦之品，如冬葵子、王不留行等，前者偏于气分，后者偏于血分，可助引药下达。

[尿路阻塞]

治法：行瘀散结，通利水道。

方药：代抵当丸化裁。方中归尾、桃仁、大黄、芒硝等通瘀化结，可加红花、牛膝以增强活血化瘀作用。解决尿路阻塞应根据引起癃闭的原发病变，在审因论治的基础上，配合活血化瘀或软坚散结。若小便一时性不通，胀闷难忍者，可加麝香少许吞服；若尿路有结石，可加金钱草、海金沙、冬葵子、瞿麦、萹蓄通淋排石；若兼见尿血，可吞服参三七、琥珀粉以化瘀止血。

[中气下陷]

治法：升清降浊，化气行水。

方药：补中益气汤合春泽汤加减。补中益气汤中之人参、黄芪、升麻、柴胡益气补中，升清举陷；白术、陈皮运脾燥湿；春泽汤化气利水，合而则脾气升运，浊阴易降。小便不利者，加肉桂、通草、车前子；老年人排尿无力或失控者，加覆盆子、益智仁或缩泉丸，脾肾兼顾。

[肾阳衰惫]

治法：温阳益气，补肾利尿。

方药：济生肾气丸化裁。方中肉桂、附子温补肾阳，鼓舞肾气；地黄、山药、山茱萸补肾滋阴；配合茯苓、泽泻、牛膝、车前子可助化气行水，通利小便。若形神委顿，腰膝冷痛者，酌情配伍鹿角、仙茅、淫羊藿、狗脊、补骨脂。久病、高龄，精血俱亏，病及督脉者，治宜香茸丸补养精血，助阳通窍。若因肾阳衰惫，命火式微，致三焦气化无权，小便量少，甚至无尿、呕吐、烦躁、神昏者，治宜《千金》温脾汤合吴茱萸汤温补脾肾，和胃降逆。

〔肾阴亏耗〕

治法：滋补肾阴，化气通关。

方药：六味地黄丸合猪苓汤加减。方中熟地、阿胶、山药、山茱萸滋补肾阴；茯苓、猪苓、泽泻、滑石、丹皮寓泻于补，以促使小便通利。如下焦有热，可加知母、黄檗以清热坚阴。如阴虚而阳不化气，可用滋肾通关丸滋阴化气，以利小便。因久病体衰，或过用苦寒分利，伤及气阴，治宜气阴兼顾，可予西洋参10g，每日另煎频服，或兑入汤药中。

（三）其他治法

1. 针灸

（1）通治法：以通调膀胱气化为主，选足太阳、足少阴、足太阴和任脉等经穴为主，如肾俞、膀胱俞、三焦俞、中极、气海、阴陵泉、三阴交、阴谷或委阳等，每次3～5穴，用毫针刺，酌情补泻。肾气不足者，配合灸法治疗。

（2）膀胱湿热证：可选俞募、足太阳和足太阴等经穴为主，如中极、膀胱俞、委阳、阴陵泉、三阴交等，用毫针刺，行泻法。

（3）肾阳衰惫证：选足少阴、足太阳、任脉和督脉等经穴为主，如命门、三焦俞、肾俞、气海、关元、委阳和阴谷等，用毫针刺，行补法，可配合灸法。

2. 推拿

（1）通治法：以示指、中指、环指三指并拢，按压中极穴；或用揉法、摩法，按顺时针方向在患者下腹部操作，由轻而重，用力均匀，待膀胱成球状时，用右手托住膀胱底，向前下方挤压膀胱，再用左手放在右手背上加压促使排尿。

（2）膀胱湿热证：加按揉三阴交、阴陵泉、膀胱俞、中极；横擦骶部八谬穴，以微有热感为度。

（3）肺热气壅证：加横擦前胸上部及大椎、两肩部，以透热为度；横擦骶部八髎穴，以微热为度；按揉中府、云门、合谷、太渊。

（4）肝郁气滞证：加按揉章门、期门，以酸胀为度；斜擦两胁，手法轻柔，以微有热感为度。

（5）肾阳衰惫证：加一指禅推或揉按肾俞、命门，以微感酸胀为度；横擦肾俞、命门，以透热为度；直擦督脉，以透热为度。

3. 古方

倒换散（《普济方》）：生大黄、荆芥穗各12g，晒干后（不宜火焙，否则效力减弱）共研末，分两次服，每隔4小时用温开水调服1次，每日2次。《本草纲目·卷十四·草部》载有："癃闭不通，小便急痛，无论新久，荆芥、大黄等分为末，每温水调服10克。小便不通，大黄减半；大便不通，荆芥减半；名倒换散。"较适用于神经性尿闭。

4. 热敷法

用热毛巾或热水袋温敷小腹或会阴部，也可采取热水坐浴，以松弛膀胱括约肌和尿道各部位的痉挛，适用于前列腺增生、部分手术后引起的排尿不畅或急性尿潴留。

5. 导尿法

若经过服药、针灸等方法治疗无效，而小腹胀满特甚，触之小腹部膀胱区充盈，当用导尿法，以缓其急。

以上诸法，可用于尿潴留，不适宜治疗肾功能衰竭所致的少尿或无尿。

【转归及预后】

癃闭在临床上，病势有急缓，病性有虚实，病情转归及预后，与证候类型及治疗是否得当密切相关。

肺热气壅者，经过正确的治疗可控制和减少由癃至闭。少数患者因邪热上下闭阻，小便数日不通而发展为关格重症，故急性热病早期即应注意病情变化，警惕危候发生。

膀胱湿热者，多数起病缓慢，病程缠绵，若能坚持治疗，注意生活调摄，一般预后良好。若以酒为浆，以妄为常，恣饮口腹，则病情迁延难愈。

肝郁气滞者，祛除诱因，病情可迅速好转。因创伤、手术而致者，其转归与经脉受损程度有关。

尿路阻塞者，预后与阻塞尿路的病邪性质有关。较小的砂石阻塞，经通淋排石治疗后，可使尿路迅速畅通；较大肿块压迫而致者，证情多属危重。

中气下陷，非急性尿闭者，治疗不易速效。宜注意守方，缓缓图之。

肾阳衰惫及肾阴亏耗者，多发生于各种原发疾病的晚期，后者易演变成肝肾阴竭、肝风内动证。

癃闭患者若出现眩晕、目昏、胸闷、喘促、恶心、呕吐、水肿，甚则昏迷、抽搐，是由癃闭转为关格重症，病情危殆。

第三节　腰痛、腰酸

【定义】

腰痛是指腰部一侧或两侧疼痛为主要表现的病症。腰酸是指腰部酸楚感为主要表现的病症。在临床上腰痛常伴有腰酸，腰酸则不一定有腰痛，两者均与肾有密切的关系。

【病因病机】

腰痛的病因有风、湿、寒、热、挫闪外伤及劳累、久病、年老肾衰等，病位主要在肾；病理因素主要是瘀血、气滞、痰积等。

1. 感受外邪

风、寒、湿、热等外邪均可引起腰痛，其中以寒湿和湿热最为常见。由于坐卧冷湿之地，或涉水冒雨，身劳汗出，衣着冷湿，感受寒湿之邪，致经络受阻，气血运行不畅，因而发生腰痛。或因湿热交蒸之季，感受其邪，阻遏经脉，亦能发生腰痛。寒湿蓄积日久，郁而化热，亦可转化为湿热腰痛。外感风邪，或感受风寒、风热，均可使经脉运行不畅，而发生腰痛。

2. 劳累外伤

过度劳累，跌仆挫伤，损伤腰肌、脊柱、经脉，均可使气血运行不畅，气滞血瘀，络脉阻塞不通，发生腰痛。《景岳全书·腰痛论治》说："跌仆伤而腰痛者，此伤在筋骨而血脉凝滞也。"《金匮翼·腰痛》指出劳累外伤引起腰痛的病机是："盖腰者一身之要，屈伸俯仰，无不由之，若一有损伤，则血脉凝涩，经络壅滞。"

3. 肾精亏损

素体禀赋不足，或久病体虚，或年老精血亏衰，或房劳过度等，致肾脏精血亏损，无以濡养经脉而发生腰痛。《素问·脉要精微论篇》说："腰者，肾之府，转摇不能，肾将惫矣。"

肾气亏损，与肝脾又有密切关系。《仁斋直指方·腰痛方论》说："审如是则痛在少阴，必究其受病之原，而处之为得。虽然，宗筋聚于阴器，肝者肾之同系也。五脏皆取气于谷，脾者肾之仓廪也。郁怒伤肝，则诸筋纵弛，忧思伤脾，则胃气不行。二者又能为腰痛之寇，故并及之。"

肾气亏损又容易感受外邪而发病。《仁斋直指方·腰痛方论》指出："腰者肾之外候，一身所恃以转移阖辟者也。盖诸经皆贯于肾而络于腰脊，肾气一虚，凡冲风受湿，伤冷蓄热，血沥气滞，水积堕伤，与夫失志作劳，种种腰痛，迭见而层出矣……沮锉失志者肾之蠹，疲精劳力者肾之戕。举是数证，肾家之感受如此。腰安得而不为痛乎。"

综上可知，腰痛、腰酸的发生，有外因之感风、寒、湿、热以及外伤；有内因之肝脾肾亏损。而在病因和发病机制中，肾虚是本，外邪、外伤、劳累、七情均是标。两者又可以互为因果。如感受寒湿之邪，可以损伤肾阳，感受湿热之邪，可以损伤肾阴，而肾阳、肾阴不足，又可使疾病进一步加重。

【诊断与鉴别诊断】

一、诊断

（一）发病特点

腰痛、腰酸是一个自觉症状，临床上大体可分为两类，一类是急性起病，腰痛较重，往往有外伤、感邪等因素存在。另一类则是缓慢起病，常发隐痛、酸痛、钝痛等，多与肾虚有关。

（二）临床表现

根据患者主诉，诊断比较容易，但由于腰痛的种类较多，同时又有较多的兼夹证，因此，必须根据腰痛的性质、放射症状的部位、病程的新久，以及其他症状等等，综合分析，才能做出正确的诊断。

有些患者，呈急性起病，腰痛较重，累及一侧或两侧腰部，轻微活动即可引起剧烈疼痛，脊柱两旁的膀胱经穴有明显的按压痛。若治疗不当，一部分患者可转为慢性，经常出现腰部隐痛、酸痛或钝痛。另一类患者，起病缓慢，腰痛不太严重，呈隐痛或酸痛。但每因体位不当，劳累过度，天气变化等因素而加重。另有部分患者，腰痛往往发生于较长时间的不活动或休息时，如久坐起立时，或在清晨睡醒时腰部疼痛，这些特征对腰痛的诊断都有帮助。最常见的放射症状有腰腿痛，起病可缓可急，常有劳累过度病史。腰痛循足太阳膀胱经向腿部放射，可沿着一条腿或两条腿向下放射；腰腿痛明显时，可因咳嗽、喷嚏，腹部加压时加重，卧床时疼痛缓解；患病的下肢不能抬高，皮肤麻木；患病长久时可出现步履不稳，甚则肌肉萎缩无力。腰腹痛亦属常见，往往急性发作，过度劳累亦是常见的诱因；疼痛可循着足厥阴肝经向少腹部，或向阴部，或向大腿内侧放射；腰痛剧烈时可出冷汗，亦可伴有血尿。

腰痛的全身症状可分为外感症状和内伤症状。腰酸痛常伴有的外感症状有发热、恶寒、骨节酸楚，或有关节酸痛，有汗或无汗，口渴或不渴，亦可见到寒热往来、汗出较多、胸胁苦满等症；亦可伴有小便淋漓刺痛、滴涩不尽等下焦湿热症状。内伤症状主要是脾肾两脏的症状，如全身乏力、神疲、腿软、面色白、纳食不馨、头晕、眼花、耳鸣等症，或有水肿，或有血尿，或有尿浊，或有癃闭等。女性还可见到白带增多、月经失调或痛经等症。

二、鉴别诊断

1. 腰软

腰软是指腰部软弱无力的症状，一般无腰部酸痛感觉，多属于虚证。在病机上与腰酸有相似的地方，主要责之于肾虚，亦可以因肝肾阴亏而内热较重者，如《古今医鉴·腰痛》说："腰软者，肾肝伏热。"从临床看腰酸与腰软是两个疾病。腰酸多见于成年人；腰软多见于婴幼儿，在体征上还可表现为头软、手软、足软，甚则囟门迟闭、鸡胸等。若成人而见腰软者，可有五迟、五软、解颅等病史。

2. 腰重

腰重是指腰部有沉重感的症状。《辨证录·腰痛门》说："人有两腰重如带三千文不能俯仰者，与腰痛不同。"并进一步指出腰重的病因是由于房劳力役，又感风湿而成，属于伤肾之症。腰重的临床表现主要有形瘦腹大、脐肿、溺痛、阴湿等，如《中藏经·论肾脏虚实寒热生死逆顺脉证之法》说："肾有水，则腹大，脐肿，腰重痛，不得溺，阴下湿如牛鼻，头汗出，是为逆寒；大便难，其面反瘦也。"

【辨证论治】

一、辨证

（一）辨证要点

1. 首辨外感内伤

腰痛、腰酸的病因主要可分为外感和内伤2大类。辨证时首先应辨明腰痛的属性。若外感病，主要表现为起病较急，腰痛明显，伴有外邪袭表的表现。如腰重痛，卧时不能转身，行时重痛无力者，湿也；腰冷痛，得热则舒，四肢急，足寒逆冷，洒淅拘急者，寒也；腰热痛，身热汗出，关节肿痛，小便热涩，湿热也。若内伤，主要表现为起病较缓，腰酸为主，伴有脏腑虚损症状，如《医林绳墨·腰痛》说："痛之不已，乏力而腰酸者，肾虚也。"又说："劳役奔弛，内伤元气，动摇不能转侧，脊若脱节者，气虚也；房劳太过，精竭髓伤，身动不能转移，酸痛而连脊重者，血虚也。瘀、痰而致腰酸腰痛者，亦属内伤腰痛，日轻夜重，不能动摇者，瘀血也；有形作痛，皮肉青白者，痰也；举身不能免仰，动摇不能转辙者，闪肭也。"

2. 须审脏腑虚实

肾与膀胱相表里，病在膀胱，以实证为主，腰背拘急疼痛而兼有恶寒发热、小便淋沥涩痛、尿意窘迫等症状。病虽属腑，亦常见肾虚之证。需明辨标本缓急，才能进行正确的治疗。病在脏则以肾虚为主。《景岳全书·腰痛论治》说："腰痛之虚证十居八九，但察其既无表邪，又无湿热，而或以年衰，或以劳苦，或以酒色斫丧，或七情忧郁所致者，则悉属真阴虚证。"

腰虽属于肾，而肝肾同源。肝主疏泄，若郁怒而痛者，肝郁气滞也；若腰痛引及少腹，或腰酸痛而伴有阴茎疼痛，睾丸胀痛，会阴不舒者，肝经气滞也；气停血滞，亦可发展为瘀血腰痛，皆属实证。若劳动即痛，悠悠戚戚，屡发不已者，肝肾之衰急也。

肾为先天之本，脾为后天之本。肾不足则脾不健，肾阳亏损，则脾失健运。腰酸痛属肾虚为主，常兼有脾虚之证，如腰酸乏力，神疲纳呆，面色㿠白，或有水肿，或有泄泻，或有肢冷脘寒，是脾肾亏损的表现。

3. 应查经络部位

诸经均可以直接或间接地循行到腰部，经脉病变则可引起腰痛。在辨别具体经络病变时，须注意腰酸痛的部位及其疼痛的性质。足三阳从头走足，足三阴从足入腹。太阳经腰痛，痛引项脊及尻骨，腰重而酸，骨节疼烦，《素问·六元正纪大论篇》说："太阳所至为腰痛。"《灵枢·经脉》说："膀胱足太阳之脉……其直者从巅入络脑……挟脊抵腰中，是动则病……脊痛腰似折。"《素问·刺腰痛篇》说："足太阳脉，令人腰痛，引项脊尻背如重状。"故太阳经腰痛为最常见。此外，阳明经腰痛，使人不能回视，回视则痛，因足阳明之脉循喉咙，入缺盆，经脉强急于前，使腰痛不能转动。少阳经腰痛，如针刺腰部皮肤，逐渐地出现不可以俯仰，也不可以左右回顾，因足少阳之脉，从目锐眦，循经至肩。太阴经腰痛，腰痛引少腹或季肋，不可以仰，因足太阴之络，从髀合阳明，上贯尻骨中，与厥阴、少阳结于下焦而循尻，内入腹。少阴经腰痛，痛引脊内廉，因足少阴之脉，上股入廉，贯脊属肾。厥阴经腰痛，腰中强急如张弓弩弦状，常有胁痛，因足厥阴之脉，抵少腹，布胁肋。除以上各经腰痛的主要症状外，若某经受邪或有病变，则伴某经所过之处的疼痛。《景岳全书·腰痛论治》曰："腰者肾之府……而又为冲任督带之要会。"故冲任督带诸经病变与腰痛亦有密切关系。冲脉腰痛，腰下如有横木居茎中，烦热，或有遗溲，因冲脉起于胞中，下出会阴，与足少阴肾经相并，有一支上行于脊，为经络之海，十二经脉之原。任脉腰痛，腰痛漯漯然汗出，因任脉起于至阴，与督脉交会，分而上行，任脉统任一身之汗，汗乃阴液，故汗出。督脉腰痛，腰痛不能左右俯仰，因督脉总督一身之阳，贯脊直上，其源起于肾下胞中，循阴器，绕臀至少阴，与太阳中络者合。带脉腰痛，不可以俯仰而有瘀血，因带脉横行于腰间，足之三阳循腰而下，足之三阴及奇经之脉，皆循腰而上，病则上下不通，阴阳间阻。

4. 宜诊脉候变化

腰痛的脉候在《脉经》中已有详细的论述。诊脉的重要部位在于尺部。如尺脉牢而长，是气滞，腰痛引及少腹；尺脉沉实，是血瘀，腰背痛，不可俯仰；尺脉沉，肾气虚，腰痛隐隐；尺脉粗，为热中，腰胯疼，小便赤热；尺寸俱浮直下，为督脉腰强痛。《严氏济生方·腰痛论治》亦提出："大抵腰痛之脉，脉皆沉弦。沉弦而紧者，寒腰痛；沉弦而浮者，风腰痛；沉弦而濡细者，湿腰痛；堕坠闪肭以致气凝血滞而痛者，脉多沉弦而实也。"诊察脉候的变化参合症、舌而综合分析，然后施治，可获得较好疗效。故《严氏济生方》又指出：

"当推其所因，合其脉以治，无不效者矣。"

（二）症候

外感腰痛

[寒湿腰痛]

症状：腰部冷痛重着，转侧不利，虽静卧亦不稍减或反而加重，遇阴雨天疼痛加剧。舌苔白腻，脉沉而迟缓。

病机分析：寒湿之邪，侵袭腰部，寒性凝滞，阻塞经络，气血不畅，加之寒性收引，湿性重着，故腰部冷痛重着，转侧不利；湿为阴邪，其性黏滞，静卧则湿邪易于停滞，故静卧疼痛不减或加重；阴雨寒冷则寒湿更甚，故疼痛加剧；热能散寒胜湿，故见热则减；苔白腻，脉沉而迟缓，均为寒湿停聚之象。

[湿热腰痛]

症状：腰髋疼痛，痛处伴有热感，梅雨季节或暑天腰痛加重，或见肢节红肿，烦热口渴，小便短赤。舌苔黄腻，脉濡数。

病机分析：湿热相搏，侵及腰部，聚于太阳，故腰部疼痛；太阳主背属阳，故腰痛上引项背，下及髋尻；梅雨季节为湿热郁蒸之时，长夏为暑湿之季，故腰痛加重；亦有因多食膏粱厚味而酿成湿热者，往往内外湿热相合，亦可成湿热腰痛。湿热之邪极易流走关节，故肢节红肿、烦热口渴、小便短赤；舌苔黄腻、脉濡数，均是湿热内盛之征。

寒湿腰痛日久，可郁而化热，而转为湿热腰痛。湿热腰痛若治疗不当，可成痿证，亦可转为痹证。寒湿腰痛而兼有风邪者，即为风痹腰痛。湿热腰痛而兼有关节红肿者，多转为热痹。

[湿痰腰痛]

症状：腰部冷痛沉重，牵引背胁，阴雨为甚，或见便泄。苔白腻，脉滑。

病机分析：痰湿素盛之体，复感外湿，两湿相合，流注肾经，故腰部冷痛沉重，痛引背胁；湿属阴邪，阴雨天则腰痛加重；脾为生痰之源，脾气素亏，或因痰湿素盛，湿盛抑阻脾阳，内外之湿渗注脾经，故可见便泄而溏；苔白腻，脉滑，是湿痰停着之象。

寒湿腰痛若寒去湿留，而又属痰湿之体，可逐渐转化为湿痰腰痛。湿痰腰痛，郁而化热，可转为湿热腰痛。

[风寒腰痛]

症状：腰痛拘急，或连脊背，或引脚膝，或见寒热，腰间觉冷，得温痛减。苔薄白，脉浮紧。

病机分析：风寒袭经，首犯太阳，太阳经挟脊抵腰中，下至足膝，故腰痛或连脊背，或引脚膝；寒性收引，风性流走，故腰痛拘急，或痛无定处，或左或右；寒得温则散，风得热则疏，故腰间虽觉冷，得温痛减；脉浮紧，苔薄，为风寒袭踞之征。

风寒腰痛以暴痛为主，而风邪易解，寒邪难去，可转为慢性腰痛；若兼湿邪，则转为寒湿腰痛。

[风热腰痛]

症状：腰痛而热，小便热赤，或身热微汗，口干而渴，咽喉红肿。舌边有红刺，苔薄，脉浮数。

病机分析：风热袭表，侵犯太阳，热为阳邪，故腰痛而热；小便热赤，身热微汗，口干而渴，咽喉红肿，均是风热上犯之证；脉浮数，苔薄，舌边有红刺，是风热在表之征。

风热腰痛临床比较少见，故有"腰痛寒湿多而风热少"之说。但临床风热腰痛极易变为湿热腰痛而见尿痛淋漓、滴涩窘迫等症。

［风湿腰痛］

症状：腰背拘急，酸重疼痛，活动不利，或见发热恶风，或见颜面及四肢浮肿。苔薄腻，脉浮涩。

病机分析：冲风冒雨，或经常在水湿中工作，风湿袭人肌表，风湿之气着于腰间，故令腰痛，并见发热恶风；风湿阻于肾经，故见腰背拘急，酸重疼痛，活动不利，甚则颜面及四肢浮肿；脉浮涩，苔薄腻，皆属风湿之征。

风湿腰痛易兼寒邪，而转为寒湿腰痛；风湿腰痛亦可转为风水之证。

内伤腰痛

［肾虚腰痛］

症状：腰痛以酸软为主，喜按喜揉，腿膝无力，遇劳更甚，卧则减轻，常反复发作；偏阳虚者，则少腹拘急，面色发白，手足不温，舌淡，脉沉细；偏阴虚者，则心烦失眠，口燥咽干，面色潮红，手足心热，舌红，脉弦细数。

病机分析：腰为肾府，肾主骨髓，肾精亏虚，骨髓不充，故腰酸软而腿膝无力；病属虚证，故喜按喜揉；劳则气耗，故遇劳更甚，卧则减轻；阳虚不能营筋，则少腹拘急；阳虚不能温养四肢，故手足不温；面色发白，舌淡，脉沉细，皆为阳虚有寒之征。阴虚则津液不足，虚火上炎，心烦失眠，口燥咽干，手足心热；舌质红，脉弦细数，为阴虚有热之征。

［脾湿腰痛］

症状：腰痛重滞，面色发白，纳食不馨，或见大便溏薄。苔白腻，脉滑或濡。

病机分析：脾虚而痰湿内生，痰注腰部则见重滞；脾虚不能运化，则纳食不馨；中焦化源不足，则面色发白；脾虚生湿则大便溏薄；苔白腻，脉滑或濡，为脾虚湿盛之象。

［肝郁腰痛］

症状：腰痛连胁腹胀满，似有气走注，忽聚忽散，不能久立行走。舌质偏红，苔薄，脉弦细或沉弦。

病机分析：肝气不疏，气滞腰胁，故腰痛引胁胀满；少腹属肝，肝经瘀滞，则痛引少腹；郁怒伤肝，诸筋纵弛，故不能久立运行；气痛流走，故忽聚忽散；舌质偏红，脉弦细或沉弦，均是肝阴不足、肝气不疏之征。

［瘀血腰痛］

症状：腰痛如刺，痛有定处，轻则俯仰不便，重则因痛剧而不能转侧，痛处拒按，日轻夜重。舌质紫暗，或有瘀斑，脉涩。

病机分析：瘀血阻滞经脉，以致气血不能畅通，故腰痛如刺，痛有定处，按之则痛甚；血脉凝滞，损伤筋脉，故轻则俯仰不便，重则痛剧不能转侧；白天阳气较盛，血运较快，夜里阴气较盛，血运较慢，故腰痛日轻夜重；舌质紫暗，或有瘀斑，脉涩，均为瘀血内停的征象。

二、治疗

（一）治疗原则

1. 治疗原发病

腰痛、腰酸多继发于其他疾病后，因此治疗原发病，则腰痛、腰酸自可减轻或痊愈。

2. 补肾为重点

如前所述，因腰为肾之府腰痛、腰酸多以肾虚为本，故治疗上应注意补肾，不论外感内伤均可在补肾法则的基础上进行加减。若外感者加用祛风药，或加散寒药，或加利湿药，或加清热药，或兼而用之；若内伤者或加用健脾药，或加养肝药，或加理气药，或加活血药，或兼而用之。《杂病源流犀烛·腰脐病源流》说："腰痛肾精气虚而邪客病也。"并指出："肾虚其本也；风、寒、湿、热、痰饮、气滞、血瘀、闪挫其标也；或从标，或从本，贵无失其宜而已。"因此，治疗腰痛虽以补肾为主，但在外感偏盛时，则应急则治其标，先祛邪，后治本。《古今医统·腰痛门》："凡攻补之剂常要相因，标痛甚者，攻击之后须是补养，以固其本，庶无复作之患也。"

（二）治法方药

外感腰痛

［寒湿腰痛］

治法：祛寒行湿，温经通络。

方药：常用甘姜苓术汤、渗湿汤等。寒湿重者，亦可加用肉桂、麻黄、白芷等，或选用五积散。《丹溪心法·腰痛附录》说："寒湿腰痛……宜五积散加吴茱萸半钱、杜仲一钱。"在临床上慢性寒湿腰痛患者，常伴有肾虚，故可加用杜仲、桑寄生、续断等补肾壮腰药。《症因脉治》对寒湿腰痛的治疗，分为太阳寒湿应用羌活败毒散加苍术，少阴寒湿应用独活苍术汤，少阳寒湿应用柴胡苍术汤，厥阴寒湿应用四逆汤加柴胡、独活，阳明寒湿应用苍术白芷汤，太阴寒湿应用《济生》术附汤、渗湿汤。未效，加用五苓散分利小便。可供临床参考。

［湿热腰痛］

治法：清热利湿，舒筋止痛。

方药：常用加味二妙丸。以黄檗、苍术化湿清热为主，防己、萆薢利湿为辅，当归、牛膝活血，龟板滋阴。湿热腰痛兼有外邪者，可加用柴胡、防风、独活、川芎等。湿热腰痛伴有膀胱湿热者，可合用《景岳全书》之大分清饮，药用茯苓、泽泻、木通、猪苓、栀子、车前子等清利下焦湿热。湿热腰痛伴有关节红肿热痛，可选用当归拈痛汤和苍术丸。湿热腰痛而留恋不去，兼有肾亏者，可选用既清热利湿，又补肾健腰的七味苍柏散。

［湿痰腰痛］

治法：祛湿化痰。

方药：常用龟樗丸。方用龟版补肾填精，樗白皮、苍术、滑石燥湿利湿，白芍、香附调理气血。有外湿，加防己、海风藤、桑枝、络石藤等；兼有脾湿，可加用醒脾化湿之药，如白术、茯苓、豆蔻仁、砂仁等，或加用温脾燥湿之味，如苍术、干姜、党参等。日久不愈，可加用肉桂以温通之。

[风寒腰痛]

治法：发散风寒。

方药：可予人参败毒散。方用人参益气扶正，助羌活、独活、前胡、柴胡达邪外出；桔梗、枳壳一升一降，调畅气机；川芎行血中气滞，兼以镇痛；茯苓渗湿；甘草和中。俾风寒外散，气血调畅，腰痛自解。

[风热腰痛]

治法：疏散风热。

方药：可予小柴胡汤去半夏加羌活，续断、黑豆。此为张璐《张氏医通》法，属标本兼顾之剂。以柴胡、羌活与黄芩并用，发散内蓄之风热；续断补肾壮腰；黑豆益肾解毒；若大便闭者，可先用大柴胡汤微下之。

[风湿腰痛]

治法：祛风利湿。

方药：可选用独活寄生汤。本方为标本兼顾、扶正祛邪之方。以杜仲、牛膝、桑寄生补肾强腰，当归、生地、芍药、川芎、人参、茯苓调补气血，秦艽、防风、独活、细辛、桂枝祛风湿。若兼有肝肾不足者，可加用川断、狗脊等药物。若寒邪重，腰痛不可俯仰，可选用乌头汤；寒邪日久，郁而化热，可选用桂枝芍药知母汤。

内伤腰痛

[肾虚腰痛]

治法：以补肾为主，肾阳虚者以温肾补肾为主；肾阴虚者以滋肾益阴为主。

方药：温肾补肾常用青娥丸。若命门火衰者，可加用肉桂、附子、鹿角胶、菟丝子等，亦有用右归丸者；命门火衰者常有肾阴不足，可加用熟地、山药、枸杞子、山茱萸等药。

滋肾益阴常用当归地黄丸。药用熟地、山茱萸、山药补肾阴，杜仲、牛膝健腰膝，配当归补血行血，以疏通肾气，景岳补肾诸方中常加用当归。肾阴不足明显者，当合用左归丸法，如枸杞子、龟板胶等均可加入。但肾阴不足者，常伴有肾阳不足，左归丸中的菟丝子、鹿角胶亦很适当。肾阴不足，常有相火偏亢，轻者可选用知柏地黄丸，重者可选用大补阴丸。

若虚劳腰痛，阴阳俱损，病情复杂，一般可选用杜仲丸治疗，既有温肾之杜仲、补骨脂，温而不燥；又有滋肾之枸杞、龟板，润而不腻；亦有补肝肾之五味子、芍药，补气血之黄芪、当归，清相火之知母、黄檗，面面俱到，是治虚劳腰痛之佳方。

房劳过度而致肾虚腰痛者，可用血肉有情之品调理之，如河车大造丸、参鹿补膏、补髓丹等。

[脾湿腰痛]

治法：健脾利湿。

方药：轻者可用平胃散；水湿较重者可用防己黄芪汤；脾湿明显者，可用实脾饮。药用附子、干姜、白术、甘草、生姜、大枣温阳实脾，厚朴、木香、槟榔、草果理气化湿。

[肝郁腰痛]

治法：调肝行气。

方药：用沉香降气汤、天台乌药散等。可在理气方药中，酌加枸杞子、女贞子、旱莲草、桑葚子等肝肾同补之品。

［瘀血腰痛］

治法：活血化瘀，理气止痛。

方药：用活络效灵丹加味。方中当归、丹参养血活血，乳香、没药行气祛瘀止痛。亦可合用舒筋散。若瘀血明显，疼痛严重者，可选用乳香趁痛散。

（三）其他治法

1．熨法

用肉桂 80g，吴茱萸 90g，生姜 120g，葱头 30g，花椒 60g，上共炒热，以绢帕包裹，熨痛处，冷则再炒热。治肾虚腰痛。

2．灸法

腰局部冷痛者，采用隔饼灸法 3～5 次，或艾条熏灸 10～20 分钟，每日或隔日 1 次。

3．针法

慢性腰痛以近取法为主，一般可参照压痛点取穴。常用穴有肾俞、气海俞、大肠俞、委中、腰阳关、次谬、阳陵泉、太溪等；备用穴有夹脊、居窍、腰眼、志室、命门、水沟、风府等。

4．推拿法

应用㨰、推、按、揉、擦、扳等手法。取穴压痛点、肾俞、大肠俞及居髎等。先在腰部疼痛处及其周围应用攘法或推法，配合按肾俞、大肠俞、居谬及压痛点，根据辨证，加用有关穴位或适当配合相应的被动运动。然后再选用按、揉、擦等法。

【转归及预后】

腰痛、腰酸可见于各种疾病过程之中，一般说，原发病得愈，腰痛、腰酸亦可随之好转或消失。某些腰痛，如日久不愈，可转化为慢性，迁延经年，甚至为痿为瘫，或转为他病，则预后多不佳。

第四节　遗尿、小便不禁

【定义】

遗尿，是指在睡眠中小便自遗，醒后方知的疾病，也称尿床。小便不禁，是指在清醒状态下不能控制排尿，而尿液自行流出的病症。在临床上，遗尿多见于素禀不足之儿童，小便不禁多见于老人、妇女及病后，但总因脏气虚衰、气化不固或湿热瘀血内阻，引起膀胱失约而发病。

【病因病机】

遗尿病因主要是先天不足、房劳伤肾、年老体弱等，亦可由湿热太盛或下焦蓄血而致。病位在肾与膀胱，然与其他四脏亦有密切关系。

1. 下元虚损

先天不足，禀赋素弱，或房劳伤肾，或年老体弱，皆可导致肾气虚衰，下元虚损。若肾阳不足，下元虚冷，则闭藏失职，不能约水，可发生遗尿、小便失禁。如《外台秘要·遗尿》曰："病源遗尿者，此由膀胱虚冷，不能约于水故也。"若肾阴不足，相火妄动，虚热扰动膀胱，以致水不得宁，亦可出现小便失禁或遗尿。如《明医杂著·小便不禁》所谓："故年老人多频数者，是膀胱血少，阳火偏旺也。"

2. 肺脾气虚

劳伤过度，或病后元气未复，或久咳伤气，均可导致肺气亏虚，治节无权，不能约束水液，发生小便失禁或遗尿。正如《医宗必读·小便不禁》所谓："肺者主气以下降，生水以下输；膀胱者，津液藏焉，气化则能出。水者不止者，膀胱不藏焉。此两经者，实为总司。肺虚者为上虚……膀胱虚者为下虚。"若饮食不节．或忧思过度，或寒湿侵袭，可致脾气虚弱，甚至中气下陷，膀胱气虚，不能约束水液而发生遗尿或小便失禁。《类证治裁·遗尿》曰："遗尿一症，有睡中自遗者，有气不摄而频数不禁者。"

3. 心肾不足

当心气亏损或心肾不交之时，亦可发生遗尿或不禁。如《奇效良方·遗溺失禁》说："盖心属火，与小肠为表里，二气所以受盛，是为传送；又肾属水，合膀胱为表里，膀胱为之府，水注于膀胱，而泄于小肠，实相交通也。若心肾气弱，阳道衰冷，传送失度，必遗尿失禁。"

4. 肝督失调

足厥阴肝经及督脉循阴器，系廷孔（即尿道口），若督脉虚衰，失于固摄，不能约束膀胱和尿道；肝气不调，疏泄失司，均可出现尿自遗。

5. 湿热下注

湿热蕴结，下注膀胱，膀胱失约，亦可致尿自遗。如《医学六要·遗尿》说："亦有下部湿热太盛，迫水妄行者，其人必嗜酒。"

6. 下焦蓄血

各种原因产生之瘀血，积于膀胱，阻于尿道，而致脬气不固，故尿自遗。正如《仁斋直指方脉论》说："下焦蓄血，其与虚劳内损，则便溺自遗而不知。"因产后损伤而致小便不禁者，亦属膀胱瘀血范畴。如《类证治裁，闭癃遗溺》说："产育不顺，致伤膀胱，或收生不慎，损破尿脬，皆能致小水失禁也。"

综上所述，遗尿、小便不禁的主要病因病机，在内伤方面有肺虚不能化气，则膀胱不约；脾虚中气下陷则尿自遗；肾虚不能温化水液而尿出不知；心气不足，小肠传送失度而致尿自出；肝经疏泄失司，不能调节尿道之开合而遗尿。五脏虚损均可产生遗尿、小便不禁，而其中肾与膀胱虚寒为最主要。外感方面有湿热太盛，迫水妄行。此外，下焦蓄血亦可产生遗尿、小便不禁。

【诊断与鉴别诊断】

一、诊断

1. 遗尿

凡3岁以上儿童，或成年人，在睡眠中小便自遗，或有梦自遗，醒后方知，均可诊断为遗尿。

2. 小便不禁

凡在清醒状态，小便不随意地流出，即可诊断为小便不禁。包括咳嗽、喷嚏、行走、直立、心急、大笑、高声、惊吓时尿自出，以及老年体虚、产后小便不能自禁等，均属小便不禁。

二、鉴别诊断

1. 胞痹

胞痹是属于内脏痹证之一。因胞痹亦有小便不禁的症状，故应加以鉴别。胞痹是因风寒湿邪久客膀胱，气化失常所致。主要症状有少腹胀满，小便淋漓不尽，或有失禁，伴有关节酸痛，肢体重着，腰酸痛而活动不利等症。正如《张氏医通·小便不禁》说："淫气遗溺，痹聚在肾，此系热证，其证发热作渴，或时闭涩，或时自遗，或阴挺不能约制。"

2. 膀胱咳

膀胱咳属于咳嗽的一种，以咳嗽为主，在剧烈咳嗽时小便自遗，咳嗽痊愈后，尿自遗即消失。

【辨证论治】

一、辨证

（一）辨证要点

遗尿和小便不禁以肾与膀胱虚寒证候为多见。睡中遗尿，多见于儿童，常随年龄增长，发育日趋健全而自愈，而其至成年尚不愈者，多与禀赋素弱或肺脾肾不足有关，成年遗尿以女性较多见。小便不禁，多见于老人、病后体虚、产后损伤和虚劳病患者，多发生在白昼，且多见于女性。

1. 辨虚实衍变

遗尿与小便不禁，虚证者多，实证者少，应注意辨别虚实衍变。一般而论，幼年患病，阳气未充，病轻，可随其发育生长而自愈；少年患病，脾气不足，候其气壮即固，病亦轻；成年患病，脾肺气虚，必须调理后可愈；壮年患病，阳气渐衰，病较重；老年患病，元气亏衰，阳气虚极，病则更重。

2. 辨轻重

以症状而论，有梦而遗尿者，病较轻，无梦而遗尿者，病较重；夜有遗尿而昼有不禁者，则病重。不禁与遗尿相比，不禁为重，遗尿为轻。咳嗽或谈笑而不禁者较轻，无故不禁者较重。

3. 辨寒热

遗尿与小便不禁，虽是寒证居多，但热证亦有之。其辨别之要，着重从全身症状和舌脉分析。寒证多畏寒神怯，背脊冷凉，平日小便清长，舌质淡，苔白，脉沉缓。热证常夹阴虚，多手足心热、面颊潮红、口干咽燥、平日小便短黄、舌质红、苔少、脉细数，如兼湿热，则舌苔黄腻。

（二）症候

[下焦虚冷]

症状：神疲怯寒，腰膝酸软，两足无力，小便清长，畏寒背冷，尿自遗或不禁。舌质淡，苔薄，脉沉细无力，或脉沉缓。

病机分析：肾主水，肾气下通于阴，小便者水液之余，膀胱者津液之府，如肾阳不足，府气虚冷，既不能温化水液，又不能约制水液之余，故尿自遗或不禁，并呈现一派虚寒脉症，故见神疲怯寒，腰膝酸软，两足无力，小便清长，畏寒背冷。下焦虚冷之小便不禁，多是虚劳病过程中的一个症状，常表明其虚损程度已波及肾与命门，是病情增剧的标志。

［肾阴不足］

症状：遗尿或小便频数不能自禁，或余沥不尽，尿少色深而热，口燥咽干，潮热盗汗，虚烦不眠，颧红唇赤，大便燥结。舌红苔少，脉细数，两尺尤甚。

病机分析：情志妄动，伤精耗液，或热病后耗伤肾阴，虚热内生，相火妄动，火邪扰动膀胱，开合失灵，故小便频数不能自禁，或尿后余沥不尽，甚至遗尿；肾阴不足，虚热内生，故潮热盗汗，颧红唇赤，尿少色深而热；肾阴不足，水不济火，故虚烦不眠；津不上承，则口燥咽干；大肠液亏，故大便燥结；舌红苔少，脉细数，均为阴虚火旺之征象。

［肺脾气虚］

症状：尿意频急，时有溺自遗或不禁，面㿠气短，甚则咳嗽，谈笑均可出现尿不禁，小腹时有坠胀。舌质淡红，脉虚软无力。

病机分析：劳伤忧思过度，损伤脾肺，两脏气虚，不能约束水液，故尿不禁或遗尿。《金匮翼·小便不禁》说："脾肺气虚，不能约束水道而病为不禁者，《金匮》所谓上虚不能制下者也。"脾气虚下陷，故小腹时时坠胀；肺气虚而治节失司，不能通调水道，故尿意频数，滴沥不禁。咳嗽、谈笑均能伤气，脾肺气虚者，复加伤气，则气无约束之力而尿不禁。

肺脾气虚所致之小便不禁，可进一步发展为下焦虚冷，而使病情加重。

［心肾亏损］

症状：睡中遗尿而无梦或尿不禁，精神不振，形体消瘦，夜寐不佳，五心烦热，面部潮红，盗汗，溲频淋漓。舌尖有红刺，苔薄，脉细沉而数。

病机分析：心与小肠、肾与膀胱均互为表里，水注于膀胱而泄于小肠，心气不足则小肠分清泌浊功能失调，膀胱失于约束，而致睡中遗尿或不禁，且夜寐不佳；如偏于心阴不足而心火偏亢者，则心烦、溲频淋沥不禁；如偏于肾阴不足而相火偏亢者，则五心烦热，面部潮红，盗汗，有梦而遗尿，或心急发怒则尿自遗。

［肾督不足］

症状：溺自遗，头晕目花，腰膝酸痛，脊背酸楚，或阳痿遗精。舌质淡，苔白，脉弦细无力。

病机分析：督脉根于肾，督脉不足，不能约束水道，则尿自遗，脊柱不用；脊髓不充，则脊背酸楚，或有阳痿遗精；头昏目花，腰膝酸痛，均为肾督亏虚所致。

［湿热下注］

症状：小便频数，尿热，时有尿自遗，溲赤而臭，或有腰酸低热，或尿滴涩淋漓。舌质偏红，苔薄腻，脉细滑而数。

病机分析：湿热下注膀胱，失治或治疗不当，使湿热留恋下焦而不解，久则发生尿自遗。湿热下注，久则伤阴，多兼有肾阴虚膀胱热的脉症。

［下焦蓄血］

症状：小便滴沥不畅，小腹胀满隐痛，可触及块物，时有尿自遗。舌质暗或有紫斑，苔薄，脉涩或细数。

病机分析：瘀血阻于膀胱，膀胱气化失司，不能制约而致尿自遗。如瘀血日久化热，可呈现瘀热征象。

此外，尚有肺气不宣，以致下焦气化不固而遗尿者，亦当注意辨析。

二、治疗

（一）治疗原则

本病病势较缓，恒多虚寒，故以温补为治本之大法，佐以固涩治其标，此为治遗尿、不禁之常法。但如病夹实邪，有湿热、瘀血者，则大忌补涩之品，必待湿热已清，瘀血已去，方可用之。否则，易留邪为患，反生变证。

（二）治法方药

［下焦虚冷］

治法：温肾固涩。

方药：《济生》菟丝子丸加减。方中菟丝子、肉苁蓉、附子、鹿茸温补肾阳；牡蛎、五味子、桑螵蛸、益智仁、山药固涩缩尿。本方为温补肾阳、固涩下元的处方。若下焦虚冷好转，应减少温补肾阳之品，可在缩泉丸的基础上加用菟丝子、补骨脂、肉苁蓉等。若老人虚寒太盛，可选用大菟丝子丸。

［肾阴不足］

治法：滋阴降火，兼以固涩。

方药：知柏地黄丸加味。方中知母、黄檗、熟地、山药、山茱萸、茯苓、丹皮、泽泻滋补肾阴，清降相火，对肾阴虚、相火旺之证尤宜。可加龙骨、牡蛎、桑螵蛸等以涩尿止遗。

［肺脾气虚］

治法：补肺健脾。

方药：补中益气汤加牡蛎、五味子。以升举下陷之气，恢复升降转输之机，使膀胱之气化与约束力恢复正常，是标本同治之法。若肺脾肾三脏气虚者，可用黄芪束气汤加山药、白术之类。

［心肾亏损］

治法：调补心肾。

方药：寇氏桑螵蛸散。药用人参、茯神、远志、石菖蒲补心开窍；龟板、桑螵蛸、龙骨补肾固涩。若心阴不足而心火偏亢者，可配合应用导赤散。若心肾不交而夜寐不安者，可配合应用交泰丸。若肾阴不足而相火偏亢者，宜用滋水清肝饮，加补脬固涩之品，如益智仁、山药、五味子等。

［肾督不足］

治法：补益肾督。

方药：沈氏菟丝子丸加女贞子、旱莲草、续断、狗脊等；亦可加入固涩之品，如牡蛎、龙骨、桑螵蛸等。若兼有阴虚者，可配合服用杞菊地黄丸。

［湿热下注］

治法：清利湿热。

方药：八正散。方用瞿麦、匾蓄、车前子、大黄、栀子、木通、滑石、甘草梢、灯芯草等品，清热泻火、利水化湿。湿热下注多属肾虚脬热，故在清利湿热时，可适当加用补肾之品，如山药、山茱萸、菟丝子等；或清利湿热后改用补肾之品以调理之。

［下焦蓄血］

治法：活血化瘀。

方药：代抵当丸或少腹逐瘀汤。挟瘀热者，加栀子、黄连之类。下焦蓄血的治疗一般忌用涩法，宜通因通用。如因难产致伤膀胱而下焦蓄血者，可用补中益气汤加入桃仁、红花之类。

此外，如因肺中痰热，以致肺气不宣而遗尿者，可用麻黄杏仁石膏甘草汤治疗。

（三）其他治法

1. 单方验方

（1）家韭子丸：遗尿、不禁者可长期服用，男女老少均宜，主要适用于下焦虚冷者。炒家韭子 180g，炙酥鹿茸 20g，酒浸肉苁蓉、酒浸牛膝、熟地、当归身各 60g，菟丝子、盐炒杜仲各 120g，巴戟肉 45g，石斛 30g，桂心、干姜各 15g。以上为末，酒糊丸，如梧桐子大。每服 5g，每日 2～3 服。空腹服，盐汤或温酒送下。

（2）参芪阿胶汤：本方补气血药与宣肺气药同用，治遗尿、不禁有良好效果。由人参、黄芪、白术、茯苓、生地、当归、阿胶、白芍、甘草、姜、枣、麻黄、桂枝、羌活、防风、远志组成。

（3）蜂房焙干研末，每服 3～5g，加白糖少许，开水冲服，每日 2 次，用于肾阳不足的遗尿。

2. 针灸

（1）体针：取穴中极、关元、三阴交、阴陵泉、肾俞、膀胱俞、次髎、足三里、百会、神门、气海、太渊。每次取 1～5 穴，每 1～2 日治疗 1 次。常用配穴有：三阴交配中极，阴陵泉配关元，肾俞配足三里等。

（2）耳针：可选择膀胱、肾、脑点、尿道、三焦等耳穴，毫针刺，每日 1 次，每次 2～3 穴（双耳取穴），每次 30 分钟。或者用王不留行贴压，每 3～5 日更换 1 次。

【转归及预后】

一般来说，遗尿预后良好。小便失禁，则是虚劳等疾病过程中的一个症状，其失禁的程度通常意味着病情的轻重，其转归及预后当以原发病而定。

遗尿、小便不禁，有原发疾病者，其预防详见有关各篇。在治疗淋证等疾病时，过服利尿通淋药，有的会引起小便不禁，《医学六要·遗尿》说："因先病淋，服利药太多，致溺不禁者，参芪大补为主，少佐熟附子。"可供临床参考。

参考文献

[1] 李洁. 中医内科临床治疗学 [M]. 长春：吉林科学技术出版社，2019.

[2] 焦树德. 中医内科 [M]. 北京：中国医药科技出版社，2019.

[3] 杨辉，王宏刚，钱玉莲. 中医内科诊疗学 [M]. 南昌：江西科学技术出版社，2019.

[4] 郑世章. 中医内科疾病诊治思维 [M]. 北京：科学技术文献出版社，2019.

[5] 许宏霞. 临床中医内科诊疗研究 [M]. 北京：科学技术文献出版社，2019.

[6] 罗仁，周迎春. 中医内科临证指导 [M]. 郑州：河南科学技术出版社，2019.

[7] 伊善君. 中医内科疾病诊断与治疗 [M]. 长春：吉林科学技术出版社，2019.

[8] 王学工. 实用中医内科辨证诊疗 [M]. 科学技术文献出版社，2019.

[9] 汪东涛. 现代中医内科基础与临床 [M]. 上海：上海交通大学出版社，2019.

[10] 乔珍梅. 精编中医内科治疗学 [M]. 上海交通大学出版社，2019.

[11] 赵颖颖. 实用中医内科常见病诊疗精要 [M]. 上海：上海交通大学出版社，2019.

[12] 王涛. 实用中医内科常见病辨证精粹 [M]. 上海：上海交通大学出版社，2019.

[13] 解金明. 临床中医内科疾病诊疗学 [M]. 长春：吉林科学技术出版社，2017.

[14] 王晓伟. 现代中医内科辨证治疗进展 [M]. 上海：上海交通大学出版社，2019.

[15] 羊燕群. 中医内科常见病诊疗指南 [M]. 上海：上海交通大学出版社，2019.

[16] 张茂雷. 中医内科常见病诊疗精粹 [M]. 北京：金盾出版社，2019.

[17] 王冬. 现代中医内科辨证治疗学 [M]. 天津：天津科学技术出版社，2019.

[18] 张建中. 实用临床中医内科诊断治疗学 [M]. 沈阳：沈阳出版社，2019.

[19] 王一东. 中医内科临床实践 [M]. 武汉：湖北科学技术出版社，2018.

[20] 徐承德. 实用中医内科诊疗学 [M]. 上海：上海交通大学出版社，2018.

[21] 张瑞海. 临床中医内科疾病诊断与治疗 [M]. 天津：天津科学技术出版社，2018.

[22] 侯斌. 神经内科疾病诊疗与中医辩证 [M]. 天津：天津科学技术出版社，2018.

[23] 李文豪. 中医康复治疗学 [M]. 武汉：湖北科学技术出版社，2018.

[24] 程爱军. 实用中医康复治疗学 [M]. 长春：吉林科学技术出版社，2018.

[25] 唐强，王玲姝. 中医康复辨治思路与方法 [M]. 北京：科学出版社，2018.

[26] 魏玉香. 常见脑病的中医治疗与康复 [M]. 3 版. 北京：中国中医药出版社，2017.

[27] 张道远. 现代疾病中西医结合诊疗学 [M]. 长春：吉林科学技术出版社，2017.

[28] 陈迎莹. 脾胃病中医临床手册 [M]. 石家庄：河北科学技术出版社，2017.

[29] 杨沈秋，潘祥宾. 中医内科病辨证论治 [M]. 天津：天津科学技术出版社，2017.

[30] 孙丰卿. 中医内科临床诊疗 [M]. 北京：中国原子能出版社，2017.

[31] 周胜利. 中医内科诊疗及临床 [M]. 西安：西安交通大学出版社，2017.

[32] 刘志伟. 现代中医内科诊疗学 [M]. 天津：天津科学技术出版社，2017.